MALADIES DES YEUX

ET DE

LA VUE

MALADIES DES YEUX

ET DE

LA VUE

CATARACTE, LOUCHERIE

PAR

LE Dr JULES CARNET

ANCIEN INTERNE DES HOPITAUX DE PARIS, PROFESSEUR LIBRE D'OCULISTIQUE
A L'ÉCOLE PRATIQUE DE LA FACULTÉ DE PARIS

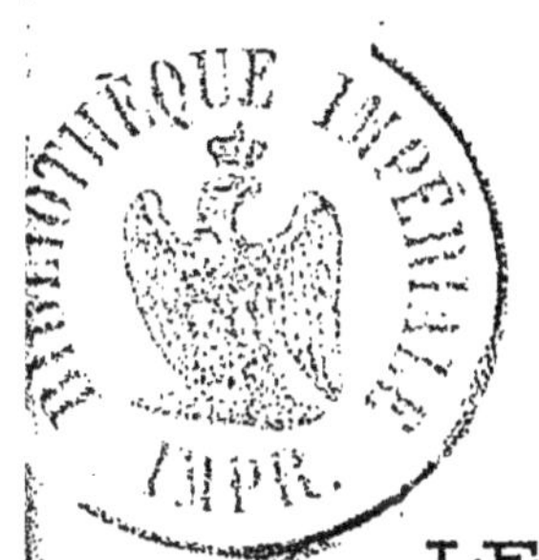

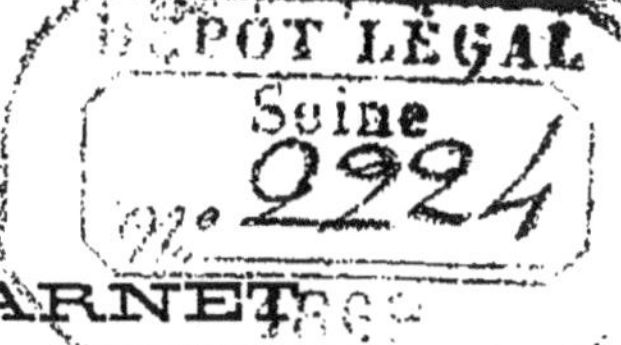

PARIS

PACHE, LIBRAIRE-ÉDITEUR

164, RUE DE RIVOLI, 164

PRÉFACE.

Il existe, depuis plusieurs années, un fait tout nouveau et caractéristique de notre époque : c'est la *vulgarisation* de toutes les connaissances humaines. Nous tous, en effet, qui sommes témoins des nombreux progrès accomplis dans les Sciences depuis cinquante ans, ainsi que des grandes et utiles applications que l'Industrie a su en faire pour la satisfaction de notre bien-être, nous éprouvons le besoin de notions, au moins élémentaires, sur ces Sciences qui enfantent chaque jour quelque merveille nouvelle et imprévue.

C'est pour répondre à ce besoin général, que tant d'hommes remarquables, de professeurs de la Sorbonne et des diverses Ecoles, d'écrivains distingués, n'ont pas dédaigné de *vulgariser* la Science, de la rendre accessible et intelligible à tous : les uns, dans des ouvrages à l'usage de la jeunesse ; les autres, dans des chroniques scientifiques, dont aucun journal ne saurait aujourd'hui se passer ; d'autres, enfin, dans des Conférences, où la foule témoigne par son empressement de tout l'intérêt qu'elle porte à cette initiation.

Après de si nombreux et de si honorables devanciers, j'ai voulu, moi aussi, dans ma sphère spéciale, apporter mon tribut à l'œuvre nouvelle ; et j'ai écrit ce livre, que je présente tout à la fois aux Médecins, aux Opticiens et au Public :

1° Aux Médecins qui n'ont pas eu le temps de faire une étude approfondie de l'Oculistique. C'est, en effet, un traité complet et essentiellement pratique des maladies des Yeux et de la Vue ; mais c'est un résumé, un compendium, dans lequel sont analysés, avec clarté et précision, les meilleurs ouvrages français et étrangers contemporains. Seulement, j'ai cru devoir, à l'exemple des savants Vulgarisateurs, traduire en expressions usuelles certains termes techniques afin de rendre le langage de la Science plus intelligible à tous.

2° Aux Opticiens : si plusieurs d'entre eux sont de véritables savants, il en est cependant quelques-uns qui, très-experts dans la partie pratique de leur art, connaissent moins bien la structure de l'œil, le mécanisme de la vision, ainsi que la nature et les causes des maladies de la Vue pour lesquelles ils sont journellement consultés par leurs clients.

3° Enfin, à toutes les personnes qui portent des lunettes : elles trouveront dans ce livre la description anatomique des yeux et l'exposé des fonctions de chacune de leurs parties ; le mécanisme de la Vue, expliqué par la démonstration préalable des lois principales de l'Optique ; la nature, les causes et le développement des diverses altérations de la vue, ainsi que les moyens employés pour les guérir, ou tout au moins pour les améliorer; enfin des préceptes d'hygiène oculaire, ainsi que des conseils pour le choix judicieux et l'usage intelligent et raisonné des lunettes.

Voici quel est le plan général de cet ouvrage :

Dans la première partie, j'étudie l'*Anatomie des yeux* : pour les Médecins, c'est un résumé des savants traités de Sappey et de Richet; pour les personnes étrangères aux études anatomiques, c'est une description qui leur permettra de se rendre compte plus facilement des diverses altérations qui surviennent dans la vitalité et dans les fonctions de ces organes.

Dans la seconde partie, j'explique le *Mécanisme de la vue*. Nos yeux étant construits comme un appareil photographique, j'établis cette explication sur l'exposé préalable des lois principales de l'Optique, afin de mieux faire comprendre comment se dessine dans l'œil l'image des objets que nous regardons.

Dans la troisième partie, j'expose les causes, le développement, les symptômes et le traitement des diverses *Maladies des yeux* : j'ai décrit, dans deux chapitres spéciaux et avec les plus grands détails, tout ce qui concerne la Cataracte et la Loucherie.

Dans la quatrième partie, j'examine successivement les diverses *Maladies de la vue*, insistant surtout sur la Myopie et la Presbytie à cause de leur extrême fréquence.

Enfin, dans la cinquième partie je réunis tout ce qui concerne le *Traitement :* indications pour le choix judicieux et l'usage intelligent des lunettes; formules des lotions, pommades, collyres, etc., les plus employés; conseils pratiques sur les diverses médications usitées et sur la façon dont on doit panser et soigner les Malades.

Docteur JULES CARNET,

Paris. — Rue de Rivoli, 89, de 9 h. à 11 h. du matin.

ANATOMIE DES YEUX

1. IDÉE GÉNÉRALE DES YEUX. — Nos yeux ont pour but de nous faire connaître la situation respective et l'état de repos ou de mouvement des divers objets et des choses qui nous environnent, leur forme, leur volume, leur couleur. Situés au sommet de l'édifice humain, ils en sont comme les fenêtres par où nous regardons ce qui se passe au dehors. Dans cette situation, ils sont en rapport : en haut et en arrière, avec le cerveau dont ils reflètent, par leur éclat et leur expression, les divers degrés d'activité ; en bas, avec la face, dont ils deviennent, par cette expression et cet éclat, le plus noble et le plus bel ornement.

Chacun de nos yeux est constitué par un organe essentiel, le *globe oculaire*, globe creux, opaque, offrant en avant une petite ouverture circulaire, munie d'une espèce de verre bombé et très-transparent, assez semblable à ces horloges dites œil-de-bœuf. Ce globe creux, c'est l'organe de la vue ; il est construit comme la chambre noire des Physiciens, ou plutôt comme cet appareil des Photographes devant lequel on pose pour son portrait. C'est qu'en effet chacun de nos yeux ressemble d'une manière frappante, ainsi que je le démontrerai plus loin (14), à un appareil photographique, sur

1

la partie sensitive duquel les objets que nous regardons viennent peindre en miniature leur image colorée : c'est cette image, si merveilleusement peinte au fond de notre œil, qui est sentie par notre rétine et transmise par le nerf optique au cerveau qui la sent et qui la voit : lui, à son tour, range cette image dans une sorte de bibliothèque dont la Mémoire est la gardienne plus ou moins soigneuse et fidèle.

Chaque globe oculaire est logé dans l'intérieur de la *cavité orbitaire*, espèce de niche osseuse, creusée au-dessous du front dans le squelette de la face. Il y est soutenu et maintenu : 1° par le *nerf optique* ; 2° par les *muscles* chargés de le mouvoir en divers sens. Le *nerf optique* émerge du crâne et pénètre dans l'intérieur du globe oculaire, comme la queue d'une pomme pénètre dans le fruit ; il s'y épanouit en une membrane délicate, la rétine, destinée à recevoir la sensation de l'image des objets que nous regardons et à la transmettre au cerveau. Les *muscles* qui font mouvoir l'œil sont des fibres charnues et ligamenteuses qui, implantées et fixées au fond de l'orbite, viennent, comme les chaînes d'une balance, s'attacher sur le pourtour du globe oculaire : elles sont disposées de façon à pouvoir imprimer à ce globe divers mouvements partiels sur ses différents axes et diriger ainsi son ouverture en tous sens... comme les Photographes dirigent l'objectif de leur appareil vers l'objet qu'ils veulent photographier.

Sur le pourtour de la moitié antérieure du globe oculaire, on observe la *glande lacrymale* qui sécrète incessamment un liquide aqueux, les larmes, lesquelles ont pour but d'humecter la partie transparente du globe oculaire, et qui s'écoulent ensuite dans le nez pour humecter aussi la muqueuse qui en tapisse l'intérieur.

Enfin, l'œil est protégé par les *paupières*, espèces

de stores mobiles qui s'abaissent et se lèvent tour à tour pour protéger l'œil contre la lumière et les corpuscules étrangers et surtout pour étaler le liquide lacrymal sur la partie transparente du globe oculaire et l'entretenir dans un parfait état de propreté.

Tel est l'ensemble de l'œil ; étudions-en maintenant en détail les diverses parties.

2. PARTIES SUPERFICIELLES. — a. Sourcils (A, fig. 1).

— Ils consistent en une saillie musculo-cutanée, ornée de poils transversalement dirigés, moulée sur le rebord osseux de l'orbite ; ils forment une ligne arquée, entre le front dont ils marquent la limite et l'œil qu'ils couronnent et qu'ils ombragent. La couleur et l'épaisseur des poils des sourcils varient selon les individus et les diverses races humaines : destinés à protéger les yeux contre l'intensité des rayons solaires, ils sont généralement plus touffus chez les peuples du Midi que chez ceux du Nord. Ils concourent, en outre, puissamment à l'expression de la physionomie ; très-abondants et très-touffus, l'expression des yeux offre quelque chose de grand et de profond ; très-rapprochés l'un de l'autre, la physionomie en reçoit une expression de dureté toute particulière ; par leurs divers mouvements, ils expriment vivement les diverses sensations de l'âme. Enfin, chez les myopes et dans diverses maladies des yeux accompagnées de photopholcie, ils contractent un aspect habituel qui imprime au regard une expression spéciale et caractéristique.

Structure. — 1° La *peau* est recouverte de poils dont j'ai déjà parlé ; à la face profonde sont implantées les fibres musculaires ou charnues qui impriment aux sourcils les divers mouvements dont ils sont doués.

2° La *couche musculaire* se compose : des fibres perpendiculaires du *muscle frontal*, qui déterminent les mouvements d'élévation du sourcil ; des fibres transversales du *muscle sourcilier* qui, implanté de chaque côté de la racine du nez, se porte transversalement en dehors de la ligne médiane de la face, pour s'implanter à la face profonde de la peau : c'est lui qui détermine le mouvement d'abaissement, de rapprochement et de froncement des deux sourcils ; enfin, des fibres les plus excentriques de l'*orbiculaire* des paupières.

Le *squelette* est formé par le rebord osseux de l'*orbite* et constitué par la lame extérieure du *sinus frontal*.

Vaisseaux. — Les *Artères frontale interne*, *sus-orbitaire* et *palpébrales*, émergent de la cavité orbitaire et se dirigent verticalement pour se ramifier sur le front ; la *sus-orbitaire*, qui est la plus importante, se trouve à l'union du tiers interne avec les deux tiers externes du rebord orbitaire. — Les *Veines* se déversent dans la *veine préparate* (qui descend de chaque côté du nez), dans la *temporale* et dans l'*ophthalmique*.

Les *Nerfs*, sensitifs et moteurs, sont fournis par la *branche ophthalmique* et par le *facial ;* le plus important est le *sus-orbitaire*, qui est accolé à l'artère de ce nom et sort de l'orbite par l'*échancrure sus-orbitaire*.

b. **Paupières** (B, B').—Elles consistent en deux replis membraneux, formant un store ou rideau mobile au devant du globe oculaire ; elles se ferment et s'ouvrent tour à tour, soit pour soustraire momentanément l'organe de la vue à l'action de la lumière, soit pour prévenir le contact des poussières qui voltigent dans l'air, soit enfin et surtout pour étaler le liquide lacrymal à la surface du globe oculaire et pour réparer ainsi par une lubréfaction incessante les effets continus de l'évaporation. Les mouvements ou clignements incessants des paupières sont tellement nécessaires, leur besoin est tellement impérieux, que l'on ne peut y résister pendant quelques secondes, sans éprouver dans les yeux une sensation de cuisson qui devient bientôt intolérable ; si elles viennent à être détruites, la portion de la cornée qui n'est plus protégée par elles ne tarde pas à s'enflammer et à s'ulcérer.

Leur face antérieure, ou cutanée, est bombée et reproduit la sphéricité du globe oculaire : elle présente quelques plis transversaux qui se prononcent d'autant plus que l'œil est plus découvert ; la peau en est extrêmement mince, lisse et douce au toucher, demi-transparente, et laisse voir les veines qui rampent dans leur épaisseur.

Leurs bords adhérents sont limités par le pourtour osseux de la cavité orbitaire et se continuent sans ligne de démarcation avec les régions voisines.

Leurs bords libres décrivent deux arcs gracieux, dont le supérieur est plus prononcé; arcs qui se réunissent nettement au niveau de l'angle temporal et qui, à l'angle nasal, s'unissent par une petite courbe en fer à cheval dont les contours circonscrivent le *lac lacrymal*; ils sont régulièrement taillés, de sorte qu'ils s'appliquent exactement et intimement l'un contre l'autre quand les paupières se ferment. Ces bords sont plus épais que la paupière elle-même, ce qui tient à ce qu'ils renferment dans leur épaisseur le *cartilage tarse*, petit cerceau cartilagineux qui leur donne du soutien et de la rigidité.... absolument comme les fermoirs de cuivre ou d'acier d'un sac de voyage, qui donnent à l'orifice du sac sa forme et sa résistance. Aussi peut-on considérer au bord libre des paupières une lèvre antérieure et une lèvre postérieure.

La lèvre antérieure (C, *fig*. 1) est garnie d'une rangée de cent à cent vingt cils, légèrement courbés, plus longs à la partie moyenne des paupières que vers les angles, plus longs aussi à la paupière supérieure qu'à l'inférieure ; le bulbe, ou la racine des cils, sécrète une matière jaunâtre et onctueuse qui sert à retenir le liquide lacrymal en contact avec l'œil.

La lèvre postérieure (D, *fig.* 1) est immédiatement appliquée contre le globe oculaire ; elle offre sur toute sa longueur une rangée d'orifices très-fins, rangée située à un millimètre en arrière de celle des cils : par ces orifices, visibles seulement à la loupe, suinte une minime quantité d'un vernis gras et onctueux qui enduit et qui graisse le bord des paupières, dans le but de retenir aussi le liquide lacrymal en contact avec l'œil. Ce vernis gras est sécrété par les *glandules de Meibomius*, glandules microscopiques logées dans l'épaisseur du cartilage tarse ; sécrété en trop grande quantité, il constitue la chassie. Sur cette lèvre postérieure, on voit vers l'angle nasal, là où les deux arcs que représentent les bords des paupières sont réunis par une petite courbe en fer à cheval, deux très-petits orifices (G G', *fig.* 1 et 2), un sur chaque paupière : ce sont les *points ou orifices lacrymaux*, entrées des voies lacrymales que je décrirai plus tard (3, *b*).

La fente palpébrale, ou l'ouverture que les paupières forment par leur écartement, offre une étendue transversale de 25 à 30 millimètres en moyenne : elle est dirigée transversalement, de manière, cependant, que l'angle temporal est plus élevé que le nasal, disposition qui est très-prononcée chez les Chinois et les Japonais. Le point où se réunissent les paupières se nomme commissure ou *angle* et l'on désigne sous le nom d'angle *interne* ou *nasal* celui qui est du côté du nez, et sous le nom d'*externe* ou *temporal* celui qui est du côté de la tempe ou de l'oreille. La courbe en fer à cheval que l'on remarque à l'angle nasal circonscrit le *lac lacrymal*, au milieu duquel apparaît un petit mamelon rosé, la *caroncule* (E, *fig.* 1 et 2).

La face postérieure des paupières, en contact avec le globe oculaire sur lequel elle glisse, est tapissée par une membrane rosée, la *conjonctive*, que je décrirai plus loin (c).

Structure. — La *peau* des paupières est extrêmement fine et doublée d'un *tissu cellulaire* lamelleux, dans lequel jamais la graisse ne se dépose, mais qui se laisse aisément infiltrer de sérosité et de sang ; au niveau des angles nasal et temporal, elle contracte des adhérences très-intimes avec les tissus fibreux sous-jacents, adhérences qui empêchent les paupières de se froncer comme les lèvres.

Le *muscle orbiculaire* situé immédiatement audessous de la peau enveloppe l'ouverture des paupières de fibres charnues, dont les plus excentriques décrivent un cercle qui répond au rebord osseux de l'orbite et dont les plus centrales se portent de l'angle nasal à l'angle temporal, longeant ainsi le bord libre des paupières. Ces fibres palpébrales s'insèrent sur le tendon *direct* de l'orbiculaire, qui se fixe à la lèvre antérieure de la gouttière lacrymale et se porte transversalement à la commissure, pour servir d'attache aux cartilages tarses : ce tendon croise transversalement le sac lacrymal et sert de guide pour l'opération de la fistule lacrymale. C'est au muscle orbiculaire que sont dus les mouvements qui ferment les paupières.

Les *cartilages tarses* sont de petites lamelles cartilagineuses placées dans l'épaisseur du bord des paupières, entre le muscle orbiculaire et la conjonctive ; celui de la paupière supérieure a plus de hauteur que celui de l'inférieure. Ils s'attachent aux angles nasal et temporal de l'ouverture palpébrale par des filaments ligamenteux très-résistants, ainsi qu'aux *ligaments larges* qui partent du pourtour de l'orbite ; celui de la paupière supérieure donne en outre attache, par son bord supérieur, au large tendon du *muscle élévateur* de la paupière. Ces cartilages ont pour but de donner du soutien et de la résistance à l'ouverture palpébrale et d'empêcher qu'elle ne se fronce comme l'ouverture des lèvres, qui, elle aussi, est enveloppée d'un muscle orbiculaire.

Le *muscle élévateur* de la paupière supérieure s'insère, avec les muscles qui font mouvoir l'œil, au fond de l'orbite: de là, le ruban charnu qui le constitue se porte en avant, en longeant la paroi supérieure de l'orbite, puis se réfléchit sur le globe oculaire et vient s'attacher par un très-large tendon membraneux au bord supérieur du cartilage tarse de la paupière; il envoie aux angles nasal et temporal de l'orbite, ainsi que les *muscles droits* (6, *d*), deux *ailerons* ou prolongements fibreux qui fixent ainsi les cartilages tarses.

Les *glandes* des paupières sont de quatre espèces. — 1° Les glandules *sébacées* de la peau, disséminées sur toute la surface extérieure des paupières, et chargées, comme partout ailleurs, de sécréter une minime quantité de matière sébacée ou grasse qui entretient la souplesse de la peau. — 2° Les glandules *ciliaires*, au nombre de plus de deux cents, puisqu'il en existe deux pour chaque cil : elles sont situées au niveau du bulbe ou de la racine des cils et sécrètent une matière grasse qui enduit le bord libre de la paupière. — 3° Les glandules de *Meibomius*, au nombre de vingt-cinq à trente pour chaque paupière : situées dans l'épaisseur des cartilages tarses, leurs orifices s'ouvrent sur le bord libre des paupières en formant une rangée qui en garnit toute la lèvre postérieure ; elles sécrètent une matière grasse qui lubréfie également le bord libre des paupières, conjointement avec les glandules ciliaires. — 4° Enfin les glandules *conjonctivales,* qui seront décrites avec la conjonctive (2, *c*).

Les *Vaisseaux* sont nombreux. — Les *Artères pal-pébrales*, nées de *l'ophthalmique,* émergent de l'œil au niveau de l'angle nasal, cheminent le long du bord libre des paupières et fournissent de nombreux ramuscules qui s'anastomosent avec les artères *temporale, lacry-male, sus-orbitaire.* — Les *Veines* forment un réseau très-riche, à mailles très-nombreuses, qui se déverse dans les veines *ophthalmique, temporale* et *faciale.* — Les *Lymphatiques* se déversent dans les ganglions *parotidiens.*

Les *Nerfs sensitifs* sont fournis par la *branche ophthalmique* du trijumeau et les nerfs *moteurs* par le *facial* et le *moteur oculaire commun.*

c. **Conjonctive.** — La face postérieure des paupières et la moitié antérieure du globe oculaire sont recouvertes par une membrane muqueuse, incolore et aussi fine qu'une baudruche : c'est la *conjonctive.* Analogue à la muqueuse qui tapisse les lèvres et la totalité de l'intérieur de la bouche, elle est très-mince, transparente et laisse voir, à travers sa minime épaisseur, la couleur rosée de la face postérieure des paupières et la couleur blanche du globe oculaire.

Cette doublure de la peau commence au bord libre des deux paupières, en arrière des cils ; elle tapisse et double, pour ainsi dire, la totalité de la face postérieure de chaque paupière ; arrivée au niveau du rebord osseux de l'orbite, elle abandonne les paupières et se réfléchit, en s'adossant à elle-même comme une étoffe à laquelle on ferait un pli, sur toute la moitié antérieure du globe de l'œil qu'elle recouvre et auquel elle se fixe intimement jusqu'au pourtour de la cornée. Il résulte de cette disposition un sillon ou *cul-de-sac circulaire,* qui correspond à tout le pourtour osseux de l'orbite, cul-de-sac qui établit une limite et une démarcation

1.

bien tranchées, entre la moitié antérieure et apparente du globe oculaire et la moitié postérieure et cachée qui est située dans la profondeur de l'orbite. Le fond de ce cul-de-sac est à 22 ou 25 millimètres du bord de la paupière supérieure, à 11 ou 12 millimètres du bord de l'inférieure et à 4 ou 5 millimètres de l'angle temporal.

Au niveau de l'angle nasal, il n'y a pas de cul-de-sac, mais un *repli* vertical, semi-lunaire, vestige de la membrane clignotante des oiseaux, repli qui couvre la caroncule ; là se voit une petite dépression, limitée par la courbure en fer à cheval et le commencement du bord des deux paupières, à laquelle on donne le nom de *lac lacrymal* et où les larmes viennent se rassembler : dans le fond, se trouve la *caroncule* E (*fig.* 1 et 2), avec ses quelques poils follets ; sur le bord de chaque paupière, à l'origine du fer à cheval, se voient de très-petits mamelons percés des *orifices lacrymaux* GG', qui baignent constamment dans le liquide amassé dans le lac . . . . . comme les tubes d'aspiration d'une pompe.

Structure. — Quand on examine à la loupe la surface de la conjonctive, on voit qu'elle est parsemée et hérissée de *papilles ;* elles sont disposées en rangées linéaires, comme les papilles de la langue et celles de la pulpe des doigts, de façon à constituer entre elles des sillons rectilignes ou flexueux qui conduisent les larmes vers le lac lacrymal.

La conjonctive est constituée par la *trame papillaire*, analogue au derme de la peau : c'est cette trame qui constitue les saillies ou papilles dont je viens de parler, trame dans laquelle rampent les vaisseaux artériels et veineux, ainsi que les nerfs. Cette partie vivante de la conjonctive recouvre la totalité de la face postérieure des paupières, la moitié antérieure de la sclérotique et s'arrête au pourtour de la cornée, qu'elle ne recouvre pas. Comme la peau, ce derme conjonctival est re-

couvert d'un épiderme ou *épithélium* : c'est une espèce
de vernis protecteur, étendu à la surface de la trame
papillaire : la trame de la conjonctive s'arrête au pourtour de la cornée, mais l'épithélium passe au devant et
recouvre la totalité de cette membrane transparente.

Les *glandules conjonctivales* sont de deux espèces.
Les unes, analogues aux glandules *mucipares* de la
base de la langue, se trouvent surtout dans le cul-de-sac
conjonctival supérieur ; les autres, d'aspect *vésiculeux,*
sont situées sur toute la largeur du bord des cartilages
tarses qui donne attache aux ligaments larges des
paupières. Ces deux espèces de glandules sécrètent
un liquide *muqueux,* qui se mélange au liquide *aqueux*
sécrété par les glandes lacrymales : ce sont ces deux
liquides, mélangés, qui constituent les *larmes.*

Vaisseaux. — Les *Artères* sont fournies par les
ciliaires antérieures ainsi que par les *palpébrales*
et les *lacrymales;* cette origine multiple explique la solidarité de la conjonctive avec les diverses membranes
de l'œil.—Les *Veines* se déversent dans les *palpébrales*
et *ophthalmiques.* Ces deux ordres de vaisseaux constituent un réseau à mailles fines et serrées, qui se voit
très-aisément quand l'inflammation y détermine un violent afflux de sang.

Les *Nerfs* proviennent tous du *trijumeau,* et chaque
ramuscule se termine dans les papilles par un petit
renflement en forme de massue : de là l'exquise sensibilité de la conjonctive et les douleurs que causent ses
inflammations, ainsi que les corpuscules ou poussières
introduits accidentellement dans les yeux.

3. APPAREIL LACRYMAL. — L'appareil lacrymal
(*fig.* 2, *f*) est constitué par la *glande lacrymale* et la *con-*
jonctive, chargées de sécréter les larmes et de les verser
au devant du globe oculaire pour en entretenir la trans-

parence ; et par les *voies lacrymales*, ensemble de canaux que traversent les larmes pour aller de l'œil dans l'intérieur du nez : ces canaux sont les *points* ou *orifices lacrymaux* GG', le *sac lacrymal* I et le *canal nasal* J.

a. **Glandes lacrymales** (F, *fig.* 2). — La *principale*, de la grosseur et de la forme d'un gros haricot, est située dans une petite fossette creusée sur la paroi supéro-externe de la cavité osseuse de l'orbite, à deux ou trois millimètres en arrière du rebord orbitaire, au niveau de la queue du sourcil. D'une couleur rosée, cette glande est composée, ainsi qu'une grappe de raisin, d'une très-grande quantité de petits *grains* qui sont suspendus à des canalicules creux, lesquels se réunissent progressivement entre eux et finissent par former trois ou quatre canaux qui viennent s'ouvrir dans le fond du cul-de-sac conjonctival, au niveau de la queue du sourcil.

Ces canaux rencontrent sur leur trajet une *glandule lacrymale accessoire* F', plus petite, plus aplatie et logée dans l'épaisseur de la portion la plus élevée de la paupière supérieure; d'une structure analogue, ses deux ou trois canaux viennent également s'ouvrir dans le cul-de-sac.

On trouve donc, au fond du *repli conjonctival* qui s'étend de la base de la paupière supérieure au globe de l'œil, six ou sept orifices très-ténus, par lesquels les larmes, que sécrètent les deux glandes lacrymales, s'écoulent à la surface de l'œil.

La glande lacrymale reçoit, par son bord postérieur, un rameau de l'*artère ophthalmique* et un filet nerveux du *ganglion ophthalmique*.

Les larmes. — Les larmes consistent en un liquide aqueux, clair, limpide, inodore, légèrement salé, formé du mélange des sécrétions des glandes lacrymales et des glandules conjonctivales ; elles contiennent 99 pour 100 d'eau, et 1 pour 100 de chlorure de sodium, de phosphate de soude et de chaux, et une minime quantité de matière organique. Sécrétées par les glandes lacrymales et les glandules conjonctivales, elles sont incessamment versées à la surface du globe oculaire. Elles y sont maintenues par le vernis gras qui enduit la base des cils ; elles sont étendues par les mouvements incessants de clignement des paupières, dont nous avons à peine conscience, et gagnent à mesure le lac lacrymal. Là, elles sont aspirées, comme l'eau d'un puits par une pompe, par les orifices des conduits lacrymaux. Elles traversent ces orifices et ces conduits et s'amassent, comme dans un réservoir, dans le sac lacrymal d'où elles sont définitivement aspirées par le canal nasal, grâce à un vide partiel, qui se fait dans nos narines à chaque respiration. Elles s'écoulent enfin dans les narines, où elles se mélangent avec les mucosités que sécrète la pituitaire. A l'état normal, la quantité de larmes est telle, qu'elle suffit juste à lubrifier l'œil et à en entretenir la transparence : une partie s'évapore au contact de l'air et l'autre s'écoule par les voies lacrymales. Mais, si des impressions morales quelconques en augmentent la sécrétion, les voies étroites, par lesquelles elles s'écoulent normalement en totalité, deviennent insuffisantes et les larmes s'écoulent sur les joues ; en même temps, il en passe dans les narines beaucoup plus qu'à l'état normal, et alors on est forcé d'avoir recours à son mouchoir.

b. **Voies lacrymales.** — Elles se composent des points ou orifices lacrymaux, des conduits lacrymaux, du sac lacrymal et du canal nasal.

Les points ou orifices *lacrymaux* GG' se voient, à

l'angle nasal de l'œil, sur la lèvre postérieure du bord de chaque paupière, là où commence la petite courbe en fer à cheval qui réunit les deux paupières ; placés l'un au-dessus de l'autre et se regardant, ils se trouvent au sommet d'un petit mamelon qui plonge et baigne continuellement dans les larmes qui remplissent le *lac lacrymal*, c'est-à-dire cet espace que circonscrit la petite courbe de l'angle nasal ; par ces points ou orifices lacrymaux, les larmes sont aspirées et s'engagent dans les conduits lacrymaux.

Les *conduits lacrymaux* HH' sont creusés dans l'épaisseur de l'angle nasal des paupières et se portent, en convergeant, des deux points ou orifices lacrymaux au sac lacrymal, dans lequel ils s'ouvrent en se fusionnant en un seul tuyau ; ces deux conduits, extrêmement étroits, ne sont pas rectilignes, mais sont à leur origine recourbés en forme de crosse, ce qui augmente la difficulté du cathétérisme des voies lacrymales ; leur longueur est de 7 à 8 millimètres et leur calibre de 1 millimètre.

Le *sac lacrymal* I est une cavité membraneuse qui est destinée, comme la vessie pour l'urine, à servir de réservoir temporaire aux larmes : il est à moitié contenu et comme couché dans la gouttière lacrymale, demi-canal osseux situé à l'angle nasal de l'orbite ; sa hauteur est de 12 millimètres et son calibre de 4 à 5 millimètres. Sa surface extérieure est en contact : en arrière et en dedans, avec la gouttière osseuse formée par *l'os unguis* et la branche montante du *maxillaire supérieur*, ainsi qu'avec le *muscle de Horner* et le *tendon réfléchi* de l'orbiculaire ; en avant, avec la *peau*, le *muscle orbiculaire* et le *tendon direct* de ce muscle, tendon qui se porte transversalement de la commissure interne, ou angle nasal des paupières, à la lèvre antérieure de la gouttière osseuse lacrymale et donne ainsi au sac la forme d'une *gourde*. Sa surface intérieure offre l'aspect d'un sac dont le fond serait tourné en haut, et l'ouverture en bas ; ce sac offre, sur son côté externe, l'*orifice* des deux conduits lacrymaux, par où les larmes arrivent dans ce réservoir. Cet orifice d'arrivée et l'orifice de sortie, ou ouverture du sac, sont l'un et l'autre munis d'une *valvule* qui empêche, comme les clapets d'une pompe, les larmes de refluer vers l'œil. La membrane *muqueuse,* qui constitue les parois du sac lacrymal, contient dans son épaisseur deux espèces de glandules : les unes, *mucipares*, sécrètent du mucus comme les follicules de toutes les muqueuses ; les autres, *cérumineuses*, sécrètent un liquide jaunâtre et épais, analogue à celui des glandules de Meibomius. Cette disposition des valvules et cette structure du sac sont très-importantes à connaître pour l'étude de la Tumeur et de la Fistule lacrymales (30).

Le *canal nasal* J, ou tuyau évacuateur des larmes, s'abouche à l'ouverture ou orifice du sac lacrymal et s'ouvre dans l'intérieur des narines. Ce canal consiste en un tube membraneux qui fait suite au sac lacrymal, tube qui s'engage dans un conduit osseux creusé dans l'épaisseur de l'*os maxillaire ;* ce canal ou tube membraneux adhère intimement aux parois osseuses du conduit. Sur le vivant, il mesure 20 millimètres de longueur et 3 à 4 millimètres de calibre ; il est dirigé obliquement de haut en bas, de telle sorte que les axes des deux canaux se rencontrent sur la ligne médiane de la face, à trois centimètres au-dessus de l'espace intersourcilier ; outre cette obliquité de l'axe, il offre encore sur sa longueur une légère courbure qui regarde en avant et en dehors.

Ses rapports avec les parties voisines sont les suivants. Son orifice supérieur, c'est-à-dire le point précis où il s'abouche à l'ouverture du sac lacrymal, est situé à 5 ou 6 millimètres au-dessous de la saillie que forme le *tendon direct* de l'orbiculaire, tendon que l'on fait saillir en faisant fermer les paupières et en les tirant en dehors ; on trouve aisément cet orifice (chose essentielle dans l'opération de la fistule lacrymale) en suivant avec l'ongle du doigt indicateur gauche la lèvre antérieure de la gouttière osseuse lacrymale et en laissant glisser sur l'ongle de ce doigt la pointe du bistouri presque verticalement. Son orifice inférieur s'ouvre, ainsi que je l'ai déjà dit, dans l'intérieur des narines : la distance qui le sépare du bord inférieur de l'aile du nez est la même que la distance qui sépare les deux commissures nasales ou angles internes l'un de l'autre, c'est-à-dire 30 millimètres en moyenne ; en outre, la distance qui le sépare de la cloison des fosses nasales est de 15 à 18 millimètres. La connaissance exacte de ces rapports est de la plus haute importance pour les diverses opérations qui se pratiquent sur les voies lacrymales.

4. **GLOBE OCULAIRE**. (*fig*. 3 : l'œil, après avoir été gelé, a été coupé en deux comme une pomme afin d'en faire voir l'intérieur ; et *fig*. 4.) — Le globe oculaire est de forme à peu près sphérique, de 23 à 24 millimètres de diamètre. Logé dans la cavité orbitaire, où il roule sur une calotte membraneuse semi-sphérique, calotte qui repose elle-même sur une masse cellulo-graisseuse comme sur un lit de ouate, l'œil s'y trouve plus ou moins enfoncé selon les diverses personnes ; il n'en occupe pas exactement le milieu, mais se trouve un peu plus rapproché de la paroi nasale et du plancher. Le volume réel des yeux est à peu près le même chez tout le monde ; mais le volume apparent varie beaucoup, selon qu'ils sont plus ou moins enfoncés dans la cavité orbitaire et surtout selon que la fente

des paupières est plus ou moins large : à l'autopsie, les grands yeux et les petits yeux, une fois retirés de l'orbite, sont, à très-peu de chose près, les mêmes.

L'œil offre une disposition intérieure très-compliquée. Figurez-vous : 1° une *coque* membraneuse, constituée par trois boules creuses, emboîtées l'une dans l'autre et intimement unies entre elles; analogues à des globes de lampe, chacune d'elles offre comme ceux-ci deux ouvertures circulaires percées en sens opposé : l'une postérieure, destinée à livrer passage au nerf optique ; l'autre antérieure dans laquelle sont enchâssés des espèces de verres de lorgnette ;—2° des *milieux* ou corps *transparents,* formant un véritable instrument d'optique contenu dans l'intérieur de cette coque membraneuse, milieux à travers lesquels les rayons lumineux se réfractent en se condensant pour venir peindre au fond du globe l'image des objets extérieurs.

Étudions d'abord *la coque de l'œil*, ou le globe oculaire proprement dit. Il est constitué par trois membranes, renflées comme des globes de lampe, emboîtées l'une dans l'autre et intimement unies : ce sont, de l'intérieur à l'extérieur, la *sclérotique* K, la *choroïde* Q, et la *rétine* R. — Toutes les trois sont percées, en avant, d'un large orifice dans lequel se trouvent enchâssés trois organes différents : la *cornée* L, enchâssée dans l'orifice de la sclérotique ; l'*iris* M, dans celui de la choroïde ; le *cristallin* U dans celui de la rétine.—En arrière, le *nerf optique* S pénètre dans l'orifice postérieur de la sclérotique et de la choroïde, et s'épanouit, en se renflant comme une bulle de savon au bout d'un chalumeau, pour constituer le troisième globe ou la rétine R.

a. **Sclérotique** K (*fig.*3, 4). C'est la plus superficielle des trois membranes qui constituent la coque de l'œil, celle que le public appelle *le blanc* de l'œil. Opaque, épaisse, très-résistante, de nature fibreuse et élastique, elle est d'une couleur blanche légèrement bleuâtre chez les enfants et les jeunes filles, et d'un blanc crayeux chez la plupart des hommes.

Servant de coque aux quatre cinquièmes postérieurs de l'œil, elle a la forme d'un globe, percé de deux ouvertures : l'une antérieure, dans laquelle est enchâssée la *cornée* L, et l'autre postérieure, par laquelle passe le *nerf optique* S. — La surface extérieure de ce globe, qui constitue la surface extérieure de l'œil lui-même, est blanche, lisse, polie : sa moitié postérieure est en contact avec cette espèce de calotte membraneuse (5, *b*) qui partage en deux compartiments la cavité de l'orbite ; sa moitié antérieure, celle que nous voyons, offre à son centre la *cornée* transparente, à travers laquelle on voit l'*iris ;* en dehors de ce centre et dans le reste de son étendue, elle est recouverte par la conjonctive, dont les artères et les veines se dessinent en rose sur son fond blanc. — La surface intérieure, de couleur brunâtre, est intimement unie à la *choroïde* Q. — De ses deux ouvertures, percées en sens opposé, l'une est antérieure, l'autre est postérieure. L'antérieure, large de 14 millimètres, est taillée en biseau aux dépens de sa face intérieure, et l'on y voit, enchâssée comme un verre de montre, la *cornée* transparente L. L'ouverture postérieure donne passage au *nerf optique* S : elle se trouve à 4 ou 5 millimètres en dedans de l'axe central antéro-postérieur du globe oculaire, c'est-à-dire n'est pas en sens exactement opposé de la grande ouverture remplie par la cornée.

Structure. — La sclérotique est une membrane très-résistante, constituée par du *tissu fibreux* dont les filaments s'entrecroisent en tous sens : cette coque résistante est percée en arrière, autour de l'ouverture du nerf optique, de très-petits trous pour le passage des *vaisseaux* et *nerfs ciliaires postérieurs* et d'autres moins nombreux, en avant, pour le passage des *artères ciliaires antérieures*. La surface intérieure est recouverte d'une couche de *pigment*, épaisse surtout dans les endroits où les vaisseaux et les nerfs ciliaires traversent la sclérotique pour pénétrer dans la choroïde : c'est la *lamina fusca* de quelques auteurs. — La sclérotique est traversée par beaucoup de vaisseaux et de nerfs, et cependant elle n'en reçoit presque aucun pour elle-même.

b. **Cornée L.** — La cornée complète en avant l'enveloppe extérieure de l'œil; d'une dureté comparable à celle de la corne, elle est aussi transparente que le plus pur cristal. Elle a la forme d'un verre de montre, bombé comme ceux des anciennes montres-oignons de nos pères. Comme ce verre, elle est solidement enchâssée dans l'ouverture antérieure de la sclérotique taillée, dans ce but, en biseau, aux dépens de sa surface intérieure. Elle est plus convexe que la sclérotique, de sorte que le globe de l'œil représente une boule d'ivoire de 24 millimètres de diamètre sur laquelle serait fixé un petit verre de montre de 14 millimètres de diamètre très bombé.

Sa face antérieure, libre, lisse, convexe, extrêmement polie, est en rapport, tantôt avec l'air extérieur, tantôt avec les paupières qui viennent incessamment humecter sa surface et en entretenir la transparence. — Sa face postérieure, lisse, concave, regarde le fond de l'œil et limite en avant les *chambres de l'œil* O. — Sa circonférence est enchâssée dans l'ouverture de la sclérotique à laquelle elle est solidement unie.

Structure. — La cornée se compose de trois couches superposées. — La première, ou couche *mu-*

queuse, se subdivise en deux feuillets : l'un superficiel, constitué par l'*épithélium pavimenteux* de la conjonctive ; l'autre sous-jacent, constitué par une mince couche de *matière amorphe*, où il se produit des capillaires sanguins sous l'influence de l'inflammation. — La deuxième, ou couche *fibreuse*, est formée par le tissu propre de la cornée, tissu constitué par des faisceaux de *fibres* de *tissu cellulaire* ou lamineuses, anastomosés, et contenant dans leur épaisseur des *noyaux* embryoplastiques; ces faisceaux sont parallèles, allongés dans le sens des surfaces de la cornée, et constituent des lamelles superposées. — La troisième, ou couche *séreuse,* consiste en une membrane *amorphe*, très-solide, appelée *membrane vitreuse* de Descmet. C'est elle qui constitue la face postérieure de la cornée, et, par conséquent, la paroi antérieure des *chambres de l'œil.* — Il n'existe ni artères ni veines dans la cornée ; il y a quelques filets nerveux provenant des *nerfs ciliaires.*

c. **Choroïde** Q.—C'est le second des globes membraneux qui constituent la coque de l'œil ; elle est interposée entre la *sclérotique* K et la *rétine* R. Membrane essentiellement vasculaire, elle est d'une texture molle, tomenteuse, peu consistante, et consiste en une sorte de canevas ou de dentelle, dont les mailles sont formées d'un lacis entrecroisé d'artères, de veines et de nerfs destinés à la nutrition, à la vitalité et à la sensibilité des diverses parties du globe oculaire.

Comme la sclérotique, à la surface intérieure de laquelle elle est intimement unie, elle a la forme d'un globe percé de deux ouvertures, l'une antérieure de 15 millimètres dans laquelle l'*iris* M est adapté, et l'autre postérieure, plus petite, par laquelle passe le *nerf optique.* —Sa surface extérieure, convexe, brune,

un peu striée, est unie à la surface intérieure de la
sclérotique par du tissu cellulaire imprégné de *pigment*,
par les *artères ciliaires courtes*, les *veines* disposées en
quatre *tourbillons*, et par les *nerfs ciliaires*.—Sa surface
intérieure, concave, d'un brun noirâtre à cause de la
couche de *pigment* dont elle est revêtue, adhère mol-
lement à la surface extérieure de la rétine. — Son
ouverture postérieure, située, comme celle de la sclérotique, à cinq millimètres en dedans de l'axe antéro-postérieur de l'œil, livre passage au *nerf optique* autour
duquel elle forme un léger bourrelet. — Son ouverture
antérieure se dédouble en deux feuillets : le *feuillet
extérieur* s'épaissit et forme un bourrelet circulaire, le
ligament ciliaire P, situé en arrière de la circonférence
de la cornée ou de l'orifice antérieur de la sclérotique ;
le *feuillet intérieur* forme une espèce de collerette
noire, circulaire, dentelée comme une marguerite, la
couronne ciliaire P', qui se trouve derrière l'iris.

Ligament ciliaire P. — C'est un anneau ou bourrelet blanc grisâtre, qui borde la partie extérieure de
l'ouverture antérieure de la choroïde. — Sa surface
extérieure est unie à la lèvre postérieure de l'ouverture de la sclérotique, au point de jonction de la circonférence de la cornée ; cette zône ou ligne circulaire, où se trouvent unis entre eux le ligament ciliaire,
la circonférence de la cornée et l'ouverture antérieuredela
sclérotique, est parcourue par le *canal de Schlem*, sorte
d'égout collecteur circulaire dans lequel se déversent
les veines des parties adjacentes. — Le ligament ciliaire, continuation de la couche celluleuse de la choroïde dépouillée de son pigment, reçoit tous les *nerfs
ciliaires*, qui y constituent une sorte de *plexus*, les
deux *artères ciliaires longues* et *ciliaires antérieures*.
—Il existe en outre dans son épaisseur un grand
nombre de *fibres musculaires*, auxquelles les Alle-

mands ont donné le nom de *muscle ciliaire :* ces fibres musculaires exercent sur la circonférence du cristallin une constriction circulaire, qui augmente la courbure du cristallin et permet ainsi à l'œil de s'adapter ou de s'accommoder pour voir à des distances diverses.

Couronne ciliaire P'. —Située derrière la face postérieure de l'iris, fixée à la face intérieure du *ligament ciliaire,* la couronne ou collerette ciliaire est constituée par un cercle de plis rayonnés qui embrassent la circonférence du cristallin : chacun de ces plis est appelé *procès* ciliaire.—Il y a 60 à 70 plis ou languettes, d'une longueur moyenne de 3 à 4 millièmes, les uns plus petits et situés entre les plus grands ; leur base adhère à la face intérieure du ligament ciliaire ; leur extrémité pointue flotte dans la chambre postérieure ; leur face antérieure est appliquée contre la grande circonférence de l'iris, mais sans lui adhérer ; leur face postérieure répond à la *zône de Zinn* qui les sépare, en haut, de l'enveloppe de l'humeur vitrée et, en bas, du bord de la capsule antérieure du cristallin : cette face postérieure est recouverte d'une couche épaisse et très-noire de pigment.

Structure de la choroïde. — La choroïde consiste en un canevas, de nature celluleuse, formant une dentelle à mailles très-fines, qui s'épaissit au pourtour de l'ouverture antérieure pour constituer le ligament ciliaire.

Dans son épaisseur, se ramifie le réseau des artères, des capillaires et des veines, réseau qui forme trois plans superposés : — 1° Le *plan intérieur*, en contact avec la rétine, est formé par le réseau *artériel*, alimenté par les *artères ciliaires courtes postérieures* qui, au nombre de deux, perforent la sclérotique de chaque côté du nerf optique et dont les quinze ou vingt branches marchent d'arrière en avant, s'anastomosant avec les *ciliaires antérieures* et les *ciliaires longues postérieures.* — 2° Le *plan moyen* est formé par un très-riche réseau *capillaire*, ayant la forme de plaques *étoilées*. — 3° Le *plan extérieur*, en contact avec la sclérotique, est constitué par un réseau *veineux* ayant une disposition très-curieuse : tous les ramuscules veineux vont *en tourbillonnant*, c'est-à-dire en formant une sorte d'étoile à rayons courbes, se rendre à *quatre veines* principales situées d'une façon symétrique aux quatre points cardinaux du globe oculaire ; ces quatre veines, nommées *ciliaires courtes postérieures*, perforent la sclérotique à sa partie moyenne et vont se déverser dans la *veine ophthalmique*.

Toute la surface intérieure de la choroïde est tapissée d'une couche de *pigment*, matière noire, destinée à absorber et à neutraliser les rayons lumineux qui pénètrent dans l'œil et ne servent pas à la formation de l'image sur la rétine..... disposition qui a été imitée par les Opticiens, qui noircissent l'intérieur des lorgnettes, des microscopes et de la chambre noire photographique. — Cette couche de pigment, très-épaisse dans toute la moitié antérieure du globe choroïdien, l'est très-peu dans toute la moitié postérieure et y laisse facilement voir les artères et les veines sous-jacentes ; et même au niveau de la *papille*, c'est-à-dire de l'entrée du nerf optique, ainsi que dans le point correspondant à l'axe optique, la choroïde n'est pas recouverte de pigment, de sorte que l'on y voit la *tache jaune* et la *papille*, sous forme d'une tache blanche. — Dans les yeux d'albinos il n'y a pas de pigment, ce qui fait que l'intérieur en paraît rouge.

d. **Iris** M (*fig.* 3 et 4). — C'est un diaphragme ou écran contractile, percé à son centre d'une ouverture nommée *pupille* N, dont l'usage est de mesurer la quantité des rayons lumineux qui doivent pénétrer dans l'intérieur de l'œil. Il est situé entre la *cornée* L, à travers laquelle il se dessine en brun-jaunâtre ou en bleu-grisâtre, et le *cristallin* U. Il partage en deux les *chambres de l'œil* O : l'une *antérieure* plus grande, du côté de la cornée ; l'autre *postérieure* très-peu profonde, du côté du cristallin.

Cette cloison membraneuse a la forme d'une rondelle percée d'un trou à son centre, la *pupille* ou *prunelle*, et placée de champ entre la *cornée* L et le *cristallin* U. Ses bords adhérents s'attachent à la face du *ligament ciliaire* P, au niveau de l'union de la sclérotique et de la cornée, selon une ligne que limite le canal veineux circulaire de Schlem : c'est par ces bords que les vaisseaux et les nerfs pénètrent dans l'épaisseur de cette cloison membraneuse. Sa face antérieure, que l'on voit distinctement derrière la cornée, est lisse, polie et offre une coloration variable selon les individus et selon les races ; quelle que soit la coloration de l'iris, la pupille est entourée d'un *petit cercle noir* pigmentaire. On peut voir, à travers cette coloration, les fibres radiées qui entrent dans la structure de l'iris. Sa face postérieure regarde le fond de l'œil et n'est séparée de la face antérieure de la *capsule du cristallin* T que par un intervalle de 2 à 3 millimètres ; elle est recouverte d'une couche très-épaisse de *pigment* ou matière noire.

Son orifice central, la *pupille* ou *prunelle* N, est destiné au passage des rayons lumineux ; il est entouré d'un *petit cercle noir* pigmentaire qui tranche sur la coloration de l'iris. Plus la lumière est vive, plus la pupille se rétrécit pour en atténuer la vivacité ; plus la lumière est faible, plus elle se dilate, afin de laisser pénétrer dans l'œil le plus possible de rayons lumineux.

Structure. — L'iris est formé par trois couches superposées, visibles seulement au microscope : une moyenne, la principale, *fibro-musculaire;* une antérieure, *séreuse,* et une postérieure, *pigmentaire.*

La couche *moyenne* est constituée par la réunion d'un nombre considérable de filures *rayonnantes* qui convergent, comme les rayons d'une roue, du bord adhérent de l'iris vers son centre, vers la pupille. Arrivées là, elles se recourbent, en formant une anse, et retournent se fixer au bord adhérent de l'iris. Toutes ces *fibres rayonnantes* sont reliées entre elles, au niveau de la pupille, par un grand nombre de *fibres circulaires* qui, semblables à un anneau central, sont embrassées par l'anse que forment les fibres rayonnantes en se reployant sur elles-mêmes au pourtour de la pupille. — Ces *fibres circulaires* sont des fibres musculaires de la *vie animale,* innervées par le *nerf moteur oculaire commun;* elles se contractent sous l'influence de la lumière, de l'électricité, de la strychnine, de la fève de Calabar : la belladone les paralyse. Les *fibres rayonnantes* sont des fibres musculaires de la *vie organique,* innervées par le *grand sympathique :* étant d'une autre nature que les fibres circulaires, elles ne réagissent pas sous l'action des mêmes agents : la belladone paralyse les fibres circulaires et fait contracter les fibres rayonnantes. Il y a donc antagonisme d'action entre ces deux espèces de fibres : les circulaires resserrent l'orifice de la pupille et les rayonnantes le dilatent, l'élargissent.

La couche *antérieure* de l'iris est de nature *séreuse;* c'est la continuation de la *membrane vitreuse* de Descmet qui tapisse la face postérieure de la cornée.

La couche *postérieure* ou *pigmentaire* consiste en un enduit de matière noire qui adhère modérément aux fibres musculaires de l'iris.

Vaisseaux. — Les artères proviennent des *ciliaires postérieures longues* et des *ciliaires antérieures,* branches de l'ophthalmique ; elles forment sur les bords de l'iris un *grand cercle* artériel, de l'intérieur duquel partent de nombreux rayons qui convergent vers la pupille et qui forment, autour de cet orifice, un *petit cercle* à arcades. Les *Veines* se déversent dans le *cercle veineux* de l'iris, situé dans le *canal de Schlem* ou égout collecteur circulaire creusé à l'union de la sclérotique, de la cornée et du ligament ciliaire. Les *Nerfs* proviennent du *ligament ciliaire*, constitué lui-même par des rameaux du nerf *moteur oculaire commun*, de la *branche ophthalmique* de Willis et de la *branche carotidienne du grand sympathique*.

e. **Rétine R.** — C'est la plus intéressante des trois membranes globuleuses dont l'ensemble constitue le globe de l'œil. Elle est formée par l'épanouissement du *nerf optique* qui, après avoir passé par l'ouverture postérieure de la sclérotique et de la choroïde, se renfle tout-à-coup, comme une bulle de savon au bout d'un chalumeau, et forme un globe, la rétine. Elle est, de toutes les parties de l'œil, la plus importante, car c'est elle qui reçoit l'impression des rayons lumineux ; c'est elle qui *sent* l'image peinte à sa surface et qui la transmet au cerveau. Toutes les autres parties de l'œil n'ont d'autre usage que de concourir à sa protection et à sa vitalité, ou bien de former un appareil d'optique qui assure la netteté de l'image à sa surface.

La rétine constitue la paroi intérieure de la coque membraneuse de l'œil ; elle est très-mince, très-délicate, facilement déchirable et tout à fait diaphane.

Sa surface extérieure est appliquée contre la surface intérieure de la *choroïde* Q, à laquelle elle adhère très-peu, et seulement par quelques prolongements vasculaires ou nerveux : ce qui explique les hydropisies rétino-choroïdiennes, qui décollent la rétine.

Sa surface intérieure, qui constitue l'*intérieur* (*fig.* 36) du globe de l'œil, offre les particularités suivantes : 1° la *papille du nerf optique*, qui correspond à l'ouverture postérieure de la sclérotique et de la choroïde, par où ce nerf pénètre dans l'œil pour former la rétine. Elle est donc située à 5 millimètres en dedans de l'*axe optique* principal, c'est-à-dire de la ligne droite passant par le centre de la cornée, de la pupille, du cristallin et du fond de l'œil. Elle forme une très-légère saillie, blanchâtre, circulaire, de 2 millimètres de large : à son centre, on voit surgir les ramifications de l'*artère* et de la *veine centrale* de la rétine ; 2° le *pli de la rétine* commence sur le côté externe ou temporal de la papille et se porte, comme un trait d'union, jusqu'à la *tache jaune;* sa longueur est de 4 à 5 millimètres ; 3° la *tache jaune* est une très-légère dépression, d'un jaune pâle, ayant une forme ronde un peu ovalaire, de 3 millimètres de diamètre ; elle est située exactement sur l'*axe optique* principal de l'œil, et c'est elle qui est le centre des images qui viennent se peindre en miniature au fond de notre œil; c'est là portion la plus sensible de la rétine.

Ce qui correspond à l'ouverture postérieure de la sclérotique et de la choroïde, c'est la *papille* du nerf optique. L'ouverture antérieure de la rétine constitue une fine collerette, découpée et dentelée, qui vient s'insérer par une sorte d'engrenage à la *zône de Zinn,* formée elle-même par la *membrane hyaloïde* sous-jacente. De telle sorte que les festons saillants de la zône de Zinn sont reçus dans les festons rentrants de l'ouverture antérieure de la rétine. Ces deux ordres de festons, *hyaloïdiens* et *rétiniens*, sont recouverts à leur surface extérieure, par la *couronne ciliaire* P'; ils recouvrent eux-mêmes, avec cette couronne ciliaire, la circonférence antérieure de la *capsule cristalline* T.

Structure. — La rétine, quoique très-délicate, est

formée de trois membranes superposées, visibles seulement au microscope : 1° la membrane extérieure, en contact avec la choroïde, est formée de *bâtonnets* disposés comme des pieux plantés les uns à côté des autres ; entre ces bâtonnets, se trouvent des *cônes*, disposés d'une façon symétrique ; 2° la membrane moyenne est constituée par trois couches superposées : des *noyaux* granuleux ; des *cellules encéphaliques* ou ganglionnaires ; des *fibres optiques*, formées par l'épanouissement des fibres médullaires du nerf optique ; 3° la membrane intérieure est une lame de substance amorphe et transparente. La rétine est donc une partie du cerveau qui pénètre dans l'intérieur de l'œil, et le nerf optique un faisceau de fibres cérébrales qui unit ce cerveau de l'œil au véritable cerveau.

Vaisseaux. — L'*Artère centrale* de la rétine, située d'abord au centre du nerf optique, arrive avec lui à la *papille* optique et là se divise en quatre ou cinq branches, de couleur rosée, qui se ramifient dans l'épaisseur de la rétine. Les *Veines*, plus flexueuses, plus brunes et plus grosses, convergent toutes vers la papille optique et se déversent dans la *veine centrale* de la rétine qui parcourt, avec l'artère de ce nom, le centre du *nerf optique*.

f. **Nerf optique** S. (*fig*. 3, 5).— Malgré que le nerf optique ne fasse pas partie du globe oculaire, il lui est lié par des connexions anatomiques et physiologiques tellement étroites, que je crois devoir en parler ici. Chacun des deux nerfs optiques prend naissance dans le cerveau par trois racines, deux blanches et une grise : la *racine blanche interne* (la plus rapprochée de la ligne médiane de la tête) naît des *tubercules quadrijumeaux postérieurs* et reçoit des fibres du *corps genouillé interne;* la racine blanche externe naît des *tu-*

bercules quadrijumeaux antérieurs et reçoit des fibres du *corps genouillé externe;* la *racine grise* naît de la masse grise qui revêt la face interne des *couches optiques.* Ces trois racines donnent naissance, dans chacun des deux hémisphères du cerveau, à un nerf optique; ces deux nerfs se dirigent obliquement en avant, *s'entrecroisent* et se confondent sur la ligne médiane comme les deux branches d'un X.

Cet entrecroisement, désigné sous le nom de *chiasma*, est *partiel*, car une partie des fibres nerveuses s'entrecroise et l'autre continue sa route : de cette façon le nerf optique qui arrive à l'œil droit, par exemple, reçoit des fibres nerveuses de la moitié droite et de la moitié gauche du cerveau. Cet entrecroisement partiel est en rapport avec la vision simple au moyen des deux yeux.

Après s'être entrecroisés partiellement en forme d'X, en avant de la *selle turcique*, chaque nerf optique s'engage, avec l'*artère ophthalmique*, dans le *trou optique*, orifice osseux qui fait communiquer l'intérieur du crâne avec la cavité de l'orbite. — A son entrée dans cette cavité, le nerf optique passe à travers un anneau fibreux formé par les insertions postérieures des muscles *droits*, du muscle *grand oblique* et du muscle *releveur* de la paupière; il continue à se porter en avant, au milieu de ces six muscles et entouré des nombreux vaisseaux artériels et veineux, ainsi que des nerfs destinés à l'œil et aux organes protecteurs et moteurs de cet organe; il traverse enfin la cloison membraneuse qui divise l'orbite en deux compartiments et pénètre dans le globe oculaire, où il s'épanouit, comme je l'ai dit, pour constituer la rétine.

g. **Cristallin** U, T (*fig.* 3 et 4). — Le cristallin est un corps extrêmement transparent, ayant la forme d'une *lentille bi-convexe* (A, *fig.* 15) et placé immédiatement en arrière de l'iris, entre *l'humeur aqueuse* et *l'humeur vitrée*, à la réunion du tiers antérieur avec les deux tiers postérieurs du globe oculaire. Cette lentille est enveloppée de tous côtés par une *capsule*, extrêmement transparente aussi, que je vais d'abord décrire.

Capsule cristalline T. — C'est un sac membraneux, fermé de toutes parts, et contenant le cristallin dans son intérieur ; ce sac, extrêmement transparent, est mince, homogène, résistant et très-élastique. — La capsule étant un sac, je vais examiner successivement la paroi de ce sac située en avant du cristallin (capsule *antérieure*), la paroi située en arrière (capsule *postérieure*) et les bords de ce sac circulaire (*circonférence*); je vais en examiner successivement les rapports, à cause de leur importance pour l'opération de la Cataracte.

La capsule *antérieure*, ou paroi antérieure du sac capsulaire, est convexe comme le cristallin sur lequel elle se moule ; elle fait saillie derrière l'iris, dans la *chambre postérieure* de l'œil, dont elle constitue la paroi postérieure. N'étant séparée de l'iris que par un intervalle de 2 à 3 millimètres, si l'iris s'enflamme et se tuméfie, ces deux membranes sont bien vite en contact : l'iris dépose alors sur la capsule des plaques de lymphe plastique, mélangée de la matière noire pigmentaire dont il est enduit sur sa face postérieure ; de là des *Cataractes pigmentaires* ou fausses.

La capsule *postérieure* regarde le fond de l'œil : elle est en contact avec la *membrane hyaloïde*, dans laquelle est enfermée *l'humeur vitrée*.

La *circonférence*, ou le bord circulaire du sac capsulaire, est enchâssée dans trois cercles concentriques superposés : 1° la *zône* dentelée *de Zinn*, qui émane de la partie antérieure de la membrane *hyaloïde* et qui est immédiatement appliquée sur la circonférence du sac capsulaire ; 2° l'*ora serrata*, ou bord antérieur dentelé de la rétine, dont les festons s'engrènent avec ceux de l'hyaloïde ; 3° la *couronne ciliaire*, dont les *procès* ou festons recouvrent ceux de l'hyaloïde et de la rétine. — Ces trois espèces de festons forment une collerette qui entoure la circonférence de la capsule du cristallin, empiétant de 2 à 3 millimètres sur le pourtour de la face antérieure de cette membrane transparente. — Enfin la capsule est entourée circulairement, au point de jonction de ses deux parois antérieure et postérieure, et par conséquent sur l'arête circulaire du cristallin, par le *ligament ciliaire* P ; les fibres musculaires de ce ligament produisent, en se contractant, un renflement et par conséquent une convexité plus ou moins grande du cristallin, ce qui permet à l'œil de voir nettement les objets situés à des distances différentes.

Cristallin U. — C'est un corps lenticulaire, ayant la forme d'une *lentille bi-convexe* (A, 15) dont la face postérieure est plus bombée que la face antérieure : cette *lentille vivante* mesure 9 à 10 millimètres de hauteur et de largeur, ou de diamètre, et 4 à 5 millimètres d'épaisseur. Aussi transparent que le cristal, il prend avec l'âge une teinte légèrement ambrée ou grisâtre, teinte qui est même très-prononcée chez toutes les personnes qui ont dépassé l'âge de 50 ou 60 ans et alors même que le reste de l'œil est parfaitement normal.

Le cristallin est enveloppé de tous côtés par la *capsule cristalline* : ses rapports avec les parties environnantes sont donc les mêmes. — Sa face antérieure et sa face postérieure, en contact avec la capsule cristalline, sont bombées ou convexes toutes les deux ;

mais la face postérieure est notablement plus convexe que l'antérieure. — Sa circonférence, exactement circulaire, est également en contact immédiat avec l'intérieur des bords du sac ou de la capsule et, médiatement, avec la triple collerette que j'ai décrite et surtout avec le ligament ciliaire dont j'ai aussi parlé. — Son axe coïncide exactement avec l'*axe optique* de l'œil : c'est une ligne idéale qui traverse l'œil d'avant en arrière, comme l'axe idéal de la terre passe par les deux pôles ; cet axe de l'œil, ou *axe optique*, passe par le centre de la cornée, le centre de la pupille, le centre du cristallin, et aboutit au centre de la tache jaune à cinq millimètres en dehors de la papille du nerf optique.

Structure du cristallin. — Le cristallin est formé d'une substance molle, gommeuse, dont la superficie est presque fluide, la couche sous-jacente plus épaisse, celle ensuite plus consistante encore et le centre tout à fait dur.

La première couche a été nommée *humeur de Morgagni* et devient le siége d'opacités *laiteuses*, nommées *Cataractes morganiennes ;* la seconde et la troisième couches sont souvent le siége d'opacités *liquides* ou bien *molles*, nommées *Cataractes corticales ;* enfin le centre ou noyau du cristallin, beaucoup plus consistant, devient très-souvent le siége d'opacités plus ou moins *dures*, nommées *Cataractes nucléaires*.

La couche superficielle, ayant la consistance d'une solution épaisse de gomme et constituant l'humeur de Morgagni, est formée de *cellules* ou globules microscopiques, tenues en suspension dans un liquide incolore. — La couche sous-jacente, un peu plus consistante, est formée par des *fibres creuses* ou *tubes à noyaux*, disposées parallèlement ; elles s'altèrent et s'opacifient aisément. — Les couches sous-jacentes, c'est-à-dire la plus grande partie du cristallin, y com-

pris le centre ou noyau, sont formées de *fibres dentelées;* ces fibres sont plus minces que les fibres creuses,
sans granulations, et dentelées sur leurs bords latéraux. Elles s'engrènent les unes dans les autres par
leurs dentelures ; ce qui fait que celles d'une couche
adhèrent entre elles par leurs bords latéraux, sans
tenir à celles de la couche supérieure ou inférieure.
De là résulte la possibilité de diviser le cristallin en
lamelles superposées, qui s'emboîtent les unes dans les
autres comme les lamelles d'un oignon.

Le cristallin est donc formé de couches de plus en
plus denses et plus dures à mesure qu'on se rapproche
du centre. : c'est donc une lentille très-différente de
celles de nos instruments d'optique dont la substance
homogène a la même dureté ou densité dans toute
leur épaisseur.

h. **Chambres de l'œil** O (*fig.* 3 et 4). — On désigne sous le nom de *chambres,* l'espace compris entre
la face postérieure de la *cornée* L, et la face antérieure de la *capsule cristalline* T : cet espace est
subdivisé par l'*iris* M en deux chambres, l'une *antérieure,* l'autre *postérieure.*

La *chambre antérieure* est bornée, en avant, par la
face postérieure de la cornée et, en arrière, par la face
antérieure de l'iris. Beaucoup plus profonde que la
postérieure, elle mesure 7 à 8 millimètres de hauteur
et de largeur, et 4 à 5 millimètres de profondeur entre le centre de la cornée et le centre de la pupille.
La circonférence est limitée par la ligne circulaire
d'adhérence de l'iris et de la cornée.

La *chambre postérieure* est bornée, en arrière, par
la face antérieure de la capsule cristalline ; en avant,
par la face postérieure de l'iris ; au pourtour, par la
couronne ciliaire. Plus étroite que l'antérieure, elle

mesure une hauteur et une largeur à peu près égales, mais n'a que 2 à 3 millimètres de profondeur.

Ces chambres de l'œil ont pour le Chirurgien une très-grande importance : c'est dans la chambre antérieure qu'il voit les diverses maladies de l'iris, les adhérences et les oblitérations de la pupille; c'est dans leur intérieur que ses instruments pénètrent pour créer une pupille artificielle; c'est dans la chambre postérieure qu'il pénètre pour pratiquer l'opération de la Cataracte.

Humeur aqueuse. — C'est un liquide aqueux, légèrement visqueux, incolore, très-transparent, contenu dans l'intérieur des *chambres de l'œil* O. Sécrétée par la *membrane de Descmet,* qui tapisse la totalité de l'intérieur des deux chambres, elle se reproduit très-rapidement quand elle a été évacuée; elle exerce une action dissolvante très-prononcée sur les fausses membranes et même sur le cristallin dépouillé de sa capsule.

i. **Cavité de l'œil.** — L'intérieur du globe oculaire constitue une vaste *cavité,* limitée tout autour par la rétine et par la face postérieure de la capsule du cristallin. Cette cavité oculaire est tapissée en totalité par une membrane extrêmement fine et très-transparente, l'*hyaloïde,* qui constitue ainsi un globe membraneux dans lequel est renfermée l'*humeur vitrée.*

Humeur vitrée. — C'est un liquide demi-fluide, ressemblant à du blanc d'œuf pas cuit, très-transparent et incolore. Elle est susceptible de se fluidifier, de devenir très-aqueuse: ce qui rend très-difficile l'opération de la Cataracte, en ce sens que le Chirurgien est alors très-exposé à vider l'œil. Elle peut aussi perdre de sa transparence et devenir verdâtre ou gris-verdâtre, ce qui constitue le *Glaucôme* (41).

Cette humeur vitrée est enfermée et emprisonnée dans une enveloppe extrêmement mince, diaphane, peu résistante, nommée *hyaloïde :* cette enveloppe a la forme d'un globe membraneux qui tapisse l'intérieur de la *cavité de l'œil,* cavité limitée par la surface intérieure de la rétine, et la face postérieure de la capsule cristalline. Ce globe membraneux, fermé de toutes parts, adhère à la circonférence de la capsule cristalline autour de laquelle il envoie un prolongement circulaire en forme de collerette: c'est la *zône de Zinn,* recouverte par les dentelures de l'*ora serrata* de la rétine et la *couronne ciliaire.* L'intérieur du globe arachnéen constitué par la membrane hyaloïde est cloisonné, comme l'intérieur d'une orange, par des pellicules transparentes en un grand nombre de loges ou d'alvéoles irrégulières, remplies par l'humeur vitrée ; il en résulte que ce globe, extrait de l'œil, forme une masse tremblotante comme de la gelée et douée d'une certaine consistance.

5. CAVITÉ ORBITAIRE (*fig*. 3 et 5). — On donne le nom d'*orbites* aux deux cavités osseuses creusées dans l'épaisseur du squelette de la face, cavités destinées à renfermer comme dans une niche et à protéger les globes oculaires, ainsi que leurs organes moteurs, sensitifs et nourriciers.

a. **Squelette.** — Chaque orbite a la forme d'une pyramide creuse quadrangulaire, ayant sa base en avant et son sommet en arrière.

La *paroi supérieure*, ou *voûte*, formée par la portion orbitaire du *frontal* et la petite aile du *sphénoïde*, correspond à la partie antérieure de la cavité crânienne et des lobes cérébraux. Elle présente, tout près de la base et sur le côté externe, une *fossette*, où se loge la glande lacrymale. La *paroi inférieure,* ou *plancher,* formée par l'os *malaire* et la paroi supérieure du *sinus maxillaire,* est légèrement inclinée en avant et en dehors et présente la *gouttière sous-orbitaire.* La *paroi interne,* ou nasale, formée par l'os *unguis,* l'*ethmoïde,* et une petite portion du *sphénoïde,* présente en avant la *gouttière lacrymale* où se trouve logé le sac lacrymal. La *paroi externe,* ou temporale, formée par l'os *malaire* et par la grande aile du *sphénoïde,* est séparée: en arrière, de la paroi supérieure par la *fente sphénoïdale,* qui communique avec l'intérieur du crâne, et qui donne passage aux nerfs moteur oculaire commun, pathétique, ophthalmique, moteur oculaire externe, et à la veine ophthalmique; en bas, elle est séparée de la paroi inférieure par la *fente sphéno-maxillaire,* qui communique avec les fosses zygomatique et ptérygo-maxillaire, et qui donne passage aux nerfs et vaisseaux sous-orbitaires.

Le *sommet* de l'orbite présente, en haut et en dedans, le *trou optique* par où passent le nerf optique et l'artère ophthalmique; plus bas et un peu en dehors, le point de réunion de la *fente sphénoïdale* et de la *fente sphéno-maxillaire.* C'est à ce point culminant de la cavité orbitaire que viennent s'insérer les quatre muscles *droits,* le *grand oblique* et le *releveur de la paupière.* La *base,* ou l'*ouverture,* a la forme d'un carré dont les angles et les bords seraient arrondis : on voit, sur le bord supérieur ou| arcade sourcilière, l'échancrure sus-orbitaire à l'union du tiers interne et des deux tiers externes. Une carte de visite appliquée sur cette ouverture ne regarde pas directement en avant, mais un peu obliquement en dehors.

Son diamètre, transversal ou vertical, est de 36 à 40 millimètres. L'*axe* de l'orbite, c'est-à-dire la ligne qui passe par le milieu de la base ou de l'ouverture et le sommet, a 42 à 44 millimètres. Les axes des deux orbites ne sont pas parallèles, mais convergent en arrière, l'un vers l'autre, de telle sorte que, s'ils étaient prolongés, ils se rencontreraient en arrière au niveau de la portion moyenne du crâne.

Toute cette cavité osseuse est tapissée par une membrane fibreuse, le *périoste,* qui se continue avec la dure-mère et le périoste des régions voisines.

b. **Cloison membraneuse.** — La cavité orbitaire est subdivisée en deux compartiments, l'un antérieur sur le devant et l'autre postérieur, par une cloison membraneuse, la *capsule fibreuse* de l'œil ; en outre, chaque muscle est enveloppé d'une *aponévrose* ou membrane fibreuse, dont la disposition est assez compliquée. Je vais décrire ici la capsule et décrirai les aponévroses à la suite des muscles de l'œil.

Capsule fibreuse de l'œil. — Le globe oculaire est suspendu dans la cavité de l'orbite et n'en touche les parois en aucun point ; comment cela? Figurez-vous une moitié d'écorce d'orange ou une calotte d'enfant de chœur, dans laquelle des cordages, passant à travers des trous pratiqués dans son épaisseur, fixent une boule de même volume : la boule, c'est l'œil ; les cordages, ce sont les tendons des muscles de l'œil ; la calotte, c'est la capsule fibreuse.

Par sa circonférence, la capsule s'attache à tout le pourtour de l'orbite sur le périoste. Sa face antérieure, concave, lisse et très-polie, reçoit la face postérieure du globe de l'œil ; elle est percée à son centre d'une petite ouverture circulaire, par où passe le nerf optique et, vers ses bords, de petites fentes pour le passage des tendons des six muscles de l'œil destinés à faire mouvoir le globe. Sa face postérieure, convexe, regarde le fond de l'orbite et présente les mêmes ouvertures que la face antérieure.

L'œil, par conséquent, est contenu tout seul dans le compartiment antérieur de l'orbite ; dans le compartiment postérieur sont logés tous les gens de service, c'est-à-dire les *muscles* qui font mouvoir l'œil, les *artères* et les *veines* qui lui apportent sa nourriture, les *nerfs* qui le mettent en communication avec le cerveau.

c. **Vaisseaux artériels et veineux** (*fig*. 4). — *Artères*. Elles viennent presque toutes de l'ophthalmique et de la maxillaire interne. L'artère *ophthalmique*, branche de la *carotide interne*, entre dans l'orbite en passant par le trou optique avec le nerf optique : arrivée au niveau du ganglion ophthalmique, situé en dehors du nerf optique, elle se divise en deux branches principales d'où naissent de nombreux rameaux qui se distribuent au globe oculaire, aux muscles, à la glande lacrymale et aux paupières : un de ces rameaux sort de l'orbite par le côté interne et s'anastomose ou communique largement avec les artères de la face. La *maxillaire interne* ne fournit que l'artère *sous-orbitaire*.

Veines. Très-nombreuses et très-volumineuses, elles se dirigent en sens inverse des artères, dont elles ramènent le sang vers le fond de l'orbite, pour le déverser dans le sinus caverneux : elles offrent, comme les artères, de nombreuses anastomoses, ou canaux de communication, avec les veines *frontale* et *faciale*.

d. **Nerfs de l'orbite.** — Ils sont de quatre espèces : un nerf *spécial*, le nerf *optique*, destiné à transmettre au cerveau l'impression de l'image lumineuse peinte en miniature au fond de l'œil et *sentie* par la rétine ; je le décris ailleurs (4, *f*) séparément. — Trois nerfs *moteurs,* destinés à transmettre aux muscles de l'œil l'influx nerveux nécessaire à leurs contractions et aux mouvements qu'ils doivent imprimer au globe oculaire : 1° le *moteur oculaire commun,* ou troisième paire, se distribue au *ganglion* ophthalmique et à cinq muscles, au droit supérieur, droit interne, droit inférieur, petit oblique et élévateur de la paupière ; s'il est paralysé, il y aura strabisme ou loucherie en dehors, chute ou paralysie de la paupière et immobilité de la pupille ; 2° le *moteur oculaire externe,* ou sixième paire, qui se distribue au muscle droit externe et dont la paralysie détermine le strabisme en dedans ; 3° le *pathétique,* ou quatrième paire, qui se distribue au muscle grand oblique : sa paralysie est extrêmement rare. — Un nerf *sensitif,* destiné à doter l'œil et toutes ses parties de la sensibilité ordinaire que l'on rencontre dans tous nos organes : c'est la *branche ophthalmique* de la cinquième paire ou du trijumeau, laquelle fournit un filet au *ganglion* ophthalmique et à la glande lacrymale et se répand dans les diverses parties de l'appareil oculaire. — Un nerf *organique,* destiné aux fonctions de la vie végétative : c'est la *branche carotidienne* du *grand sympathique,* laquelle vient constituer, avec une racine *motrice* du moteur oculaire commun et une racine *sensitive* de la branche ophthalmique du trijumeau, le *ganglion ophthalmique* ; de ce ganglion, situé au côté externe du nerf optique, partent les *nerfs ciliaires,* qui sont ainsi moteurs, sensitifs et organiques, et qui pénètrent dans le globe oculaire.

e. **Tissu cellulo-graisseux.** — Toutes les parties qui remplissent le compartiment postérieur de l'orbite, c'est-à-dire les muscles, les nerfs, les vaisseaux artériels et veineux, sont plongées au milieu d'un tissu cellulo-graisseux . . . . . comme des bijoux au milieu de la ouate ; cette gangue graisseuse se continue par la fente sphénoïdale avec la cavité crânienne, par la fente sphéno-maxillaire avec les fosses zygomatique et temporale, par la loge lacrymale avec les paupières. Ce tissu cellulo-graisseux est quelquefois le siége de phlegmon ou d'abcès, ou bien d'infiltration séreuse.

6. MUSCLES DE L'ŒIL (*fig.* 5).—Il y a sept muscles de l'œil : *six* sont destinés au globe oculaire et *un* à la paupière supérieure. Leur étude est de la plus grande importance pour bien comprendre le mécanisme de la *Loucherie* et le traitement par lequel on peut la guérir.

a. **Idée générale.**—Ces muscles sont des cordages charnus et contractiles, chargés d'imprimer à l'œil ses divers mouvements. Chaque muscle consiste en une languette musculaire ou charnue, terminée à chacune de ses extrémités par un *tendon* ou corde fibreuse : de ces deux tendons, l'un est *fixe,* attaché solidement au fond de l'orbite ; l'autre est *mobile,* parce qu'il adhère au globe oculaire mobile lui-même. Or, si la partie charnue, intermédiaire à ces deux tendons, vient à se contracter ou à se raccourcir, les deux extrémités du muscle se rapprocheront l'une de l'autre ; l'extrémité du tendon *mobile* se rapprochera de l'extrémité du tendon *fixe* ou immobile et l'œil sera par conséquent attiré dans ce sens.

Quatre des muscles de l'œil, les plus importants, s'attachent par leur tendon *fixe* au fond de l'orbite : de là, ils se portent en avant, en s'écartant l'un de l'autre, perforent et traversent la *cloison hémi-sphé-*

rique qui partage la cavité de l'orbite en deux compar-- timents, et viennent s'attacher par leur tendon *mobile* aux quatre points cardinaux du globe oculaire : l'un en haut, l'autre en bas, l'un du côté du nez, l'autre du côté de la tempe.

Le globe oculaire se trouve ainsi suspendu, comme l'est un plateau rond de balance attaché par ses quatre chaînettes au crochet de la balance. Or, si vous tirez sur une des chaînettes, vous soulèverez le plateau de la balance dans ce sens ; si vous raccourcissez cette chaînette, ce soulèvement sera permanent et le plateau ne sera plus d'aplomb ; si une des chaînettes se détend ou s'allonge, le plateau penchera de ce côté et sera soulevé en sens opposé. Il en est de même pour l'œil : si le muscle qui s'insère au globe du côté du nez se contracte, l'œil sera attiré et tournera de ce côté ; si ce muscle est raccourci par une maladie quelconque, cette déviation sera permanente comme le soulèvement du plateau en cas de raccourcissement de la chaînette ; si le muscle qui s'insère au globe du côté de la tempe s'allonge, par suite de paralysie, l'œil sera dévié en sens opposé, c'est-à-dire du côté du nez.

b. **Aponévrose orbito-oculaire.** — Cette membrane fibreuse, continuation de la dure-mère, qui tapisse l'intérieur du crâne, pénètre dans la cavité orbitaire par le trou optique et la fente sphénoïdale ; elle en tapisse les parois et en constitue le *périoste,* c'est-à-dire la membrane nourricière des os. Arrivée à la base ou ouverture antérieure de l'orbite, elle se subdivise en trois feuillets : l'un se continue avec le périoste qui recouvre les os du front, des tempes, des joues et du nez ; le second, se séparant du précédent comme le feraient deux feuillets d'un livre à moitié ouvert, descend dans l'épaisseur des paupières et s'attache aux cartilages tarses ; le troisième se sépare du second, s'adossant à la face postérieure du bord adhérent des paupières, et converge vers le globe oculaire en arrière duquel il se reploie en forme de calotte, ... absolument comme un bonnet de coton dont la mèche correspondrait au trou optique, qui tapisserait les parois orbitaires et qui se reploierait sur lui-même pour loger la tête ou le globe oculaire. Cette partie reployée du bonnet de coton, cette espèce de calotte qui emboîte la tête, c'est la *cloison membraneuse* (5, *b*) dont j'ai déjà parlé : dans la cavité libre et flottante du bonnet, entre la mèche et la partie qui emboîte la tête, sont les muscles de l'œil, ses artères, ses veines, ses nerfs, le tout plongé au milieu d'un tissu cellulo-graisseux (5, *c, d, e*). Il résulte de cette disposition, ainsi que je l'ai déjà dit, que l'orbite est divisé en deux compartiments par cette calotte ou cloison membraneuse.

Vue par sa face antérieure et lorsque le globe oculaire est enlevé, cette calotte forme une cavité hémi-sphérique, percée de sept petites ouvertures : *une* circulaire, juste au milieu, qui livre passage au nerf optique ; *quatre* petites fentes, situées aux quatre points cardinaux et tout près des bords, pour le passage des quatre muscles droits ; *deux* petites fentes situées, l'une entre celles des droits supérieur et interne pour le passage du grand oblique, et l'autre entre celles des droits inférieur et externe pour le passage du petit oblique.

Vue par sa face postérieure, celle qui regarde le fond de l'orbite, cette calotte ou cloison membraneuse offre des *ailerons ligamenteux* très-importants, dépendant de chacun des tendons *mobiles* des muscles de l'œil, et que je ne puis décrire qu'avec ces muscles (*d*).

c. **Disposition des muscles** (*fig*. 5). — Les muscles qui impriment au globe oculaire ses mouvements en divers sens sont au nombre de six. Deux d'entre eux sont nommés *petit oblique* PO et *grand oblique* GO à cause de leur direction oblique et parce qu'ils déterminent des mouvements obliques en dehors ou en dedans. Les quatre autres portent les noms de *droits* à cause de leur direction rectiligne et parce qu'ils déterminent des mouvements directs : soit en haut (droit *supérieur* S) ; soit en bas (droit *inférieur* IF) ; soit en dedans de la ligne médiane de la face, ou du côté du nez (droit *interne* IN) ; soit en dehors de la ligne médiane, ou du côté des tempes (droit *externe* E).

Les quatre muscles *droits* s'insèrent au fond de l'orbite, au pourtour du trou optique, à un tendon quadrilatère commun, le *tendon ligamenteux de Zinn*, ... comme les quatre chaînettes d'une balance à un crochet unique. Ce *tendon*, qui se divise en quatre branches pour chacun des quatre muscles droits, est percé à son centre de deux petits orifices : un pour laisser passer le *nerf optique* et l'*artère ophthalmique* et un autre pour le passage des trois *nerfs, moteur commun, moteur externe* et *pathétique*. Attachés par leur tendon *fixe* aux quatre branches du tendon de Zinn, les quatre muscles droits se portent d'arrière en avant en s'écartant comme les quatre chaînes d'une balance, aux quatre points cardinaux du globe oculaire. Arrivés en arrière de la *cloison membraneuse* sur laquelle repose la face postérieure de ce globe, les tendons *mobiles* des quatre muscles droits se subdivisent chacun en deux tendons : l'un, nommé *oculaire*, traverse cette capsule par une des petites fentes que j'ai indiquées et va s'attacher au globe oculaire; l'autre, nommé *orbitaire,* ne traverse pas cette capsule, mais s'élargit et constitue un *aileron ligamenteux* que je vais bientôt décrire.

Les deux muscles *obliques* se distinguent en *grand* ou *supérieur* et en *petit* ou *inférieur.* Le *grand oblique* (*fig.* 6, GO) s'attache par son tendon *fixe* au fond de l'orbite, près du trou optique, sur le tendon commun des muscles *droits;* de là il se porte d'arrière en avant, en longeant la paroi interne ou nasale de la cavité orbitaire ; arrivé tout près de la base de l'orbite, à l'union des parois supérieure et interne, son tendon *mobile* traverse un anneau cartilagineux, sur lequel il se réfléchit, ... comme une corde qui passe à travers une poulie de renvoi; il change ainsi de direction et se porte alors d'avant en arrière, de haut en bas et de dedans en dehors pour se fixer sur l'hémisphère postérieur du globe oculaire, un peu au-dessus du diamètre transversal. — Le *petit oblique* PO s'attache par son tendon *fixe* sur le plancher de l'orbite, en dehors de la gouttière lacrymale et par conséquent sur la partie interne ou nasale du bord inférieur de la base de l'orbite ; de là il se porte en dehors et en arrière, longe le plancher ou la paroi inférieure de l'orbite, traverse le muscle *droit inférieur* et va se fixer par son tendon *mobile* sur l'hémisphère postérieur de l'œil, un peu au-dessous du diamètre transversal du globe.—Le tendon *mobile* de chacun des deux muscles obliques se subdivise, comme celui des muscles droits, en tendon *oculaire* dont je viens d'indiquer les attaches, et tendon *orbitaire* dont je vais bientôt décrire les ailerons, en arrière de la cloison.

d. **Disposition des tendons.** — Ainsi que je l'ai déjà dit, chacun des tendons *mobiles* des six muscles

de l'œil se subdivise en deux tendons : l'un *oculaire,*
qui traverse seul la cloison membraneuse de l'orbite
et se fixe au globe oculaire ; l'autre *orbitaire,* qui
s'élargit, comme un oiseau qui ouvre ses ailes, en
deux *ailerons ligamenteux,* lesquels se fixent au pourtour de la face postérieure de la cloison membraneuse. Etudions séparément les deux tendons de
chaque muscle.

Muscle *droit supérieur.* Le tendon *oculaire* traverse la cloison et vient s'attacher au pôle nord
du globe oculaire, à 8 millimètres de la circonférence
de la cornée. Le tendon *orbitaire* s'élargit, comme
un oiseau qui ouvre ses ailes, longeant la face inférieure du tendon orbitaire du *releveur de la paupière :*
un aileron se dirige en dehors ou du côté de la
tempe et s'attache au-dessus de la *fossette lacrymale;*
l'autre aileron se dirige en dedans ou du côté du
nez et se fixe au-dessus de la poulie de renvoi du
muscle *grand oblique.*

Muscle *droit inférieur.* Son tendon *oculaire* passe
par la petite fente située en bas de la cloison et vient
s'attacher au pôle sud du globe oculaire, à 6 millimètres du bord de la cornée. Le tendon *orbitaire* s'é-
largit aussi et forme deux ailerons : l'un se porte en
dehors, se confondant avec les fibres du muscle
petit oblique, et s'attache à la partie inférieure de la
paroi externe ou temporale de l'orbite ; l'autre aileron
se porte en dedans ou du côté du nez, et, confondant ses fibres avec celles du tendon orbitaire du
droit interne, vient se fixer en arrière du sac lacrymal.

Muscle *droit externe.* Son tendon *oculaire* traverse
la cloison par la petite fente située au côté externe
et vient s'attacher au côté externe ou temporal du
globe, à 7 millimètres du bord de la cornée. Le ten-

3.

don *orbitaire* s'élargit et forme trois ailerons : un, très-faible, s'insère à la partie moyenne de la paroi externe ou temporale de l'orbite ; un se porte en haut et se confond avec le bord externe de l'aileron du muscle *droit supérieur ;* un se porte en bas et se confond avec le bord externe de l'aileron du muscle *droit inférieur.*

Muscle *droit interne.* Son tendon *oculaire* traverse la cloison par la petite fente pratiquée en dedans, et vient s'attacher au côté interne ou nasal du globe oculaire, à 5 millimètres du bord de la cornée. Le tendon *orbitaire* se divise en trois ailerons : un très-résistant s'attache à la partie moyenne de la paroi interne ou nasale de l'orbite, en arrière du sac lacrymal ; un se porte en haut et se confond avec le bord interne de l'aileron du muscle *droit supérieur :* un, très-résistant aussi, se porte en bas et se confond avec le bord interne de l'aileron du droit *inférieur.*

Muscle *grand oblique.* Son tendon *oculaire* traverse la cloison par une petite fente pratiquée en haut, entre celles du *droit supérieur* et du *droit interne,* puis s'enroule sur la face supérieure du globe oculaire pour venir s'insérer sur l'hémisphère postérieur de ce globe à 4 millimètres au-dessus du nerf optique. Le tendon *orbitaire* n'existe pas, car la poulie de réflexion produit le même effet que les tendons orbitaires des autres muscles.

Muscle *petit oblique.* Son tendon *oculaire* traverse la cloison par la petite fente qui se trouve en bas, entre celles du *droit inférieur* et du *droit externe,* puis s'enroule sur la face inférieure du globe oculaire, pour venir se fixer sur l'hémisphère postérieur de ce globe, entre le *nerf optique* et l'attache du *droit externe :* ses fibres et celles du grand oblique ont une direction exactement inverse, de sorte qu'elles forment à elles deux une écharpe qui entoure l'hémisphère postérieur de l'œil, écharpe oblique dont l'axe passe, en haut et en dedans, entre le droit supérieur et le droit interne, au milieu par le nerf optique, en bas et en dehors, entre le droit externe et le droit inférieur. Le tendon *orbitaire* ne se dédouble pas : très-résistant, il se dirige en dehors en s'élargissant, s'attache à la partie inférieure de la paroi externe de l'orbite, et constitue ainsi une large sangle sur laquelle roule le globe oculaire.

Les tendons *oculaires* des quatre muscles droits offrent à leur tour, au niveau de leur attache au globe de l'œil, trois nouvelles expansions membraneuses très-fines : une se porte directement au *cul-de-sac* ou repli que forme la conjonctive en passant de la face postérieure des paupières sur le globe oculaire et il assujettit ainsi ce repli ; les deux autres se portent à droite et à gauche et se confondent ainsi avec les expansions analogues des tendons voisins. Il en résulte ainsi une solidarité très-grande entre tous les muscles de l'œil.

e. **Mouvements de l'œil.** — Le globe de l'œil est mis en mouvement par les six muscles que je viens de décrire : les quatre muscles *droits* et les deux muscles *obliques.* Par ces mouvements, le champ de la vision, c'est-à-dire l'espace ou l'horizon que nous découvrons en restant immobiles, est singulièrement augmenté, espace qui est encore beaucoup accru par les mouvements de la tête sur la colonne vertébrale.

Tous les mouvements de l'œil sont des mouvements de rotation. Le globe oculaire, ainsi que je l'ai déjà dit plusieurs fois, est maintenu en avant par les *paupières* et par la *conjonctive* qui se réfléchit de ces voiles membraneux sur ce globe et qui les *conjoint;* en arrière, par son hémisphère postérieur, il repose sur la *cloison membraneuse* (5, *b* et 6, *b*), exactement moulée sur lui comme une calotte ou un bonnet de coton sur la tête; il y est maintenu au milieu par le *nerf optique,* assez flexueux pour supporter un certain allongement; enfin des cordages, représentés par les six muscles de l'œil, s'attachent sur sa circonférence et lui font subir, comme à une sphère pleine, posée dans une demi-sphère creuse, divers mouvements de rotation.

Ces mouvements de rotation s'effectuent autour de trois axes fictifs ou idéals : un *axe horizontal;* un *axe vertical;* un *axe antéro-postérieur,* se confondant avec l'axe optique, et passant comme lui par le centre de la cornée, de la pupille, du cristallin et de la tache jaune. Les muscles droits *supérieur* et *inférieur* font tourner l'œil autour de l'*axe horizontal;* les muscles droits *interne* et *externe,* autour de l'*axe vertical;* les muscles petit et grand *obliques,* autour de l'*axe antéro-postérieur.* En outre, ces divers muscles, en associant leurs contractions, produisent des mouvements de rotation variés à l'infini et dirigent ainsi dans tous les sens la prunelle de l'œil.

Comme les quatre muscles *droits* s'attachent, par leur tendon *fixe,* au fond de l'orbite, il semblerait que leurs contractions devraient attirer le globe oculaire dans ce sens. Mais nous avons vu (6, *d*) que les tendons *mobiles* de ces muscles se subdivisent en deux tendons : l'un *orbitaire* et l'autre *oculaire.* Or, le tendon *orbitaire* fait l'office d'une poulie de renvoi, analogue à celle du muscle grand oblique (GO, *fig.* 5). En outre, les tendons *oculaires* perforent la cloison concave sur laquelle l'œil repose, tout près des limites de son adhérence au pourtour de la base de l'orbite, et ils se dirigent tous les quatre comme les rayons d'une roue vers la cornée. Il résulte de cette disposition, que ces tendons ou ces cordages, alors que les muscles se contracteront ou se raccourciront, attireront l'œil, ou plus exactement la prunelle, non pas en arrière, mais vers le pourtour de l'orbite, du côté des petites fentes percées dans la cloison et par où passent les tendons *oculaires*.

Mais quand les quatre muscles droits se contractent tous *en même temps*, ils attirent alors l'œil en arrière et le compriment plus ou moins; ils l'*aplatissent* alors et rapprochent le cristallin de la papille du nerf optique.

Etudions maintenant l'action de chaque muscle. Le muscle *droit supérieur* fait tourner l'œil autour de son axe horizontal et porte la prunelle (ouverture noire, ou *pupille*, percée au centre de l'iris) *en haut,* en même temps que le muscle *releveur* soulève la paupière. Le muscle *droit inférieur* fait également tourner l'œil autour de son axe horizontal et porte la prunelle *en bas,* en même temps qu'il abaisse légèrement la paupière inférieure par l'expansion membraneuse de son tendon oculaire (6, *d*). Le muscle *droit interne* fait rouler l'œil autour de son axe vertical et porte la prunelle *en dedans* ou du côté du nez; son action est très-énergique : de là la fréquence de la loucherie en dedans. Le muscle droit *externe* fait également tourner l'œil autour de son axe vertical et porte la prunelle *en dehors* ou du côté temporal. Les *muscles* grand et petit *obliques* constituent une écharpe qui s'enroule obliquement, de haut en bas et de dedans en dehors, sur l'hémisphère postérieur du globe oculaire. Le *grand oblique*, en se contractant, fait d'abord tourner l'œil autour de son axe antéro-postérieur ; puis il attire obliquement l'hémisphère postérieur en haut et en dedans, du côté de la poulie de renvoi ; de sorte qu'il porte la prunelle *en bas et en dehors* ou du côté temporal. Le *petit oblique* agit de la même façon, mais en sens opposé, et porte la prunelle *en haut et en dedans* (Donders).

Tels sont les mouvements *simples* et isolés des six muscles de l'œil ; mais à chaque instant leur action se combine pour produire des mouvements *complexes*. Ainsi, par exemple, quand les muscles droit supérieur et droit interne se contractent à la fois, le globe oculaire suit la résultante de ces deux forces et la prunelle est dirigée en haut et en dedans.

MÉCANISME DE LA VUE.

L'œil est un instrument d'optique, ainsi que je le montrerai bientôt, mais un instrument beaucoup plus simple et infiniment plus parfait que tous ceux que la science humaine a jamais construits; à voir la façon merveilleuse dont toutes les parties en sont disposées, selon la parfaite intelligence des lois de l'Optique, on y reconnaît aisément la main de Celui qui a créé la lumière. Essayons donc, en quelques pages, de résumer ces lois sans lesquelles on ne saurait comprendre le mécanisme de la vue.

NOTIONS D'OPTIQUE

7. LA LUMIÈRE. — La lumière est un agent physique qui, agissant sur l'organe de la vue, nous avertit par une sensation spéciale de l'existence des objets extérieurs sans que nous ayons besoin de les toucher.

a. **Sa nature.** — Les Physiciens ont imaginé, pour

expliquer la nature et les effets de la lumière, deux hypothèses, celle des *ondulations* et celle de l'*émission*. — Newton admet que les corps lumineux émettent continuellement et lancent dans toutes les directions ' un fluide lumineux, impondérable, infiniment subtil, doué d'une vitesse de 77,000 lieues par seconde, et capable de traverser les milieux transparents sans perdre de cette vitesse : ce fluide, en arrivant au fond de nos yeux, y détermine une sensation spéciale que l'on appelle la lumière, en même temps que le corps lumineux y peint son image que *voit* notre cerveau. — Descartes, au contraire, admet que les molécules des corps lumineux sont animées d'un mouvement vibratoire infiniment rapide, qui se communique à l'éther, fluide éminemment subtil et impondérable répandu dans toutes les parties de l'univers : l'ébranlement déterminé par les vibrations des molécules d'un corps lumineux quelconque se propage dans tous les sens sous forme d'*ondulations* lumineuses, avec une vitesse de 77,000 lieues par seconde.

b. **Corps lumineux, opaques, transparents.** — Le soleil, les corps en combustion (comme une bougie allumée, un charbon incandescent), un fer rougi au feu, une lampe électrique, les corps phosphorescents, etc., sont *lumineux* par eux-mêmes : ils répandent de la lumière tout autour d'eux et ils éclairent ainsi d'autres corps, que l'on ne verrait pas et qui ne deviennent visibles que par la lumière qu'ils reçoivent : ces autres corps sont nommés pour cela corps *éclairés*.

Les corps *éclairés* envoient à leur tour de la lumière et ils peuvent ainsi en éclairer d'autres. Ainsi la lune, éclairée par le soleil, éclaire la terre pendant la nuit ; dans une rue dirigée de l'est à l'ouest, les maisons exposées au nord sont éclairées par la lumière diffuse et par la réverbération des maisons d'en face, exposées au midi, et éclairées par le soleil.

On appelle *opaques* les corps qui ne se laissent pas traverser par la lumière : tels sont le bois, la pierre, les métaux, etc.

Les corps *transparents* sont ceux qui n'interceptent pas la lumière et au travers desquels on aperçoit nettement les objets : tels sont l'air, la plupart des gaz, l'eau pure, le verre, etc. — Les corps *translucides* sont ceux qui interceptent une partie de la lumière et au travers desquels on ne peut voir les objets que confusément, sans distinguer leur couleur, leur forme et leur distance : tels sont la porcelaine très-mince, le verre dépoli, le papier huilé, etc. — Les substances les plus transparentes ne sont pas d'une transparence absolue : elles éteignent, absorbent une partie de la lumière qui les traverse ; ainsi l'air lui-même éteint une partie de la lumière, car sur le sommet des hautes montagnes ou bien en Orient où le ciel est très-pur, les étoiles sont bien plus brillantes et l'on en voit un bien plus grand nombre qu'à Paris.

c. **Propagation de la lumière.** — *Dans un milieu transparent et homogène la lumière se propage en ligne droite ;* chacune de ces innombrables lignes droites constitue un *rayon lumineux.* — On appelle *milieu* transparent, en physique, le fluide ou le corps quelconque que traverse la lumière. — Les preuves expérimentales de cette loi sont : le rayon de lumière que le soleil dessine sur son passage, en pénétrant dans une chambre obscure par une petite ouverture des volets ; le magnifique faisceau de lumière que les phares et les lampes électriques projettent au loin dans la nuit.

d. **Ombre.** — Il part d'un corps éclairé une infinité de rayons lumineux, qui se propagent en ligne droite jusqu'à ce qu'ils rencontrent un corps opaque ; et alors, il se forme en arrière de la partie éclairée une *ombre.* Si, dans une chambre obscure, je place (*fig.* 7) devant un point lumineux A une orange O, cette orange arrêtera par toute sa largeur le passage de la lumière dans cette direction et elle projettera derrière elle une *ombre.* Cette ombre aura la forme d'un cône, dont le sommet A est représenté par le point éclairant et les côtés BB par les rayons lumineux qui affleurent le contour de l'orange ; tout ce qui est dans ce cône d'ombre n'est pas éclairé; si ce cône d'ombre rencontre le mur ou un écran, il y dessinera en noir l'ombre ou la silhouette D de l'orange, silhouette dont les bords seront moins noirs que le centre et constitueront la *pénombre* (c'est exactement là ce qui se passe pour les éclipses de lune : la terre se trouvant placée juste entre le soleil et la lune, la lune se trouve pour quelques instants dans le cône d'ombre de la terre et sa surface éclairée par le soleil est momentanément obscurcie).

e. **Intensité de la lumière.** — L'intensité d'un corps lumineux, ou l'énergie de son éclat, se mesure par la quantité de lumière qu'il transmet sur une surface déterminée. Or, comme les rayons émis par les corps lumineux divergent en tous sens, cette intensité décroît rapidement : on démontre par des expériences, que *l'intensité de la lumière est en raison inverse du carré des distances,* c'est-à-dire qu'à une distance double, une surface éclairée par un corps lumineux reçoit quatre fois moins de lumière, à une distance triple, neuf fois moins, etc ; on vérifie cette loi à l'aide du *photomètre*.

8. RÉFLEXION DE LA LUMIÈRE. — Quand des rayons lumineux rencontrent un corps quelconque, une partie de ces rayons est éteinte ; une autre traverse ce corps, s'il est transparent ou seulement translucide ; la troisième partie est *réfléchie,* c'est-à-dire qu'elle rebondit comme le ferait une balle élastique ou une bille d'ivoire en rencontrant la bande du billard.

a. **Réflexion régulière et irrégulière.** — Il y a deux sortes de *réflexion :* l'une *irrégulière,* nommée aussi *diffuse,* et l'autre *régulière* ou *spéculaire.*

La réflexion est *irrégulière* sur les corps à surface rugueuse, parce que si on les examine à la loupe on voit que cette surface est composée d'une infinité de petites aspérités ou facettes inclinées en divers sens et qui, par conséquent, réfléchissent irrégulièrement la lumière dans toutes les directions. — Or, c'est cette lumière, irrégulièrement réfléchie ou *diffuse,* qui nous fait voir les objets qui nous environnent. Si ces objets réfléchissaient *régulièrement toute* la lumière, nous ne les verrions pas, mais nous verrions l'image des corps lumineux ou éclairés dont ils nous renverraient la lumière : ainsi nous ne voyons d'une glace très-pure que le cadre et à sa place nous voyons l'image des corps lumineux ou éclairés dont elle nous renvoie la lumière. — C'est la lumière *diffuse,* réfléchie par l'air, par les nues, par le sol, par les maisons, etc., qui nous éclaire quand nous ne sommes pas exposés directement aux rayons du soleil.

La réflexion *régulière* a lieu quand les rayons lumineux rencontrent sur leur route un corps poli, comme un miroir ou une glace, la surface d'une eau tranquille et limpide, un métal poli, le verre ou la porcelaine, etc. — Les lois suivant lesquelles la lumière se réfléchit sont les deux suivantes : *l'angle de réflexion est toujours égal à l'angle d'incidence; le rayon incident et le rayon réfléchi sont dans un même plan perpendiculaire à la surface réfléchissante.* Ainsi, quand un rayon de lumière, parti d'un point lumineux A *(fig.* 8), rencontre sur sa route une surface polie B, une glace par exemple, il rebondit comme le ferait une balle élastique ou comme une bille qui frappe la bande d'un billard : il rebondit en sens inverse, B C, en faisant un angle égal à celui qu'il faisait en tombant sur le point B ; ce que l'on exprime en disant que l'angle de *réflexion* P B C est égal à l'angle d'*incidence* A B P.

b. **Où voit-on les objets?** — Toutes les fois qu'un rayon A B *(fig.* 9), émané d'un objet A lumineux ou éclairé, arrive à notre œil B *directement* et en traversant un *milieu homogène,* notre œil B voit le corps A exactement là où il est. — Mais si ce rayon arrive à notre œil *indirectement,* soit parce qu'il a été *réfléchi* par une glace *(fig.* 8), soit parce qu'il s'est *réfracté* (9), à cause de la différence d'homogénéité ou de densité des milieux transparents qu'il a traversés *(fig.* 10), comme en passant de l'eau dans l'air, par exemple,.... alors *nous voyons l'objet* qui a émis ce rayon lumineux qui s'est dévié de sa route, *dans la direction qu'a le rayon lumineux au moment où il pénètre dans notre œil.*

Ainsi *(fig.* 8), quand le rayon A B, émis par le point lumineux A, arrive indirectement à notre œil C, après s'être *réfléchi* selon la ligne B C, notre œil C voit l'image de ce point A en A', de l'autre côté de la glace, dans la direction qu'a le rayon lumineux au moment où il pénètre dans notre œil. De même, le point-lumineux C (*fig*. 10), placé au fond d'un vase rempli d'eau, envoie un rayon C S qui, arrivé à la surface de l'eau, se dévie ou *se réfracte* (9) parce qu'il passe d'un milieu plus dense dans un milieu moins dense; il suit alors la ligne S A et notre œil A voit le point C, non pas en C, mais en B, c'est-à-dire dans la direction A S B qu'a le rayon lumineux au moment où il pénètre dans notre œil A. — Ce fait est très-important à retenir : j'aurai plusieurs fois occasion de le rappeler.

9. RÉFRACTION DE LA LUMIÈRE. — On appelle réfraction le changement de direction qu'éprouve un rayon lumineux, quand il passe *obliquement* d'un milieu transparent dans un autre milieu de densité différente. Je dis *obliquement*, car si le rayon lumineux est *perpendiculaire* à la surface, il passe sans se dévier. — Ainsi (*fig*. 10) le rayon lumineux A S, en passant de l'air dans l'eau, c'est-à-dire d'un milieu moins dense ou moins *réfrangible* dans un autre milieu plus dense ou plus réfrangible, se *réfracte* ou se brise à la surface S de l'eau : au lieu de suivre sa direction primitive A S B, il forme une ligne brisée A S C. — C'est ainsi qu'un bâton, plongé obliquement dans l'eau, semble brisé au niveau même de la surface de l'eau.

Quand un rayon lumineux se réfracte, en passant obliquement d'un milieu dans un autre (*fig*. 10), tantôt il se rapproche de la *normale*, ou de la ligne perpendiculaire P P' à la surface du milieu, tantôt il s'en écarte : cela dépend de la différence de *réfrangibilité* des deux milieux. *Il se rapproche de la* normale, *quand le milieu dans lequel il pénètre est plus réfrangible; il s'en écarte, quand il l'est moins*. Ainsi le rayon lumineux A S, en pénétrant de l'air qui est très-léger dans l'eau qui est *plus* dense ou *plus* réfrangible, se brise au point S et *se rapproche* de la perpendiculaire PP′ selon A S C; au contraire, le rayon lumineux C S, en sortant de l'eau qui est plus dense pour entrer dans l'air qui est *moins* dense, *moins* réfrangible, se brise au point S et *s'éloigne* de la perpendiculaire PP′, selon C S A. — Il résulte de cette déviation et de cet écartement de la normale que subissent les rayons lumineux, quand ils passent obliquement d'un milieu plus réfrangible dans un milieu moins réfrangible, que nous ne voyons pas exactement là où ils sont les objets placés dans l'eau : le fond de l'eau paraît moins profond, un poisson est plus bas qu'il ne paraît l'être; ce que l'on s'explique en considérant que le point C (*fig.* 10) est vu par notre œil A au point B.

Marche des rayons lumineux. — Quand les rayons lumineux passent obliquement à travers un milieu transparent à faces *planes* et *parallèles*, une vitre de fenêtre par exemple, *ils ne changent pas de direction;* cela tient à ce qu'ils se réfractent, en sortant de ce milieu, autant qu'ils s'étaient réfractés en y entrant. — Quand les rayons lumineux passent à travers une substance transparente à faces *planes et inclinées*, ou bien à travers une substance transparente à surfaces *courbes*, ils *changent de direction;* ce fait, d'une très-grande importance, va être étudié et développé dans les deux paragraphes concernant les *prismes* et les *lentilles*.

a. **Prismes**. — On donne le nom de *prisme* (*fig.* 11) à une masse de verre qui est taillée de façon à présenter trois surfaces planes non parallèles, inclinées l'une sur l'autre et séparées par des lignes droites, auxquelles on donne le nom d'arêtes ; la coupe verticale d'un prisme (*fig.* 12) représente un triangle, ayant un *sommet* A et une *base* B C ; si les rayons lumineux *incidents* R, ou arrivants, viennent frapper le côté A B, ils traverseront le prisme, puis sortiront par le côté A C : ils seront dits alors *émergents*. — Les prismes produisent sur les rayons lumineux qui les traversent deux effets remarquables : une *déviation* et une *décomposition*.

Décomposition de la lumière. — La lumière qui nous éclaire n'est pas de la lumière homogène ; elle est composée de rayons lumineux dont la nature ainsi que la couleur sont différentes : ces rayons ne se réfractent pas tous également, ils se séparent les uns des autres quand on les fait passer à travers un prisme. — Par une petite ouverture O (*fig.* 13), pratiquée dans le volet VV' d'une chambre obscure, on fait pénétrer un rayon R de soleil et on le reçoit sur une des faces du prisme ABC ; ce rayon lumineux, au lieu de suivre dans le prisme sa direction primitive ROIR', subira deux réfractions successives, se brisera deux fois, en entrant IN et en sortant EMI, ainsi que je le montrerai plus bas ; en outre de cette *déviation*, il se *décomposera* en sortant, et le rayon émergent EM ira dessiner sur le mur une image elliptique magnifiquement colorée, le *spectre solaire* S.

Le spectre solaire reproduit, avec une vivacité et une richesse de teintes remarquables et inimitables, les sept couleurs de l'arc-en-ciel : rouge, orangé, jaune, vert, bleu, indigo, violet ; de ces sept couleurs, le rouge étant la moins réfrangible est moins dévié, moins éloigné de l'arête A qui sépare les surfaces incidentes et émergentes du prisme ; le violet étant le plus réfrangible est le plus éloigné de cette arête.

— Chacune des sept couleurs du prisme *est simple*, homogène, indécomposable en d'autres couleurs ; si, en effet, on fait passer isolément le rayon vert, par exemple, à travers un nouveau prisme, ce rayon vert sera réfracté, mais sa teinte verte ne sera nullement altérée.

Ces sept rayons irisés, en lesquels se décompose un rayon de lumière ordinaire, ne diffèrent pas seulement par leur couleur, mais aussi par leur pouvoir éclairant, par la chaleur qui les accompagne, et par les effets chimiques que chacun d'eux produit. — Les rayons *jaunes* et *verts* sont les plus *lumineux*, ou ceux qui éclairent le plus : les lettres d'une page d'écriture, éclairée par le spectre solaire, se voient beaucoup mieux dans les rayons jaunes et verts que dans les rayons rouges ou violets. — Le rayon *rouge* est le plus *calorifique*, celui qui s'accompagne de plus de chaleur : si l'on place dans chacune des sept couleurs du spectre solaire un thermomètre ou plutôt un *thermoscope* de Rumford (thermomètre *à air* extrêmement sensible), on constate que la température est beaucoup plus élevée dans le rayon rouge. — Enfin c'est au rayon *violet* que sont dues les actions *chimiques* de la lumière : si l'on expose au spectre solaire une étoffe de couleur délicate, les endroits éclairés par le rayon violet seront bien plus vite *passés ;* si l'on y expose une plaque imprégnée de chlorure d'argent (substance très-impressionnable à l'action de la lumière), on voit que le chlorure est bien plus vite et bien plus complétement décomposé dans les parties éclairées par le rayon violet.

La lumière blanche, ou plutôt *incolore*, qui nous éclaire, résulte de la fusion des sept couleurs du spectre solaire. Ainsi, si l'on place (*fig.* 14) à côté du premier prisme ABC un second prisme A'B'C' tourné en sens inverse et posé de telle façon que le rayon *émergent* EM du premier prisme passe à travers : on verra alors ce rayon émergent spectral EM, décomposé en sept rayons colorés, traverser le second prisme A'B'C', en sortir dévié, et ne formant plus qu'un seul rayon *incolore* R' ; ce rayon R' dessinera sur le mur une tache lumineuse R' arrondie, blanche ou plutôt *incolore*, comme si le rayon primitif ROI avait été frapper ce mur sans passer par les deux prismes.

Déviation des rayons. — Les rayons lumineux qui traversent un prisme *sont déviés du côté de la base* du prisme ; les objets, vus au travers d'un prisme, *sont vus du côté de l'arête* ou de l'angle qui sépare la facette d'incidence de celle d'émergence. — Soit, par exemple, (*fig.* 12), le rayon lumineux R partant de la bougie L et traversant un prisme dont je ne représente qu'une coupe, afin de simplifier le dessin : ce rayon incident R, en pénétrant de l'air dans le cristal qui est beaucoup *plus* réfrangible, *se réfractera*, ou se brisera; au lieu de continuer sa route première, il se rapprochera de la perpendiculaire et suivra la direction SS' ; en *émergeant* ou en sortant du prisme pour rentrer dans l'air qui est beaucoup *moins* réfrangible que le cristal d'où il sort, il se réfractera de nouveau ; il se déviera du côté de la base, suivra la direction S'R'' et arrivera ainsi à notre œil. Or, comme nous voyons les objets dans la direction qu'a leur rayon lumineux au moment où il pénètre dans notre œil (8, *b*), notre œil verra la bougie L en L' dans la direction du rayon émergent S'R'', c'est-à-dire *déviée du côté de l'arête* A qui sépare la facette d'incidence AB de celle d'émergence AC.

b. **Lentilles.** — On donne en Optique le nom de *lentilles* à des disques de verre (*fig*. 15 et 16), dont les faces sont courbes toutes les deux, ou bien dont l'une est courbe et l'autre plane et qui, par cela même, ont la propriété de faire converger ou diverger les rayons lumineux qui les traversent.

Il y a six variétés de lentilles qui peuvent se réduire à deux espèces : 1° les lentilles *convergentes* (*fig*. 15), *bi-convexe* A, *plan convexe* B, *ménisque convexe* C, dont les bords sont plus minces que le centre, et qui font converger les rayons lumineux ; 2° les lentilles *divergentes* (*fig*. 16), *bi-concave* D, *plan concave* E, *ménisque concave* F, dont les bords sont plus épais que le centre et qui font diverger les rayons lumineux. L'étude de ces six lentilles se réduit à celle des lentilles *bi-convexe* A et *bi-concave* D, qui sont d'ailleurs les seules usitées pour les lunettes : les autres ne sont employées que pour la confection des instruments d'optique.

Propriétés générales. — On appelle : *centre de courbure* le centre C (*fig*. 17) de la sphère à laquelle appartient la convexité ou la concavité d'une lentille ; c'est, en effet (*fig*. 17), le rayon CR qui, en tournant autour du centre C dans la direction des flèches, détermine la courbure convexe ou concave des deux lentilles A et D ; plus ce rayon CR sera court, plus la circonférence qu'il décrit, en tournant autour du centre C, sera petite et plus la courbure de la lentille sera prononcée ; plus aussi le pouvoir convergent ou divergent de la lentille sera puissant ; — *axe principal*, la ligne COE ou CO'E', qui passe par le centre de courbure C et le centre de la lentille O ou O' ; — *axes secondaires*, toutes les lignes qui, comme SOS ou S'O'S', par exemple, passent par le centre O ou O' de la lentille sans passer par le centre de courbure C ; — *centre optique*, le point central O ou

O' de la lentille : tous les rayons lumineux qui passent par ce centre optique, dans la direction de l'axe principal ou d'un axe secondaire quelconque, *ne sont pas réfractés* et ne se dévient pas plus, que s'ils passaient à travers un verre à surface plane, tel qu'une vitre de fenêtre.

Images irisées. — Quand on regarde un objet bien éclairé à travers une lentille bi-convexe ou bi-concave, on voit cet objet entouré d'une *frange irisée*, irisation qui fatigue la vue et nuit à la netteté de l'image : on désigne ce fait par le nom d'*aberration de réfrangibilité*. Voici l'explication de cette irisation et la manière de la supprimer. — Les lentilles bi-convexes A (*fig*. 18) peuvent être considérées comme formées de la réunion de deux prismes à surface courbe soudés par leur base et les lentilles bi-concaves D par deux prismes à surface courbe soudés par leur sommet tronqué ou décapité. — Or nous savons déjà (9, *a*) que les prismes *décomposent* la lumière en sept rayons irisés, en même temps qu'ils impriment aux rayons lumineux une *déviation* qui les rapproche de la base du prisme ; c'est pourquoi les lentilles, qui ne sont que des prismes accolés par leur base ou leur sommet, font subir aux rayons lumineux une *déviation* et une *décomposition* ou *irisation*. Nous savons également que la lumière, décomposée par un premier prisme, peut être recomposée par un second prisme disposé en sens contraire du précédent : c'est pourquoi on neutralise l'irisation d'une lentille bi-convexe A (*fig*. 18) en y juxtaposant une lentille bi-concave D, lentilles dont les prismes constituants sont disposés en sens inverse ; c'est ce que l'on appelle un *doublet* ou une *lentille achromatique*.

10. LENTILLES BI-CONVEXES. — Les lentilles bi-convexes (A, *fig*. 15) peuvent être considérées, ainsi que je l'ai déjà dit, comme étant formées par deux prismes très-allongés que l'on aurait soudés par leur base ; *elles sont donc plus épaisses au milieu* que sur leurs bords et *elles font converger* les rayons lumineux qui les traversent. — Les rayons lumineux qui passent à travers une lentille bi-convexe convergent et se réunissent tous en un point que l'on appelle *foyer :* ce foyer, ou ce point de concentration des rayons, est plus ou moins éloigné en arrière de la lentille selon que le point lumineux, d'où émane le faisceau de rayons *incidents* ou arrivants, est lui-même plus ou moins éloigné en avant de la lentille. Examinons donc en détail comment et à quel endroit se fera cette concentration ; étudions la *formation des foyers,* afin de comprendre la *formation des images.*

a. **Où se forment les foyers ?** — Le point lumineux, d'où émanent les rayons qui arrivent à la lentille, peut se trouver placé à des distances diverses : soit extrêmement loin ; soit à quelques mètres ; soit au foyer principal ; soit entre ce foyer et la lentille.

1° *Si le point lumineux est situé extrêmement loin* (*fig.* 19), les rayons qui traversent la lentille convergeront tous en un point unique F, nommé *foyer principal,* point qui coïncide à peu près avec le centre de courbure de la lentille. Les rayons arrivent à peu près parallèlement à l'axe principal CO ; le rayon E, qui se confond avec l'axe principal de la lentille, traverse tout droit sans se dévier, puisque tous les rayons qui passent par le centre optique O d'une lentille le traversent comme s'ils passaient à travers une vitre de croisée ; les rayons P'P, P, P' se réfractent ou se dévient d'autant plus qu'ils traversent la lentille plus près des bords et ils vont tous converger en un point commun F, c'est-à-dire au *foyer principal.* — On constate, en outre, que l'image du point lumineux se trouve reproduite *en petit* à ce foyer : il suffit d'y placer un petit carton blanc pour voir cette image s'y dessiner ; cette image est appelée *réelle*, parce qu'elle existe réellement et qu'on peut la recueillir et même la fixer sur une plaque photographique, ainsi que nous le verrons plus loin.

2° *Si le point lumineux est situé au foyer principal* (*fig*. 19), les rayons émergents formeront un faisceau de rayons lumineux parallèles qui sera projeté extrêmement loin. Ces rayons traverseront la lentille en suivant inversement le même chemin que les rayons émis par un point lumineux situé extrêmement loin : c'est ainsi qu'est placée au foyer la lumière des phares, lumière qui projette au loin un si magnifique faisceau de rayons lumineux.

3° *Si le point lumineux est situé à quelques mètres* en avant de la lentille (*fig*. 20), les rayons émergents convergeront en un point unique F', nommé *foyer conjugué*, lequel sera situé d'autant plus loin en arrière de la lentille que le point lumineux en sera plus rapproché en avant. Les rayons qui partent du point E arrivent en divergeant sur la lentille ; le rayon ECO traversera tout droit, puisqu'il passe par le centre optique ; les autres rayons arrivent à la lentille en divergeant et convergeront nécessairement *un peu moins* que le rayon parallèle P' ; aussi leur point de convergence, ou leur foyer F', sera-t-il *un peu moins près* de la lentille que le foyer F, formé par la convergence des rayons parallèles (*fig*. 19) semblables à P'. On appelle le foyer F' *foyer conjugué*, parce que si l'on place le point lumineux à la place de F', ses rayons iront de là converger au point E, et réciproquement. Dans ces deux positions, et à ces deux foyers conjugués, le point lumineux produira une *image réelle* de lui-même, image qui existera

4.

réellement, puisqu'on pourra la recueillir et la fixer sur une plaque photographique.

Il est très-important de remarquer ceci: c'est que *plus on rapprochera* le point lumineux E de la lentille, *plus son foyer conjugué F' s'éloignera*, ou, en d'autres termes, se formera *loin*, en arrière de la lentille; réciproquement, *plus on éloignera* le point lumineux E de la lentille, *plus son foyer conjugué F''* *se rapprochera*, ou se formera *près* de la lentille.

4° *Si le point lumineux est situé extrêmement près* (*fig.* 21), entre la lentille et le foyer principal ou centre de courbure, les rayons émergents sortent de la lentille *en divergeant* et donnent naissance à un foyer *virtuel,* que l'on voit du même côté que le point lumineux. Ainsi, soit le point lumineux E situé entre le centre de courbure C et la lentille: le rayon EOE' traversera tout droit sans se dévier, puisqu'il passe par le centre optique; les rayons EP, EP' auront une direction d'autant plus divergente que le point lumineux E sera plus proche de la lentille. Si notre œil se trouve placé sur le trajet de ces rayons, P' par exemple, il verra le point lumineux E *dans la direction de ce rayon* (8, *b*), c'est-à-dire en E''; cette image, que verra notre œil, sera *virtuelle*, n'existera pas réellement, ne pourra pas être fixée et photographiée et ne sera qu'une illusion de nos yeux, comme notre image que nous voyons derrière un miroir.

5° *Quand le point lumineux est situé sur un axe secondaire SOF'* (*fig.* 22), c'est-à-dire sur une ligne passant par le centre optique, mais en haut ou en bas de l'axe principal COE, les choses se passeront exactement de même que sur l'axe principal. Ainsi, soit la ligne COE l'axe principal, et SOF' un axe secondaire quelconque; le point lumineux S, situé comme E dans la figure 20, à quelques mètres en avant de la lentille, enverra des rayons divergents qui traverseront cette lentille et iront converger en F, *foyer conjugué* du point S, où il se formera également une image *réelle* de ce point lumineux.

b. **Où se forment les images?** — Quand un objet quelconque est suffisamment éclairé, il émane de toute sa surface une multitude de rayons dont quelques-uns, en pénétrant dans nos yeux, nous le rendent visible et nous le font voir. Or, toute la surface éclairée et visible de cet objet quelconque peut facilement être considérée comme étant formée d'une infinité de petits points, comme s'il était fait en tapisserie par exemple ; chacun de ces points de tapisserie peut dès lors être considéré comme étant un *point lumineux.* Je pourrai donc, pour expliquer la formation des images, étudier seulement la position des points lumineux essentiels et m'appuyer ainsi sur les principes que j'ai expliqués dans les lignes précédentes.

Comme pour les points lumineux des foyers, les objets peuvent se trouver plus ou moins près de la lentille et former au-delà des images *réelles* ou des images *virtuelles.*

1° Si l'objet *est placé loin de la lentille* (*fig.* 23), il se formera en arrière du foyer principal une image *réelle, renversée* et *plus petite de l'objet.* Soit une grande flèche AB, placée loin de la lentille ; examinons la façon dont se peindra l'image de la pointe A, du milieu M, et des barbes B de la flèche. Le point A et le point B se trouvent placés sur un *axe secondaire,* c'est-à-dire en dehors de l'*axe principal* MO*m :* nous n'aurons donc qu'à reproduire le dessin de la figure 22 pour trouver leur *foyer;* le point A ira dessiner son image *réelle* au foyer *a,* et le point B, dont j'ai indiqué les rayons par une ligne ponctuée, ira dessiner la sienne au foyer *b*; le point M, dont le rayon lumineux se confond avec l'axe principal, ira dessiner la sienne au foyer *m*. Il en résultera l'image *a*, *m*, *b* d'une flèche *plus petite*, située au delà du foyer principal F, *renversée* et *réelle*, car on pourra la voir sur une plaque de carton ou de verre et la photographier. Plus l'objet sera éloigné de la lentille et plus son image sera petite.

2° Si l'objet *est situé près de la lentille*, mais au-delà du foyer (*fig.* 23), il se formera une image *réelle*, *renversée* et *plus grande* de l'objet. Soit la petite flèche *a*, *b*, située au-delà du foyer principal F ; les points *a* et *b* iront former leur foyer conjugué en A et B et le point *m* au foyer M : les rayons suivront une marche inverse au cas précédent, comme dans la figure 20. Plus l'objet sera rapproché de la lentille, mais en restant toujours en avant du foyer, plus son image sera grande.

3° Si l'objet *est situé très-près* de la lentille, entre cette lentille et son foyer principal, on verra du même côté que l'objet une image *virtuelle*, *droite* et *plus grande* de l'objet. Soit la petite flèche *a b* (*fig.* 24), placée entre la lentille et son foyer principal F ; il partira de chacun de ces deux points des rayons qui arriveront à l'œil ; de telle sorte que celui-ci verra ces points *a* et *b* en A et B, c'est-à-dire dans la direction qu'auront ces rayons au moment où ils pénétreront dans l'œil (8, *b*) ; il en sera de même pour le point *m*. Il en résulte que notre œil verra en AMB une image *plus grande* de l'objet, *droite* comme lui, mais *virtuelle*, car elle n'y existe pas réellement et ce n'est qu'une illusion de notre œil, comme notre image que nous voyons derrière une glace.

c. **Lentilles faibles, lentilles fortes.**—Nous verrons,

en faisant la description de la taille des verres de lunettes (71, *d*), qu'il existe des lentilles ou verres à
faible courbure et à forte courbure, et j'indiquerai la
façon dont on les fabrique.

Les lentilles ou verres biconvexes *très-faibles* appar-
tiennent à une sphère qui mesure 100 pouces de rayon
(les Opticiens se servent encore de ces anciennes mesures) : les rayons lumineux, partis d'un point *très-
éloigné* et qui traversent cette lentille, iront converger
très-loin en arrière de la lentille ; ils convergeront en
effet et se réuniront en un point unique, le *foyer principal* (10 a, 1°), lequel coïncide à peu près avec le *centre de courbure* de la lentille, et situé par conséquent à
100 pouces de la lentille.

Les lentilles ou verres bi-convexes *très-forts* ap-
partiennent à une sphère qui mesure 5 à 10 pouces de
rayon : les rayons lumineux, partis d'un point *très-
éloigné* et qui traverseront cette lentille, iront converger *très-près* en arrière de la lentille et se réuniront au
foyer principal, ou centre de courbure, situé à 5 ou
10 pouces de la lentille.

Donc, plus une lentille est convexe, plus elle fait
converger les rayons lumineux qui la traversent ; *plus
une lentille est convexe, plus l'image réelle se forme
près de la lentille ; moins elle est convexe, plus l'image
se forme bien.*

Rappelons-nous, en outre, que pour toute espèce de
lentilles, forte ou faible : 1° si un objet est placé *très-
loin*, son image est très-petite et placée au foyer principal ou au centre de courbure de la lentille ; si un objet *se rapproche en avant* de la lentille, son image
grandit et *s'éloigne en arrière* du foyer principal et par
conséquent de la lentille.

11. **LENTILLES BI-CONCAVES.** — Les lentilles

bi-concaves (D, *fig*. 16) peuvent être considérées, ainsi que je l'ai déjà dit, comme étant formées de la superposition de deux prismes à surfaces courbes, prismes superposés et accolés par leur sommet préalablement tronqué ou abattu ; ces lentilles sont, par cela même, *plus épaisses sur leurs bords* qu'au milieu ; comme les rayons qui traversent les prismes se dévient toujours vers la base, *elles font diverger* vers leurs bords, ou vers la base des deux prismes superposés, les rayons lumineux qui les traversent. — Les lentilles *bi-concaves* ont donc une disposition inverse des lentilles *bi-convexes :* aussi ont-elles des propriétés diamétralement opposées. Examinons, comme nous l'avons fait pour celles-ci, comment et à quel endroit se forment les *foyers*, puis comment se forment les *images ;* nous verrons qu'il ne se forme que des *foyers virtuels* et des *images virtuelles.*

a. **Formation des foyers**. — Le point lumineux, d'où émanent les rayons qui viennent traverser une lentille bi-concave, peut se trouver à des distances diverses.

1° Si le point lumineux *est situé extrêmement loin* (*fig*. 25), les rayons EPP' qui traversent la lentille y arriveront parallèlement à l'axe principal EOC ; le rayon E, qui se confond avec l'axe principal, traversera tout droit sans se dévier, puisque tous les rayons qui passent par le centre optique O d'une lentille le traversent comme s'ils passaient à travers une vitre de fenêtre. Les rayons P et P' se réfractent ou se dévient d'autant plus, qu'ils traversent la lentille plus près de ses bords ; mais, au lieu de converger et de se concentrer en un point unique comme ceux qui traversent une lentille bi-convexe (10 *a*, 1°), *ils sortent de la lentille bi-concave en divergeant*, en se rapprochant des bords ou de la base du prisme que représente cette espèce de lentille : ils ne forment pas, par conséquent, de *foyer réel*, où l'image du point lumineux puisse être reçue sur une plaque de verre et photographiée. Mais l'œil qui les reçoit voit ce point lumineux sur le prolongement et dans la direction qu'ont ces rayons au moment où ils lui arrivent (8, *b*) : ce point fictif ou idéal de concentration est le *foyer virtuel principal* E″ de la lentille, foyer situé *du même côté* que le point lumineux d'où émanent les rayons : je dis *virtuel*, car l'image n'y existe pas réellement, pas plus que notre image n'existe derrière la glace devant laquelle nous nous regardons. Ce foyer virtuel principal coïncide avec le centre de courbure de la lentille.

2° Si le point lumineux *est rapproché* de la lentille (*fig.* 26), les rayons EPP′ qui partent du point E arrivent en divergeant sur la lentille ; le rayon EOC traversera tout droit, puisqu'il passe par le centre optique O ; les rayons EP et EP′ étant déjà divergents et la lentille les faisant elle-même diverger, il est clair qu'après avoir traversé cette lentille, ils seront encore plus divergents ; ils ne pourront donc pas se réunir ou converger en un point unique, en un foyer *réel*. Mais l'œil qui les recevra les prolongera, comme précédemment, dans la direction qu'ils ont au moment où ils lui arrivent (8, *b*) : ainsi prolongés, ils se réuniront en un point E″ qui sera leur *foyer*, foyer situé entre le foyer principal et la lentille, et d'autant plus rapproché de cette lentille, que le point lumineux en sera lui-même plus rapproché ; il y verra l'image *virtuelle* du point lumineux E.

3° Si le point lumineux est situé sur un *axe secondaire*, c'est-à-dire sur une ligne autre que l'axe principal COE mais passant cependant par le centre optique O, les choses se passeront exactement de même que sur l'axe principal : le foyer *virtuel* se trouvera placé sur cet axe secondaire.

b. **Formation des images.** — Ainsi que je l'ai dit pour les lentilles bi-convexes (10, *b*), un objet quelconque peut être considéré comme étant formé par la juxtaposition d'une infinité de petits points, analogues aux points d'une tapisserie : or, chacun de ces petits carrés est un point lumineux d'où partent des rayons qui forment chacun leur foyer ; l'image de l'objet est constituée par la réunion de cette infinité de petits foyers. Il me suffira donc d'expliquer la formation des points lumineux essentiels, ainsi que je l'ai fait précédemment.

Puisque, dans les lentilles bi-concaves, les foyers sont toujours virtuels, les images, n'étant qu'une juxtaposition de foyers, seront elles-mêmes *toujours virtuelles*, et cela quelle que soit la distance où se trouve situé l'objet ; en outre, elles ne seront *jamais renversées*, ainsi qu'elles le sont dans la plupart des cas pour les lentilles bi-convexes ; enfin elles seront toujours *plus petites* que l'objet lui-même.

Soit en effet une grande flèche AMB (*fig.* 27) placée devant une lentille bi-concave : le rayon MOE, se trouvant juste sur l'axe principal et passant par le centre optique O, traverse la lentille sans se dévier ; le rayon AP, partant du sommet de la flèche, traverse la lentille et sort en divergeant ou en s'écartant de l'axe principal MOE ; le rayon BP′ sort aussi de la lentille en divergeant. Mais l'œil qui les reçoit voit la grande flèche, d'où ils partent, dans la direction qu'ont ces rayons au moment où ils lui arrivent, où il les reçoit : or, en examinant le dessin de la figure 27, on voit que tous ces rayons convergent de telle façon que : le point A de la grande flèche forme son foyer ou son image en *a*, le point M en *m*, le point B en *b*. Comme les rayons partis des points intermédiaires de la grande flèche AMB forment leur foyer ou leur image en des points intermédiaires de la petite flèche *amb*, il en résulte que l'œil, qui reçoit tous ces rayons, verra en *amb* une image *virtuelle*, *plus petite*, *droite*, ou non renversée, et située *du même côté* de la grande flèche AMB.

12. APPAREIL PHOTOGRAPHIQUE. — La *Photographie*, sœur du Daguerréotype, repose sur l'application de deux faits : 1° certaines substances, telles que le bromure, le chlorure et l'iodure d'argent, noircissent *très-rapidement* dès qu'on les expose à la lumière ; 2° quand on place un objet à une certaine distance de l'orifice d'une *chambre noire* convenablement disposée, il se forme, sur la paroi opposée à l'orifice, une *image réelle* et renversée de l'objet. — Voici, en quelques lignes, l'admirable application de ces deux faits.

L'appareil. — On a une *chambre noire* (fig. 28), c'est-à-dire une caisse à coulisses plus ou moins grande, fermée de toutes parts à la lumière, à l'exception d'un orifice OO'. Cet orifice est muni d'un tube en cuivre à coulisses, dans lequel sont placés deux groupes de lentilles : l'un immobile et fixe, formé d'un *doublet* (*fig*. 18), c'est-à-dire d'une lentille *bi-concave* associée à une lentille *bi-convexe* pour rendre celle-ci *achromatique* (9, *b*) ; l'autre groupe, mobile comme le haut d'une lorgnette de théâtre, afin de pouvoir se mettre *au point,* est formé d'une lentille *bi-convexe :* ces trois lentilles constituent l'*objectif*. — La paroi de la caisse opposée à l'objectif est formée d'un écran ou plaque de verre VV' dépoli, monté dans un châssis à coulisses et susceptible d'être enlevé à volonté : c'est là que vient se dessiner l'image. — Enfin l'intérieur de la caisse est peint tout entier en noir mat, afin que tous les rayons inutiles à la formation de l'image soient éteints ou absobés.

Ayant fait poser à une distance convenable devant cet appareil la personne dont on veut faire le portrait, on allonge ou l'on raccourcit la caisse à l'aide des coulisses, jusqu'à ce que l'image de la personne apparaisse nettement sur la plaque de verre VV' ; on achève de mettre très-nettement *au point*, c'est-à-dire de rendre cette image très-nette, en rapprochant ou en éloignant la lentille bi-convexe du doublet..., tout comme on met une lorgnette de théâtre à sa vue. L'image que l'on obtient est *renversée*, *plus petite* que l'objet et *réelle*, puisqu'elle se projette sur la vitre dépolie VV' avec une fidélité et une exactitude remarquables de dessin et de coloris. Cette image se forme de la même façon et d'après les mêmes principes que la petite flèche *ab* de la figure 23.

Épreuve négative. — Quand on a bien *mis au point* et que l'image de la personne est bien nette, on enlève la plaque de verre VV' et on lui substitue, pendant quelques secondes, une autre plaque préparée d'avance. Cette préparation consiste à enduire une plaque de verre d'une couche très-mince de *collodion*, contenant une dissolution d'iodure de potassium ; puis à la plonger ensuite dans un bain de nitrate d'argent : l'iodure de potassium se décompose et se transforme en *iodure d'argent*, composé jaunâtre qui a la propriété de *noircir très-rapidement* dès qu'on l'expose à l'action de la lumière. Cette nouvelle plaque étant substituée à la première, que va-t-il se passer ?

La lumière, en frappant sur cette plaque de verre enduite d'iodure d'argent, *va noircir* les parties de la plaque qu'elle frappera et cela d'autant plus qu'elle sera plus vive. Un objet peut être considéré comme étant formé de la juxtaposition d'une infinité de points

(10, *b* et 11, *b*) ; chaque point de la surface de la personne enverra des rayons lumineux ; les points très-éclairés en enverront davantage et noirciront davantage la plaque de verre ; les points moins éclairés en enverront moins et noirciront moins la plaque. Il en résultera donc une image, dans laquelle les *blancs*, ou les parties très-éclairées du sujet *seront noirs*, et les *noirs*, ou les parties plus ou moins dans l'ombre, *seront blancs*. C'est là l'*épreuve négative*.

Fixation de l'image. — Après quelques secondes de pose, on abaisse un écran ou volet à coulisses et on retire le châssis, qui est disposé de telle façon que la plaque de verre, où se trouve dessinée l'image, est dans une complète obscurité ; on la porte au laboratoire. A ce moment, on ne voit absolument rien sur la plaque ; la manipulation qu'on va lui faire subir a pour but de faire apparaître ou de *développer l'image*. Pour cela, on verse sur la plaque une solution d'une substance réductrice, telle que de l'acide gallique, ou du sulfate de fer, etc.

L'*iodure d'argent*, qui recouvre la plaque de verre, a été plus ou moins décomposé par les parties plus ou moins éclairées du sujet. On plonge la plaque dans un bain d'*acide gallique*, sel qui forme avec l'*oxyde d'argent*, rendu libre par la décomposition de l'iodure d'argent, un *gallate d'argent* qui est noir. L'*iodure d'argent*, qui n'a pas subi l'action de la lumière et n'a pas été décomposé, est enlevé ensuite complétement en plongeant alors la plaque dans un second bain, composé d'*hyposulfite de soude*. On a ainsi *fixé* l'épreuve *négative*, épreuve dans laquelle les tons clairs de l'image sont remplacés par des tons foncés et les parties plus ou moins ombrées par des tons plus ou moins clairs.

Épreuve positive. — On place alors sous cette plaque de verre, sous cette épreuve négative à laquelle on donne le nom de *cliché*, une feuille de papier imprégnée d'une solution de *chlorure d'argent*, composé blanc qui noircit sous l'influence de la lumière, et on les expose toutes les deux, en plein air, à l'action de la lumière. Celle-ci, en passant à travers les teintes plus ou moins claires de l'épreuve négative, décompose le *chlorure d'argent* ; celui-ci noircit d'autant plus qu'il reçoit davantage de lumière, c'est-à-dire que celle-ci passe à travers des parties plus ou moins claires de l'épreuve négative. Il en résulte que le papier imprégné de chlorure noircit davantage derrière les blancs ou parties claires de l'épreuve négative, et un peu moins derrière les noirs ou parties sombres. Et c'est ainsi que se dessine l'*épreuve positive*, ou la photographie de la personne qui a posé, épreuve dans laquelle les noirs de la *négative* sont blancs et les blancs sont noirs : on a dès lors une image *exacte* de la personne.

Après avoir lavé l'épreuve, on en rehausse le ton en la passant dans une solution de chlorure d'or ; c'est ce qu'on appelle *virer l'épreuve*. Si on l'exposait ainsi à l'action de la lumière, elle deviendrait complétement noire ; il faut la *fixer*, comme on l'a fait pour l'épreuve négative, et pour les mêmes raisons : ce fixage se fait en la plongeant dans un bain d'hyposulfite de soude et en la lavant ensuite à plusieurs reprises avec de l'eau ordinaire.

C'est alors seulement que le Photographe livre le portrait pour lequel on a posé ; il en conserve ordinairement le *cliché*, ou l'*épreuve négative*, avec lequel il peut obtenir de nouvelles épreuves, de nouveaux portraits semblables à celui qu'il livre à son client.

LA VUE

---

13. IDÉE GÉNÉRALE DE LA VUE.—La Vue est bien certainement le plus utile et surtout le plus admirable de nos sens. Elle nous met en rapport avec la nature entière et nous permet de la contempler dans ses plus infinis détails et dans son majestueux ensemble. Grâce aux puissants instruments que la Science perfectionne tous les jours, elle découvre d'un côté les merveilles du monde invisible ou microscopique, ignoré jusqu'à ces derniers temps et plus admirable peut-être que le monde que nous voyons de nos yeux; et, d'un autre côté, elle nous fait pénétrer dans l'immensité des régions infinies que peuplent les planètes et les étoiles, régions dont elle recule pour nous tous les jours les limites.

Les yeux étant constitués, ainsi que je l'ai montré, par l'épanouissement du nerf optique, on peut les considérer comme une expansion du cerveau, centre nerveux où réside et fonctionne notre âme : aussi peut-on dire que les yeux sont les fenêtres par lesquelles la partie immatérielle, sensible et pensante de notre être regarde au dehors de sa prison charnelle, et que la Vue est le regard de l'âme.

C'est par les yeux, en effet, que nous formons une grande partie de nos appréciations et de nos jugements sur les hommes et sur les choses, sur tout ce qui nous environne. Les yeux sont également le miroir de l'âme, miroir qui en exprime les passions les plus vives et les mouvements les plus tumultueux, comme les émotions les plus douces et les sentiments les plus délicats : ce miroir magique les exprime avec toute leur netteté et leur fidélité, et même, comme les miroirs ardents d'Archimède, il les réfléchit et les transmet, par une sorte de rayonnement magnétique, dans d'autres âmes qu'il embrase à son tour.

La Vue, disais-je en commençant, est le plus utile de nos sens : elle n'est pas, à vrai dire, indispensable à la vie, mais elle en fait tout le charme et tout le prix. C'est un bien dont on n'apprécie la valeur, comme d'ailleurs de toute chose, que lorsqu'on l'a perdu et que l'on est plongé dans cette espèce de prison cellulaire où végète le malheureux aveugle ! Écoutez la plainte de l'illustre Milton, le grand poëte de l'Angleterre, devenu aveugle, et dont les vers ont été traduits par Delille, qui lui-même avait alors perdu la vue.

> Mais, hélas ! à mes yeux la lumière est ravie !
> En vain leur globe éteint et roulant dans la nuit
> Cherche aux voûtes des cieux la clarté qui me fuit.
> Les ans, les mois, les jours, par une sage loi,
> Tout revient : mais le jour ne revient plus pour moi.
> Mes yeux cherchent en vain les fleurs fraîches écloses.
> Mes printemps sont sans ombre et mes étés sans roses.
> J'ai perdu des ruisseaux le cristal argentin,
> La pourpre du couchant, les rayons du matin,
> Les troupeaux dans les prés, des humains le visage
> Où le Dieu qui fit l'homme a gravé son image ;
> J'ai gardé leurs malheurs et perdu leurs plaisirs !
> Où sont les beaux tableaux si chers à mes loisirs ?
> Rien, rien de cette scène en beauté si féconde
> Ne se peint dans mes yeux où se peignait le monde.
> Vainement se colore et le fruit et la fleur ;

Pour moi dans l'univers il n'est plus de couleur.
Ma vue, à la clarté refusant le passage,
De tout ce que j'aimais ne reçoit plus l'image :
Tout est vague, confus, couvert d'un voile épais ;
C'est l'ombre, c'est la nuit, c'est la mort pour jamais.

14. L'ŒIL EST UN APPAREIL PHOTOGRAPHIQUE.

— J'ai déjà montré, en divers paragraphes, comment l'œil consiste essentiellement : — 1° en un *globe creux* (*fig.* 3 et 4) offrant, comme un globe de lampe, deux ouvertures en sens opposé ; les parois de ce globe sont formées par trois membranes superposées, la *sclérotique* K, la *choroïde* Q et la *rétine* R, qui n'est que l'épanouissement du *nerf optique* S qui pénètre par l'ouverture postérieure du globe ; — 2° en des *milieux* transparents, membraneux ou liquides : la *cornée* L, enchâssée dans l'ouverture antérieure de la sclérotique ; l'*humeur aqueuse,* qui remplit les chambres de l'œil ; le *cristallin* U, semblable à une lentille bi-convexe ; l'*humeur vitrée,* qui remplit la coque de l'œil ; — 3° en des parties accessoires, telles que : la *cavité orbitaire,* dans laquelle est logé ce globe oculaire ; les *glandes lacrymales,* qui versent continuellement sur la partie objective de l'œil un liquide aqueux ; les *paupières,* enfin, qui répandent ce liquide sur la cornée pour en entretenir la transparence, et qui abritent l'œil et le protégent contre une lumière trop vive et les corpuscules étrangers.

Or, je dis que ce globe oculaire, ainsi constitué, est un véritable appareil photographique. — En effet, la *chambre noire* est représentée par la cavité que forme la coque membraneuse de l'œil, c'est-à-dire la sclérotique, la choroïde et la rétine, cavité dont les parois sont enduites de *pigment,* ou matière noire mate, destinée à absorber et à éteindre les rayons lumineux

inutiles ; — le fond de cette chambre noire vivante a
l'avantage d'être hémisphérique, de sorte que *tous* les
points de cet écran sont au foyer même de la lentille ;—
l'*orifice tubulaire* de l'appareil est représenté par l'ouverture antérieure de la sclérotique, dans laquelle se
trouve enchâssée la cornée ; — l'*objectif* à verres combinés est ici remplacé par une savante et inimitable
combinaison de lentilles ou milieux transparents, milieux de densité et de réfrangibilité différentes : la
cornée, l'humeur aqueuse, le cristallin, l'humeur vitrée,
et même la lentille bi-convexe, que représente le cristallin, étant de plus en plus dense de la surface au
centre, constitue ainsi une lentille à réfrangibilité
progressivement croissante ; — la *mise au point* se fait
par le ligament ciliaire (4, *c*), lequel entoure le cristallin d'un anneau musculaire contractile, resserrable
et dilatable, qui augmente à volonté la courbure de
cette lentille vivante et rapproche ou éloigne à volonté
son foyer ;— les *volets* et les *écrans* eux-mêmes, par
lesquels les Photographes graduent le jour, c'est-à-
dire l'intensité de la lumière, et éclairent plus ou moins
leur modèle, sont représentés ici par les sourcils, le
paupières et leurs cils, et surtout par l'iris dont l'orifi
pupillaire s'élargit ou se rétrécit selon que la lumièr
est plus ou moins vive ; — enfin la *plaque* de verr
enduite d'iodure d'argent et rendue ainsi sensible o
impressionnable à la lumière est représentée ici p
la rétine : l'image des objets que nous regardons s'
dessine *instantanément* avec une netteté de dessin e
une fidélité de coloris parfaites ; *instantanémen*
l'épreuve positive en est faite et transmise par le ner
optique à notre cerveau ; celui-ci la *voit* et la confi
ensuite à son bibliothécaire, à la Mémoire, et, de mêm
que nos photographies, celle-ci s'efface aussi ave
le temps, ou bien la Mémoire ne peut la retrouve

qu'après de longues recherches qui sont même quelquefois infructueuses.

Ceci n'est pas seulement une vue de l'esprit, une comparaison plus ou moins heureuse ; prenez un œil de bœuf très-récemment tué ; enlevez avec soin l'hémisphère postérieur de la sclérotique et de la choroïde, de manière à ne conserver de la coque de l'œil que la rétine ; lavez et enchâssez cet œil ainsi préparé dans une ouverture faite à une feuille de carton ; placez en face un objet quelconque très-éclairé.... et vous verrez dans le fond de l'œil du bœuf l'image de cet objet dessiné en miniature.

15. ROLE DES DIVERSES PARTIES DE L'ŒIL. — La Science ne pouvait s'en tenir à cette expérience et à cette preuve ; elle est arrivée à assigner à chacune des parties de l'œil le rôle qui lui appartient.

Les *milieux* transparents de l'œil (cornée, humeur aqueuse, cristallin et humeur vitrée), pris dans leur ensemble, représentent un *objectif* à verres combinés, un appareil de lentilles douées chacune d'une courbure et surtout d'une réfrangibilité différentes. Ils ont tous pour but de modifier convenablement la marche des rayons lumineux, de les faire converger et de leur faire produire, comme le font les instruments d'optique, une image des objets extérieurs sur la partie *sentante* de l'œil, sur la rétine. — Les notions d'Optique précédentes trouvent ici leur application et expliquent la marche des rayons lumineux dans l'intérieur de l'œil.

Pour aller d'un objet que nous regardons à notre rétine (*fig.* 29), les rayons lumineux émis par cet objet traversent successivement l'air, la cornée, l'humeur aqueuse, la pupille, le cristallin, le corps vitré et rencontrent enfin la rétine. (Consulter aussi la figure 3.)

Cornée. — En quittant l'air, en entrant dans la *cor-*

née L (*fig*. 3), la lumière est déjà très-réfractée, à cause de la différence de densité et de réfrangibilité de ces deux milieux et surtout à cause de la convexité que présente cette membrane transparente. Celle-ci ressemble en effet aux lentilles dites *ménisques convexes* (*fig*. 15, C), lentilles qui ont pour propriété de faire converger les rayons lumineux ; plus la cornée sera convexe, plus elle fera converger ces rayons, ainsi que le font les lentilles très-convexes.

Chambres de l'œil ; humeur aqueuse. — Les rayons lumineux, après avoir traversé la cornée et s'y être réfractés, arrivent dans les *chambres* de l'œil O, remplies par l'*humeur aqueuse ;* comme ces chambres représentent une cavité ayant la même courbure que la cornée, et que l'humeur aqueuse possède une densité et une réfrangibilité sensiblement égales à celles de cette membrane transparente, les rayons semblent ne pas avoir changé de milieu et suivent la même route convergente qu'à travers la cornée.

Iris et pupille. — L'iris M, percé à son centre d'une ouverture dilatable, la pupille N, joue un rôle important dans l'acte de la vue : il est destiné à agrandir ou à rétrécir l'ouverture pupillaire, à laisser pénétrer plus ou moins de lumière et à en graduer la quantité qui doit arriver jusqu'à la rétine. En effet : quand on examine des objets très-éclairés, ou si l'on est à un jour très-vif, la pupille se rétrécit ; si au contraire on regarde des objets qui sont presque dans l'ombre, ou si l'on est dans un lieu obscur, la pupille se dilate. La pupille a encore pour but de ne laisser passer que les rayons lumineux les plus rapprochés de l'*axe optique*, ou axe principal de l'œil, de s'opposer par son étroitesse relative à leur passage à travers les bords du cristallin, et de prévenir ainsi l'irisation ou la frange irisée autour des objets (9, *b*).

Cristallin. — C'est une lentille bi-convexe, d'une nature toute particulière et sans analogue dans nos instruments d'optique : d'abord, la courbure postérieure est plus prononcée que la courbure antérieure ; ensuite, sa densité et sa réfrangibilité augmentent de la superficie au centre. — Les rayons lumineux, après avoir franchi la pupille, traversent le cristallin, les uns en suivant l'axe optique EOF (*fig.* 29), les autres en suivant la direction des axes secondaires AO*a*, BO*b* qui s'entre-croisent, comme dans les lentilles ordinaires, au niveau du centre optique O du cristallin : ce centre optique n'occupe pas ici juste le centre de la lentille oculaire, mais se rapproche un peu de sa courbure postérieure. Les rayons lumineux, en traversant le cristallin, se réfractent fortement et en sortent en convergeant pour entrer dans l'humeur vitrée. — Le cristallin est un organe de perfectionnement, destiné à donner plus de netteté aux images : on peut à la rigueur s'en passer, car les personnes opérées de la Cataracte voient presque aussi bien, à l'aide de lunettes convergentes, qu'auparavant. Seulement l'accommodation de l'œil aux distances (18, *a*) n'a plus lieu.

Humeur vitrée. — Cette humeur vitrée est douée d'une réfrangibilité presque semblable à celle de l'humeur aqueuse, bien moindre que celle du cristallin : les rayons lumineux continuent donc encore à converger, en la traversant, avant d'aller faire leur foyer sur la rétine.

Rétine. — C'est en effet sur la rétine, dans l'épaisseur de la couche des *bâtonnets* (4, *e*), que les rayons lumineux viennent peindre la miniature des objets que l'œil regarde. Cette image est beaucoup *plus petite* que l'objet, *renversée* et *réelle*, absolument comme cela a lieu pour une lentille bi-convexe (*fig.* 23 et 29) ; elle est peinte renversée, et cependant nous voyons les objets dans leur position droite ou naturelle, parce que *nous voyons les objets dans la direction qu'ont les rayons lumineux qu'ils émettent au moment où ils pénètrent dans notre œil* (8, *b*) et que ces rayons se croisent dans le cristallin, ainsi que nous l'avons vu.

Nerf optique. — C'est le cordon nerveux S, dont la rétine, ou membrane *sentante* de l'œil, n'est que l'épanouissement et qui ne forment ensemble qu'un seul et même tout. C'est la rétine qui *sent* l'image dessinée et colorée à sa surface, — absolument comme le toucher sent la forme et les rugosités d'un corps, l'odorat son odeur, le goût sa saveur, — et c'est le nerf optique qui transmet cette sensation, cette impression au cerveau : et la preuve que c'est le cerveau qui *sent* et qui *voit* cette image, c'est que si l'on coupe le nerf optique, la vision est anéantie immédiatement ; si une tumeur se développe dans l'orbite (23), de façon à comprimer et à détruire le nerf optique, on pourra suivre les progrès du mal par l'affaiblissement de la vue, et la cécité coïncidera avec la destruction du nerf. C'est d'ailleurs ce qui s'observe pour les autres sens : si on coupe les nerfs sensitifs des doigts au niveau du bras, par exemple, ces doigts ne sentiront plus les corps qu'ils toucheront, parce que les fils nerveux, conducteurs de l'impression sensoriale, ont été coupés.

16. PARTICULARITÉS DU SENS DE LA VUE. —

a. **Extériorité et situation des objets.** — *Voir, c'est sentir les objets* qui nous environnent *là où ils sont* réellement (Giraud-Teulon) : cette idée demande quelques éclaircissements. — 1° L'œil, ainsi que je viens de le montrer, est une véritable chambre noire ou plutôt un appareil photographique dans lequel se dessine en miniature l'image des objets que nous regardons. Or (*fig.* 29), supposons une flèche AEB, placée en face de notre œil; on peut considérer cette flèche comme étant formée (10, *b*), ainsi qu'une tapisserie, d'une infinité de points d'où partent des rayons lumineux; ils traversent une lentille bi-convexe en s'entrecroisant au centre O de cette lentille, et viennent former leur foyer ou leur image au fond de l'œil : ce point d'entrecroisement, c'est le *centre optique* de l'œil; la ligne EOF, c'est l'*axe optique* ou axe principal; les lignes AO*a* et BO*b* sont des *axes secondaires*. — 2° Quand nous regardons devant nous et que, parmi les divers objets que nous voyons, nous en fixons un (la flèche AEB, par exemple), et que nous voulons l'atteindre, nous n'hésitons pas, nous allons *droit* à elle; cependant entre nous et cet objet il n'y a que la lumière, que les rayons lumineux qui ont pénétré dans nos yeux, nous ont averti de sa présence, et nous l'ont fait voir; ces rayons nous ont indiqué *dans quelle direction* est cette flèche, *où elle est ;* ils nous ont, en outre, indiqué le chemin le plus court pour l'atteindre, c'est-à-dire la notion de la ligne droite EOF. — 3° La sensation que notre œil a éprouvée n'est donc pas une sensation de *toucher*, analogue à celle que ressent notre main, mais une sensation toute spéciale d'*extériorité* (Giraud-Teulon), qui éveille dans notre intelligence l'idée que cet objet est *hors* de nous, *dans tel endroit et à telle distance*. — 4° Quand nous regardons devant nous, nous voyons d'un seul coup d'œil une étendue plus ou moins grande, un panorama plus ou moins vaste, un espace auquel on donne le nom de *champ visuel*. Cependant, dans tout cet espace, il est certains objets, ou même un seul, que nous voyons très-nettement : c'est celui vers lequel nous fixons nos regards, celui qui correspond à l'*axe op-*

tique de nos yeux, c'est-à-dire à la ligne droite qui passe par le centre de la cornée, le centre de la pupille, le centre du cristallin, et qui aboutit au centre de l'hémisphère postérieur du globe oculaire, à la *tache jaune :* c'est la ligne EOF.

b. **Images renversées.** — L'image produite par la flèche AEB et peinte au fond de notre œil est *très-petite* et *renversée,* ainsi, d'ailleurs, que l'image d'une personne qui pose devant un appareil photographique ; et cependant nous voyons la flèche AEB *grande* et *droite :* d'où vient cela ? C'est que nous voyons les objets dans la direction qu'ont leurs rayons lumineux au moment où ils pénètrent dans notre œil (8, *b*). Or, toute la surface de notre rétine (4, *e*) est hérissée de fibres nerveuses disposées comme un velours (couche des *bâtonnets* ou des *pieux*) ; de sorte que notre cerveau voit la pointe A dans la direction *a* OA ou en A, et les barbes B dans la direction *b* OB ou en B.

c. **Vue simple ou unique avec les deux yeux.**—Quand nous dirigeons nos regards vers un objet, il se forme dans nos deux yeux une image photographique de cet objet ; puis, tout aussitôt, ces deux images, celle de l'œil droit et celle de l'œil gauche, sont transmises au cerveau. Or, comment se fait-il que notre cerveau, qui reçoit à la fois et en même temps ces deux images de l'objet que nous regardons, ne voie qu'une seule et même image, qu'un seul objet ?

Gassendi et Gall ont dit que, dans l'acte de la vision, il n'y a jamais qu'un seul œil qui agisse à la fois. Il y a en effet des personnes, dont la portée et la puissance des yeux sont inégales, et qui se servent alternativement de l'œil droit et de l'œil gauche pour distinguer nettement des objets placés à diverses distances. Ceux qui louchent ne voient *distinctement* les objets qu'avec un seul œil, et lorsqu'ils veulent regarder un objet avec les deux yeux à la fois, ils le voient double. — Mais ce sont là des faits particuliers, en contradiction avec les faits généraux.

Nous ne voyons qu'*un seul* objet, malgré que cet objet soit photographié dans nos deux yeux, parce que ces deux images photographiques se sont peintes sur des *points identiques* de nos deux rétines. — Soit un crayon que nous tenons devant nos yeux : nous le voyons distinctement, et nous ne voyons qu'*un* crayon, parce que l'*axe optique* (ligne droite idéale passant par le centre de la cornée, le centre de la pupille, le centre du cristallin et aboutissant à la tache jaune de la rétine) de l'œil droit et l'axe optique de l'œil gauche *convergent* tous les deux vers ce crayon et *se réunissent* sur lui, de façon à former un angle, l'*angle optique*.

Si nos deux axes optiques ne convergent pas et ne se rencontrent pas sur ce crayon, alors, au lieu d'*un* seul, nous en verrons *deux*. — Ainsi, par exemple, tandis que nous regardons ce crayon, déplaçons l'*un* de nos yeux et changeons ainsi la direction de son axe optique : pour cela, pendant que nous fixons attentivement ce crayon, appuyons doucement avec le bout de nos doigts sur le globe oculaire, au-dessous de la paupière inférieure, par exemple.

A l'instant même, nous voyons *deux* crayons : les deux axes optiques *ne se rencontrent plus* sur le crayon et ce crayon se photographie dans chacun de nos yeux en des endroits différents, *non identiques ;* chaque rétine, ou plutôt chaque nerf optique est impressionné au niveau de filaments nerveux qui ne sont pas exactement situés dans chaque œil en des *points identiques ;* chacun de ces filaments, différents, transmet alors au cerveau une impression séparée, et le cerveau sent ou voit deux images différentes, ou deux objets.

d. **Persistance de l'image sur la rétine.** — L'image qui s'est peinte au fond de notre œil, dans l'épaisseur de la rétine, y persiste un certain temps après que l'objet qui l'a produite a disparu. Ainsi, par exemple, si l'on fixe un charbon ardent au bout d'un fil de fer, ou que l'on rende incandescent le bout d'un bâton, et qu'on leur fasse décrire un grand cercle très-rapidement, on verra un ruban de feu; une fusée qu'on lance dans les airs, un boulet rouge au sortir du canon, produisent le même effet; etc. Tout cela est dû à la persistance de l'image sur la rétine pendant une certaine durée : cette durée, appréciable par divers instruments, est en moyenne d'un quart de seconde. C'est sur cette persistance d'impression qu'est basée la construction du *phénakisticope,* du *thaumatrope,* du *zootrope,* jeux qui ont eu leur moment de vogue.

17. ÉPREUVE PHOTOGRAPHIQUE DANS L'ŒIL. — Je viens d'expliquer quel est le rôle des diverses parties de l'œil; je vais maintenant montrer comment nos yeux voient les divers objets vers lesquels nous dirigeons nos regards, comment ces objets y peignent leur image.

Nous avons vu que la cornée, l'humeur aqueuse et le cristallin constituent ensemble *une lentille composée* bi-convexe, analogue aux lentilles composées (12) des appareils photographiques et de la plupart des appareils d'optique.— Il y a donc pour cette lentille : 1° un *foyer principal* (10, a 1°), formé par la concentration en un point unique de tous les rayons lumineux qui partent d'un objet situé *très-loin* de nos yeux; ce foyer principal se forme, dans un œil *sain, normal, sur* la rétine; 2° un *foyer conjugué* (10, a 3°) formé par la concentration en un point unique de tous les rayons lumineux qui partent d'un objet situé *à une distance moyenne* de nos yeux : ce foyer conjugué se forme, dans un œil normal, *sur* la rétine. Ce foyer est appelé *conjugué* (10, a 3°) parce qu'il existe entre l'objet ou point lumineux E (*fig.* 20) et son foyer F' une relation et une union telles, que si le point E *se rapproche* de l'œil, ou de la lentille vivante que représente le cristallin, son foyer F' *s'éloignera* de cette lentille; si ce point E *s'éloigne* de l'œil, son foyer F' *se rapprochera* de la lentille cristalline.

Ceci bien établi, d'après des expériences très-faciles à répéter avec une lentille bi-convexe, voyons ce qui se passe quand nous regardons un objet situé à la distance de la vue distincte. — Soit un objet éclairé, une flèche AB (*fig.* 29) placée à un mètre de nos yeux : comme la vision peut s'exercer avec les deux yeux simultanément, ou avec un seul œil, je ne considérerai que la vision avec un seul afin de simplifier cette étude.

De la pointe A de la flèche partent des rayons lumineux qui se portent en tous sens : suivons seulement la marche de trois d'entre eux qui pénètrent dans l'intérieur de l'œil dont je représente (*fig.* 29) une coupe qui en montre l'intérieur. — Le rayon AD passe par le *centre optique* O du cristallin; il ne subit pas de déviation, puisque tous les rayons qui passent par le centre optique d'une lentille ne se dévient pas de leur route (10, a 1°) : il ira donc former son foyer au point *a* sur la rétine. — Le rayon AC tombe sur la périphérie de la cornée : en passant de l'air dans cette membrane transparente plus dense, il subit une première déviation et se rapproche un peu de l'axe de l'œil ; en passant à travers les bords du cristallin, qui est une lentille bi-convexe, il se réfracte encore davantage, il subit une déviation plus prononcée et vient tomber sur la rétine au point *a*, où il se fusionne avec le rayon A D a. — Le rayon AE rencontre la cornée sur son autre bord ; il la traverse en se réfractant, et rencontre ensuite le cristallin qui lui fait éprouver une réfraction ou une déviation encore plus prononcée ; enfin, au sortir de cette lentille vivante, il vient converger au point *a*. — Si le lecteur veut bien se rappeler la formation des *foyers secondaires* (10, a 5°, et *fig.* 22), il reconnaîtra une analogie complète entre ces deux mécanismes.

Des barbes de la flèche B, partent des rayons lumineux BD′, BC′, BE′, et qui se comportent exactement de même que ceux qui sont partis de la pointe A : ils forment donc leur foyer au point *b*.

Du milieu E de la flèche partent des rayons EO qui se confondent avec l'axe optique : ils traversent le centre de la cornée et le centre optique du cristallin, sans se dévier, et vont former leur foyer au point F.

Il en résulte qu'il se formera sur la rétine une image *a* F *b* : *plus petite* que la flèche AEB ; *renversée*, puisque la pointe *a* est en bas ; *réelle*, enfin, c'est-à-dire existant réellement.

Expérience directe. — Les personnes étrangères à la Physique trouveront peut-être que c'est là une simple théorie, une vue de l'esprit, une explication plus ou moins ingénieuse. Non ; ce n'est pas une théorie, c'est un fait que l'on peut aisément constater et vérifier. — Dans une chambre complétement obscure, on suspend à un poteau deux petites lanternes sourdes allumées et dardant leurs rayons lumineux à travers deux verres colorés, l'un rouge, l'autre vert : la lanterne rouge est placée au-dessus de la verte. A une certaine distance, on dispose, sur un guéridon, un œil de bœuf très-récemment tué et convenablement préparé. — Si alors on approche ou l'on éloigne ce guéridon des deux petites lanternes, on trouvera par tâtonnements une distance où l'image des deux lanternes se verra *très-distinctement* dans le fond de l'œil ; si l'on recule ou si l'on avance le guéridon, les images seront moins distinctes (l'œil mort ne peut plus s'accommoder aux distances). En outre, la lanterne rouge, qui est en haut du poteau et au-dessus de la verte, sera vue dans l'œil en bas, et la verte en haut : l'image sera *renversée ;* enfin, elle sera beaucoup *plus petite.* — Si, au lieu de deux lanternes, on met à la place un buste en plâtre et qu'on l'éclaire avec une lampe, on verra très-nettement ce buste dans l'intérieur de l'œil : il sera plus petit et aura la tête en bas.

Donc, quand nous dirigeons nos regards vers un objet, il se forme dans nos yeux une image de cet objet : cette image s'y forme de la même manière que si cet objet était placé en face d'un appareil photographique convenablement disposé.

18. L'ŒIL EST AUSSI UNE LORGNETTE. —

a. **Accommodation de l'œil aux distances.** — Lorsqu'au théâtre et surtout à la campagne nous voulons voir, à l'aide d'une lorgnette ou d'une longue-vue, divers objets situés à des distances différentes, nous sommes obligés de rapprocher ou d'éloigner les verres, de nous mettre au point, c'est-à-dire au foyer : nous savons en effet (10, *b*) que l'image d'un objet, placé en face d'une lentille, se rapproche en arrière de la lentille quand l'objet lumineux ou éclairé s'éloigne en avant, et que l'image s'en éloigne quand l'objet se rapproche. Or l'œil procède exactement de même : il s'accommode, il s'ajuste, il s'arrange intérieurement de telle façon, que l'image vienne toujours former son foyer au même point, sur la rétine. Seulement il procède d'une façon différente, plus simple et plus expéditive : il change, pour ainsi dire, les verres de son appareil optique. Si nous voulons voir un objet très-rapproché, dont l'image par conséquent se forme loin en arrière du cristallin, il renforcit cette lentille vivante, de façon à faire converger davantage les rayons lumineux et à rapprocher par conséquent l'image du cristallin, pour qu'elle se dessine *sur* la rétine et non pas en arrière ; si nous voulons voir un objet éloigné, dont l'image par conséquent se forme *plus près* en arrière du cristallin, il affaiblit cette lentille vivante, de façon à faire moins converger les rayons lumineux, à éloigner par conséquent l'image du cristallin, pour qu'elle se dessine *sur* la rétine et non pas en avant.

J'ai déjà dit (4, *c, g*) que c'est à l'aide du *ligament ciliaire* que se font ces changements de renforcissement et d'affaiblissement du cristallin : ce ligament est constitué par des fibres charnues, qui forment autour du cristallin un anneau contractile, un *sphincter* susceptible de se dilater et de se resserrer ; susceptible, par conséquent, par ces alternatives de resserrement et de dilatation, de faire plus ou moins renfler ou de rendre plus ou moins convexe le cristallin, dont la texture élastique se prête facilement à ces alternatives de renflement et d'aplatissement.

Quand nous regardons à une distance moyenne, notre œil est dans son état ordinaire : si nous dirigeons nos regards vers des objets très-rapprochés (l'image s'éloigne, dans notre œil, du cristallin), le cristallin se trouve pressé circulairement par les contractions des fibres du ligament ciliaire, et il devient ainsi plus convexe. Or, comme une lentille fait d'autant plus converger les rayons qu'elle est plus convexe (10, *c*), il en résulte que l'image est rapprochée et remise au point. — Si nos regards se portent vers des objets éloignés (l'image se rapproche, dans notre œil, du cristallin), la contraction circulaire cesse, et le cristallin reprend sa courbure ordinaire.—Enfin, si nous regardons des objets très-éloignés (l'image se rapproche encore, dans notre œil, du cristallin), les quatre *muscles* droits (6, *e*), qui partent du fond de l'orbite et viennent, comme les quatre chaînes d'une balance, s'attacher aux quatre points cardinaux du globe oculaire ; ces muscles, dis-je, se contractent tous ensemble ; ils attirent alors l'œil en arrière, le pressant ainsi plus ou moins contre la calotte dans laquelle il roule, et l'aplatissant un peu par conséquent d'avant en arrière. La rétine se rapproche ainsi et se trouve mise au foyer de l'image, laquelle s'était rapprochée dans l'œil puisque l'objet s'était éloigné.

Quand nous regardons successivement des objets placés à des distances diverses, nous avons conscience de cet effort qui s'accomplit dans nos yeux : comme cet effort est surtout plus grand pour voir nettement les objets très-rapprochés, on dit que la vue attentive *tire* et fatigue les yeux : si, après avoir vu quelque temps ces objets, nous jetons les yeux sur d'autres placés au loin, et sans les fixer attentivement, nous sentons une sorte de *détente* et une sensation de bien-être, qui résultent de la cessation de la contraction musculaire.

Ainsi donc, comme la main se dirige vers les corps qu'elle veut saisir, le globe se meut dans l'orbite pour

aller à la recherche des images , et les milieux réfrin-
gents de l'œil eux-mêmes se meuvent pour se mettre
en rapport avec les objets diversement éloignés.

b. **Estimation de la distance et de la grandeur.**
— L'estimation de la distance à laquelle se trouve situé un objet et celle de sa grandeur relative dépendent
du concours de plusieurs choses : de l'angle visuel, de
l'angle optique, de la comparaison avec d'autres objets
dont la grandeur nous est connue et familière, de la diminution ou de l'augmentation de netteté de l'image,
de son éclairage, etc.

L'*angle optique* est l'angle formé par la réunion des
deux lignes qui partent d'un objet lumineux ou éclairé
pour arriver à chacun de nos yeux : si cet objet est
situé à un mètre de nos yeux, l'angle sera bien moins
aigu que si cet objet est situé à cent mètres.

L'*angle visuel* est l'angle formé par la réunion des
deux lignes qui partent du sommet et de la base d'un
objet quelconque pour se réunir à un de nos yeux : si
je suis placé à cent mètres d'une maison de quatre
étages, les deux lignes partant de la crête du toit et du
seuil de la maison et arrivant à mon œil formeront un
angle bien plus ouvert que deux autres lignes partant
l'une du seuil et l'autre du premier étage.

Quand la grandeur d'un objet est connue, comme la
taille d'un homme ou la hauteur d'un arbre ou d'une
maison, nous en apprécions la distance par l'écartement
plus ou moins grand des deux lignes qui constituent
l'*angle visuel* ; si elle est inconnue , nous l'apprécions
approximativement en la comparant aux objets qui l'entourent. Cependant l'habitude corrige quelquefois cette
appréciation : ainsi, malgré que nous voyions petites les
maisons et les montagnes qui sont à l'horizon, l'expé-

rience que nous avons de la perspective rectifie cette
notion de petitesse donnée par l'*angle visuel*.

19. VUE DISTINCTE. — Quelles sont les conditions
de la vue distincte à des distances diverses ?

a. **Conditions de la vue distincte.** — Il faut neuf
conditions principales, toutes essentielles, pour que
nous puissions voir nettement les objets vers lesquels
nous dirigeons nos yeux ; si une seule de ces conditions fait défaut, la vue en est plus ou moins troublée.

1° Il faut que l'image des objets que nous regardons
vienne se former *sur la rétine*, c'est-à-dire sur la
partie sentante de chacun de nos yeux.

2° Que cette image se forme *sur la tache jaune
de la rétine*, c'est-à-dire sur le centre optique de l'œil,
situé à l'extrémité de l'axe optique : l'expérience démontre, en effet, que c'est là où la sensibilité de la
rétine est la plus exquise et qu'elle diminue progressivement à mesure que l'on s'éloigne de ce centre
vers la périphérie de cette membrane sentante.

3° Que, dans chacun de nos yeux, l'image se forme
sur des points identiques, ou semblables, de la rétine :
ainsi, chez les Louches ou Strabiques, les images ne
se forment pas sur des points *identiques*, puisque l'œil
droit regarde dans un sens et l'œil gauche dans un
autre.

4° Que nos yeux aient la puissance de *s'accommoder aux distances*, c'est-à-dire d'allonger ou de
raccourcir leur foyer, ainsi que nous éloignons ou que
nous rapprochons les verres d'une lorgnette pour les
mettre à notre vue.

5° Que les verres ou lentilles de notre œil, c'est-
à-dire que *la cornée et le cristallin, ne soient ni trop
convexes, ni trop aplatis*, car alors l'instrument d'optique

que représentent nos yeux serait trop ou pas assez convergent : l'image des objets que nous regardons se ferait, par conséquent, en arrière ou en avant de la rétine.

6° Qu'*aucune opacité n'empêche le passage des rayons lumineux :* ainsi des ulcères ou des taies de la cornée, du pus mélangé à l'humeur aqueuse, une oblitération de la pupille par des dépôts de lymphe plastique, une cataracte ou opacité du cristallin, constitueront des obstacles matériels au passage des rayons lumineux et empêcheront l'image des objets que nous regardons d'aller se peindre au fond de nos yeux.

7° Que *la rétine soit saine*, qu'elle ait toute sa vitalité, que sa texture et celle de la choroïde, qui lui est si intimement unie, ne soient en rien altérées.

8° Que *le nerf optique transmette librement l'image au cerveau :* si donc il est comprimé ou même désorganisé par quelque tumeur de l'orbite, l'image peinte au fond de nos yeux ne pourra pas parvenir jusqu'à lui, absolument comme lorsque les lignes télégraphiques sont rompues.

9° Enfin que *le cerveau soit en état de sentir l'image* transmise par le nerf optique : s'il est sous l'empire de l'ivresse, ou bien sous le coup d'une congestion cérébrale et surtout d'une apoplexie qui en détruise les couches optiques, il ne sera plus en état de sentir et de voir l'image transmise,..... absolument comme si l'appareil de réception du Télégraphe était détraqué ou détruit.

b. **Vue à diverses distances.** — A l'état tout à fait *normal,* nos yeux sont construits de telle façon que l'image des objets, vers lesquels nous dirigeons nos regards, vient se peindre *sur* la rétine. Cette image se peint plus ou moins *nettement,* nous la voyons plus ou moins *nette*, selon que l'objet est plus ou moins gros, ou qu'il est plus ou moins rapproché de nos yeux. Ainsi, par exemple, les journaux et les livres sont en général imprimés avec des caractères d'une grosseur telle, que, avec une vue *normale*, on peut les lire *facilement*, c'est-à-dire les voir *nettement* à une distance de 30 centimètres ou 11 pouces. — Pour mieux fixer nos idées, étudions ensemble ce qui se passe dans nos yeux quand nous lisons un livre placé à diverses distances.

1º *Vue à distance moyenne.* — Si je prends ce livre (je me suppose une très-bonne vue, tout à fait *normale*) et que je veuille le lire, je le placerai à une distance de mes yeux de 30 centimètres environ : je verrai alors *nettement* les caractères d'imprimerie et je le lirai *facilement,* sans la moindre fatigue. C'est qu'alors l'image de ces caractères se dessinera nettement *sur* ma rétine et cela sans que mes yeux aient eu à subir un grand effort d'accommodation : mes yeux seront dans le même état qu'un appareil photographique *mis au point.*

Que s'est-il passé? Les divers caractères d'imprimerie qui composent les lettres, les mots, les phrases de ce livre, ont successivement peint leur image dans mes yeux, de la même façon que le font tous les objets que nous regardons. Nous avons vu (17) par quel mécanisme se dessine dans notre œil l'image de la flèche AB (*fig.* 29) ; il en est absolument de même pour les caractères de ce livre.

2º *Vue de très-près.* — Si je rapproche successivement ce livre de mes yeux, à 25, à 20, à 15 centimètres, je ne pourrai continuer à lire qu'à la condition que mes yeux s'accommoderont (18, *a*) à ces nouvelles distances. A chaque rapprochement du livre, les lettres s'embrouilleront et il faudra, à chaque rapprochement, quelques secondes de préparation à mes yeux avant qu'ils puissent continuer à lire. À chaque rapprochement, j'aurai conscience de cet effort que feront mes yeux, je le sentirai et j'éprouverai une certaine fatigue. En continuant à rapprocher ce livre, il arrivera enfin une distance telle, que les lettres deviendront tout à fait confuses et que je ne pourrai plus lire.

Que s'est-il passé? Nous savons (10, *a* 3°) que plus un objet, placé en face d'une lentille bi-convexe, *se rapproche* de cette lentille, plus son image formée de l'autre côté *s'éloigne* de cette lentille. Or, l'appareil optique de l'œil consistant essentiellement en une lentille bi-convexe, plus j'ai *rapproché* le livre, plus l'image des lettres de ce livre s'est *éloignée* dans le fond de mes yeux, c'est-à-dire *en arrière* de ma rétine ; plus je rapprochais le livre, plus mes yeux *s'allongeaient*, comme une lorgnette que nous mettons à notre point de vue, et plus mes ligaments ciliaires se contractaient pour *augmenter la convexité* du cristallin et de la cornée, pour les rendre plus convergents, pour rapprocher l'image et la dessiner *sur* la rétine. Mais il est arrivé un moment où ces efforts ont été impuissants et où l'image est allée se peindre *en arrière* de la rétine : les faisceaux de lumière ont alors produit des cercles de diffusion sur cette membrane sentante et, par conséquent, une image *confuse*.

3° *Vue de très-loin.* — Si, au contraire, j'éloigne successivement ce livre de mes yeux à 40, 45, 50 centimètres et au delà, je ne pourrai également continuer à lire qu'à la condition d'une accommodation de mes yeux (18, *a*) à ces nouvelles distances ; chaque fois que j'éloignerai ce livre de mes yeux, chaque fois je ressentirai dans ces organes un nouvel effort qui sera de plus en plus pénible ; à chaque éloignement, la lecture deviendra de plus en plus difficile et pénible et je ne tarderai pas à voir les lettres si confusément que je ne pourrai plus les distinguer suffisamment pour continuer à lire.

Que s'est-il passé? Nous savons (10,*a* 3°) que plus un objet placé en face d'une lentille bi-convexe *s'éloigne* de cette lentille, plus son image formée de l'autre côté *s'en rapproche*. Or, l'œil étant essentiellement une lentille composée bi-convexe, plus j'ai *éloigné* le livre, plus l'image des lettres s'est *rapprochée* de mon cristallin, s'est formée *en avant* de ma rétine; plus j'éloignais ce livre, plus mes yeux s'aplatissaient (6, *e*), *se raccourcissaient* comme une lorgnette, et plus mes ligaments ciliaires se détendaient pour diminuer la convexité du cristallin et de la cornée, pour les rendre *moins* convergents, éloigner l'image et la dessiner *sur* la rétine. Mais, quand le livre a été à 45 ou 50 centimètres, ces efforts ont été impuissants et l'image, formée *en avant* de la rétine, n'a envoyé sur cette membrane sentante que des cercles de diffusion qui y ont dessiné une image confuse.

MALADIES DES YEUX

20. BLESSURES DES YEUX. — Les coups et blessures dont l'œil est si souvent atteint peuvent porter seulement sur les sourcils et les paupières, ou bien sur le globe oculaire lui-même, ou bien enfin pénétrer jusque dans l'intérieur de l'œil et de la cavité orbitaire.

a. **Blessures des sourcils et des paupières.** — Les *blessures des sourcils* n'offrent rien de particulier, rien qui les différencie des plaies des autres parties du corps. Cependant, il survient quelquefois certains troubles de la vue, qui résultent de l'ébranlement, communiqué par le choc, de la rétine ou du cerveau, ou bien consécutifs à l'inflammation que la blessure occasionne.

Les *contusions des paupières* donnent lieu à une ecchymose, ou infiltration sanguine, qui apparaît presque instantanément, et offre une coloration d'un brun très-foncé au centre, violette et bleuâtre sur les bords : le gonflement est souvent si considérable, qu'il empêche les paupières de s'ouvrir. Cette lésion est peu grave, quoique assez effrayante : elle donne lieu à une douleur assez vive dans l'œil et dans tout le reste de la tête ; au bout de quelques jours, la coloration change de teinte, passe au vert, au jaune, et finit par disparaître. — Le *Traitement* est des plus simples : linges fins imbibés d'eau de Goulard froide, très-souvent renouvelés, linges qui seront maintenus en contact avec l'œil au moyen d'un bandage exerçant une *légère compression* ; repos absolu ; diète ; *purgatif léger*, tous les deux jours.

Les *plaies* sont superficielles, ou comprennent toute l'épaisseur de la paupière ; elles sont nettes et simples, ou bien déchirées, contuses et à lambeaux. Les symptômes, ainsi que la rapidité de la guérison, varient nécessairement selon ces diverses circonstances. — Le *Traitement* consiste à *affronter* les bords de la plaie et à les maintenir en contact par quelques *points de suture*, ou par des *serres-fines ;* puis à les recouvrir de *compresses* imbibées d'eau froide et fréquemment renouvelées ; enfin à faire prendre tous les deux jours un *léger purgatif*.

Les *piqûres d'insectes* déterminent quelquefois une douleur très-vive, suivie d'un gonflement des paupières. — Il faudra d'abord, à l'aide d'une forte loupe, rechercher le dard de l'insecte et l'*extraire* avec des pinces ou avec la pointe d'un bistouri, puis *cautériser* la piqûre avec de l'ammoniaque ; on appliquera ensuite des *compresses* imbibées d'eau de Goulard.

Les *brûlures* des paupières ne diffèrent pas, par leurs effets immédiats, de celles des autres parties du corps ; mais celles de la surface cutanée donnent lieu souvent, par la rétraction de la cicatrice, à un Ectropion (28, *a*) ou renversement de la paupière en dehors ; et celles de la surface muqueuse à un Symblépharon

6.

(27, *c*), ou à des adhérences de la paupière avec le globe oculaire. — Le Chirurgien s'efforcera donc de prévenir ces fâcheux accidents.

b. **Blessures du globe oculaire.** — Les *contusions* du globe sont plus ou moins violentes : elles peuvent être bornées à la cornée, lorsque des grains de sable un peu gros, par exemple, sont lancés avec force contre les yeux ; il résulte de cette blessure une inflammation très-vive, une ulcération consécutive, ou un épanchement de lymphe plastique entre les lames de la cornée, qui forme ainsi une *taie* (34, *b*). — Ces contusions, quand elles agissent par une large surface, déterminent souvent un ébranlement brusque et profond du globe oculaire, le décollement ou la déchirure de l'iris, une commotion de la rétine, une luxation du cristallin, un épanchement de sang intra-oculaire : ces désordres matériels s'accompagnent immédiatement d'une douleur plus ou moins vive, de photopsie ou de la vue intérieure de globes de feu ou d'étincelles lumineuses, de dilatation de la pupille ; plus tard surviennent quelquefois soit l'Amaurose, à cause de l'ébranlement ou du décollement de la rétine, soit la Cataracte à cause du déplacement et de l'opacité consécutive du cristallin.

Le *Traitement* consistera à prévenir, puis à combattre les accidents inflammatoires, par des applications de *sangsues* autour de l'œil plusieurs fois renouvelées ; puis par des *compresses* imbibées de liquides astringents, des *bains de pieds* sinapisés, des *purgatifs* tous les deux jours, la *diète* absolue, etc.

c. **Blessures de l'orbite.** — Elles sont toujours très-graves, car non-seulement les diverses parties contenues dans l'orbite (œil, muscles, artères, veines, nerfs) peuvent être blessées, mais le corps vulnérant peut traverser les parois osseuses et pénétrer dans le cerveau. — Les symptômes en sont très-variables : si le globe oculaire est resté intact, il fait toujours une saillie hors de l'orbite plus ou moins prononcée, soit par le fait de l'instrument vulnérant, soit par suite de l'épanchement de sang dans la cavité orbitaire, soit enfin par suite de l'inflammation consécutive ou du Phlegmon orbitaire qui ne manque guère de se développer. — La blessure des nombreux vaisseaux sanguins, artériels ou veineux, donne lieu à un épanchement de sang dans la cavité orbitaire ; la rupture des nerfs, surtout du nerf optique, détermine instantanément la perte de la vue ; la lésion des muscles amène des paralysies partielles des mouvements de l'œil, ou bien des rétractions, et, dans tous les cas, une loucherie consécutive. Enfin, le globe oculaire lui-même est souvent perforé : la plaie livre passage aux humeurs aqueuse et vitrée, l'organe se vide, et la vue est à tout jamais perdue. Cependant l'œil échappe, plus souvent qu'on ne le supposerait, à ces sortes de blessures par sa consistance, sa forme arrondie, le poli de sa surface et sa mobilité. — Nécessairement il y a, dans tous ces cas, une douleur extrêmement vive dans l'œil et dans les régions environnantes ; de la fièvre et parfois du délire ; les paupières sont gonflées ; souvent l'œil s'enflamme, devient volumineux, très-douloureux et fait saillie entre les paupières boursoufflées ; le pus se forme et finit par se faire jour au dehors ; en un mot, il y a tous les symptômes du Phlegmon de l'orbite (22) et du Phlegmon de l'œil (32), si le globe oculaire a été perforé.

Le *Traitement* sera très-énergique : *saignée* abondante ; quatre à six *sangsues* autour de l'œil, renouvelées six ou huit fois, de façon à entretenir une saignée locale pendant plusieurs heures ; puis, *irrigation continue* d'eau froide sur l'œil, ou application d'une vessie remplie de *glace ; purgatif* tous les jours ; *sinapismes* sur les cuisses et les mollets, etc.

21. CORPUSCULES ÉTRANGERS.

— Il est très-fréquent de voir des corpuscules, de nature très-diverse, s'introduire sous les paupières, s'accoler à la surface de la conjonctive oculaire ou palpébrale, ou bien s'incruster dans la cornée ou la sclérotique, ou bien enfin pénétrer dans l'intérieur même du globe oculaire.

Ces corpuscules sont extrêmement variables sous le rapport de leur origine, de leur nature, de leur forme, de la manière dont ils sont poussés dans les yeux : ce sont des cils qui se détachent ; ou bien des objets légers, apportés par le vent, comme de la poussière, du plâtre, des cendres, de la sciure de bois, des fragments de paille, des débris de toutes sortes ; ou bien des moucherons qui voltigent dans l'air ; ou bien, en wagon, des parcelles de cendre ou de poussière ; ou bien enfin des parcelles de fer , des étincelles de charbon, etc. — Ces corps étrangers, si divers, sont ordinairement accolés à la face postérieure des paupières, de la supérieure surtout ; quelquefois ils sont implantés ou incrustés à la surface de la cornée, surtout quand ils ont été lancés avec une certaine force.

Symptômes. — Ils varient selon la nature du corpuscule, son volume, ses aspérités, sa température ; selon qu'il est inerte ou doué de propriétés irritantes ; selon enfin le siége qu'il occupe. — Inertes, légers et mobiles, ils ne nuisent que par leur contact avec la muqueuse, si sensible, des paupières et de l'œil : à peine entrés, ils déterminent tout aussitôt une sensation plus ou moins pénible et agaçante, et quelquefois même insupportable ; ils causent une vive irritation et excitent les contractions spasmodiques des paupières. Le blessé est pris de clignotements incessants et douloureux ; il se frotte, malgré lui, les yeux à tous moments ; la conjonctive oculaire et palpébrale, ainsi que la peau de la paupière, se congestionnent et rougissent par suite de l'afflux de sang causé par le corps étranger et par les frottements que le blessé imprime à ses yeux.

Si le corpuscule étranger n'est pas entraîné hors de l'œil par les larmes et par les mouvements de clignement, s'il séjourne sous les paupières, il arrive alors qu'il s'enchâsse dans la conjonctive, par suite de la tuméfaction inflammatoire des tissus environnants. Il survient alors une véritable Ophthalmie (31) : élancements et douleur vive ; sensation de gravier sous les paupières ; déchirements, par suite du clignement ; injection et rougeur de l'œil très-prononcées ; chaleur vive et cuisante ; larmoiement ; difficulté de supporter la lumière (photophobie).

Si le corpuscule est aigu et a été lancé avec force, il peut s'implanter plus ou moins profondément dans la cornée ou la sclérotique : la portion qui n'a pas pénétré, et qui fait saillie, détermine une inflammation très-vive de la paupière, à cause des mouvements incessants de clignement ; les parties environnantes ne tardent pas aussi à s'enflammer ; le globe oculaire devient brillant ; le blanc de l'œil s'injecte ; le larmoiement est incessant ; les douleurs sont vives ; le Malade ne peut supporter la lumière et ferme convulsivement l'œil blessé. Bientôt, on voit une zône d'un gris-jauâtre se former autour du corpuscule étranger : cette zône se ramollit, se liquéfie et le pus formé entraîne avec lui le corpuscule : à la place qu'il occupait, existe dès lors une ulcération qui se ferme à la longue et qui finit par être remplacée par une cicatrice opaque, opacité qui porte le nom de *taie* si c'est sur la cornée.

Traitement. — Il faut, évidemment, retirer le corpuscule étranger : mais cela n'est pas toujours facile. — Quand ce corpuscule est léger, mobile et qu'il est accolé seulement aux tissus, on le retire aisément avec un instrument quelconque, souple et effilé : la seule difficulté est de trouver le corps du délit. — Quand il est fixé et implanté dans les tissus, l'opération est plus délicate. On commence par immobiliser la tête du Malade; on écarte les paupières ; on fixe l'œil avec une érigne ou avec la picque de Pamard. On saisit alors le corpuscule avec des pinces très-fines et on essaye de l'arracher; ou bien on l'énuclée avec une aiguille à Cataracte, en débridant délicatement tout à l'entour. On calme ensuite l'irritation, à laquelle il a donné naissance, par les moyens indiqués à l'article Ophthalmie (31).

22. PHLEGMON ET ABCÈS DE L'ORBITE. — On appelle ainsi l'inflammation et la suppuration des divers tissus et organes contenus dans la profondeur de la cavité orbitaire. Ils se développent à la suite de blessures de l'œil, ou d'Ophthalmies graves, ou bien pendant le cours d'un érysipèle de la face, ou d'une variole.

Symptômes. — La maladie débute par une douleur sourde, qui ne tarde pas à augmenter d'intensité et à devenir extrêmement violente : elle se propage aux tempes, au front, dans le crâne et provoque de l'insomnie, de l'agitation, de la fièvre et même du délire. L'œil est gonflé, très-souvent enflammé lui-même, car souvent il y a complication d'Ophthalmitis (32) : il est presque immobilisé et souvent plus ou moins dévié, par suite du gonflement des tissus contenus en arrière de lui, dans le fond de l'orbite : les paupières sont rouges et tuméfiées ; la vue est trouble. Au bout de quelques jours, il se manifeste de petits frissons, en même temps que la douleur change de caractère ; l'œil devient plus saillant et, dans un des points du ourtour de l'orbite, il apparaît peu à peu une saillie molle et jaunâtre : c'est là le foyer de l'abcès. — Cet abcès ouvert, soit spontanément, soit par le bistouri, il donne issue à une plus ou moins grande quantité de pus : quelquefois il survient une fonte purulente ou une suppuration du globe oculaire (32) ; l'ouverture de l'abcès continue pendant quelque temps à fournir un peu de matière, puis finit par se cicatriser. Cependant, il arrive quelquefois que l'inflammation est plus violente et même, dans certains cas, qu'elle se ropage au cerveau : la maladie est alors presque toujours mortelle.

Traitement. — Au début, on fera une *saignée ;* on ppliquera douze ou quinze *sangsues*, sur la tempe du té malade ; on pratiquera sur les paupières fermées, ois fois par jour, des *onctions avec l'onguent mercuriel ouble belladoné ;* le Malade prendra des *bains de pieds inapisés* soir et matin, et un léger *purgatif* tous les atins ; il observera une *diète absolue*. Dès que l'on oupçonnera la formation du pus, on enfoncera dans profondeur de l'orbite, entre les muscles droit interne et droit inférieur et le plus loin possible du globe culaire, un bistouri à lame étroite : cette ponction ardie est très-avantageuse, car elle débride les tissus tra-orbitaires et détermine un dégorgement salutaire e toutes ces parties ; puis, on recouvrira l'œil tout en er de cataplasmes émollients. Dès que l'abcès apparaîtra, on se hâtera de faire une *large* et profonde insion à travers la conjonctive, pour donner issue au us : une mèche de charpie sera introduite dans cette laie et la cicatrisation en sera surveillée avec soin.

23. TUMEURS DE L'ORBITE. —La cavité de l'orbite peut devenir le siége de tumeurs, de nature très-variable, qui ont toutes pour résultat commun de déterminer de la douleur, un gonflement et une saillie plus ou moins prononcée de l'œil, de la loucherie, le trouble et même quelquefois la perte de la vue.

Nature.—Ces tumeurs sont de trois espèces : — 1° les unes sont molles et fluctuantes : tels sont les *abcès*, résultant d'une vive inflammation de l'orbite; les *tumeurs sanguines*, formées par un anévrysme ou par du sang épanché ; les *kystes*, sortes de vésicules renfermant dans leur intérieur un liquide ou diverses substances semi-liquides ; — 2° les autres sont molles et pâteuses : tels sont les *lipômes*, ou boules graisseuses, analogues à celles que l'on voit quelquefois au front : les *engorgements* de la glande lacrymale ; les *tumeurs cancéreuses* ramollies et prêtes à s'ulcérer ; — 3° les autres sont dures : telles sont les *tumeurs fibreuses*, formées par l'infiltration d'un tissu blanchâtre et compacte dans le périoste des os de l'orbite ; les *tumeurs osseuses*, formées par le gonflement limité et circonscrit du tissu osseux ; les *tumeurs cancéreuses* en voie de développement.

Symptômes. — Quelle que soit la nature des tumeurs de l'orbite, elles déterminent toutes un ensemble de symptômes analogues, qui donne à ces maladies un air de parenté ; cette identité d'effets tient à ce que, enfermées dans l'orbite avec le globe oculaire, ses artères, ses veines et ses nerfs, elles les compriment en se développant dans cette cavité osseuse. De là : — 1° *Gonflement et saillie de l'œil :* l'œil et ses parties accessoires remplissant complétement et exactement la cavité de l'orbite, toute tumeur qui s'y développera aura nécessairement pour effet de tout comprimer autour d'elle et d'exercer un effort lent et insensible pour refouler et chasser le globe oculaire au dehors. — 2° *Loucherie*. Les diverses tumeurs ne sont pas toujours situées juste sur l'axe de l'œil, mais occupent un point quelconque des côtés de l'orbite ; c'est pourquoi le globe oculaire, en même temps qu'il sera poussé en avant, sera dévié dans un sens ou dans l'autre, et la prunelle ne regardera plus dans le même sens que celle de l'œil sain ; en outre, les mouvements de l'œil seront plus ou moins gênés. — 3° *Trouble*, ou *perte de la vue*, résultant de la loucherie et de la compression exercée par la tumeur sur le globe oculaire ou sur le nerf optique : les deux axes optiques cessant de converger, les images ne se font plus sur des points identiques des deux rétines et le Malade voit trouble, ou les objets lui semblent déformés, effacés ; si la tumeur comprime l'œil transversalement, elle l'allonge et détermine la Myopie, si la tumeur comprime le nerf optique, elle détermine une Amaurose, c'est-à-dire la perte plus ou moins complète de la vue. — 4° *Douleur*, plus ou moins vive, due, soit à la compression des filets nerveux orbitaires ou oculaires, soit à la nature même de la tumeur : elle siége dans le fond de l'orbite, ou dans l'œil, et s'irradie souvent dans le front et les tempes.

Traitement. — Il est médical et chirurgical. — Le *Traitement médical*, qui n'est que palliatif et qui ne peut que combattre les troubles fonctionnels, consiste dans l'usage : des *lotions astringentes* ; des *pommades iodurées* ; des *révulsifs cutanés*, tels que les vésicatoires autour de l'orbite, les sétons à la nuque ; des *sangsues* ; des *purgatifs* fréquemment répétés ; des *modificateurs généraux*, tels que l'huile de foie de morue, les sirops anti-scrofuleux, l'huile iodée, l'iodure de potassium, etc. — Le *traitement chirurgical*, auquel il faut presque toujours avoir recours, consiste : soit à *donner issue au pus* ou au liquide, si l'on a affaire à un abcès ou à un kyste ; soit à *extirper* la tumeur. Cette extirpation se fait à travers la paupière que l'on incise transversalement, couche par couche ; dès que la tumeur est mise à nu, on la saisit avec une érigne, puis on la dissèque avec précaution, en ayant soin de respecter le globe oculaire et les diverses parties qui l'environnent ; l'extirpation achevée, on fait un pansement approprié et l'on surveille les suites de l'opération.

24. BLÉPHARITES. — C'est l'inflammation des paupières ; selon le siége et la nature du mal, il y a trois espèces de Blépharite : une *phlegmoneuse,* une *érysipélateuse,* et une *glandulo-ciliaire.*

a. Blépharite phlegmoneuse. — *Causes.* — Ce sont : l'impression brusque d'un courant d'air froid ; les piqûres d'insectes ; les coups et blessures ; la propagation d'un érysipèle de la face ou de la tête, etc.

Symptômes. — Les paupières sont d'un rose plus ou moins foncé, ayant quelquefois un aspect transparent ; elles se tuméfient surtout énormément, à cause de la facile infiltration de leur tissu cellulaire ; la peau est tendue, luisante, quelquefois couverte de bulles remplies de sérosité ; la rangée des cils paraît enfoncée du côté de l'œil et est masquée par le gonflement. On ne peut découvrir le globe oculaire, à cause du gonflement et de l'épaississement œdémateux des paupières ; en écartant celles-ci, il s'en échappe un flot de larmes âcres et brûlantes. Cet état local s'accompagne de maux de tête, de douleur plus ou moins vive dans l'œil, et d'un peu de fièvre. — Arrivé là, le mal se termine par guérison, par suppuration, ou par gangrène. La *guérison* est annoncée par un larmoiement abondant, l'épiderme se détache par écaille, la sérosité infiltrée dans le tissu cellulaire se résorbe peu à peu ; mais les paupières restent longtemps œdémateuses, engorgées. La *suppuration* est annoncée par la mollesse et la fluctuation de la tumeur que représente la paupière tuméfiée : l'abcès s'ouvre et donne issue à une certaine quantité de pus. La *gangrène* s'observe chez les sujets débiles, épuisés, et s'annonce par une petite tache brune sur une peau ridée et flétrie, tache qui s'étend rapidement à toute la superficie de la paupière. Quelquefois l'inflammation devient *diffuse :* la tumeur palpébrale est livide, la chaleur très-grande, le gonflement extrême ; puis l'abcès s'ouvre et donne issue à du pus mélangé de tissu cellulaire gangrené. Parfois, enfin, l'inflammation se propage à l'orbite, au globe oculaire, et il survient les symptômes les plus graves.

Traitement. — On mettra en œuvre tous les antiphlogistiques : *saignée,* si le sujet est jeune, fort et un peu sanguin ; *sangsues* à plusieurs reprises, vers l'angle externe ou temporal des paupières, et suivies de cataplasmes pour entretenir l'écoulement du sang ; légers *purgatifs,* tous les deux jours. Quand l'inflammation sera un peu apaisée, on aura recours aux *lotions astringentes.* On se hâtera d'ouvrir l'abcès, dès que l'on sentira la fluctuation. S'il y a phlegmon diffus, on fera de larges incisions avant l'apparition de la fluctuation. S'il y a gangrène, on prescrira, aussitôt l'inflammation tombée, les *toniques à l'intérieur* et des pansements avec de la *poudre de quinquina* et du *vin aromatique.*

b. **Érysipèle des paupières.** — Il survient le plus souvent en même temps qu'un érysipèle de la face. Les deux paupières, presque toujours atteintes à la fois, ont très-tuméfiées à cause de l'infiltration de sérosité qui se fait dans leur épaisseur; elles sont rapprochées l'une de l'autre, la supérieure plus gonflée surplombant l'inférieure, et ne peuvent souvent être écartées ni par les efforts du Malade, ni même par les doigts du Chirurgien. La peau offre une coloration rouge plus ou moins foncée, parfois violacée, qui disparaît momentanément sous la pression du doigt; elle se couvre dans certains cas de bulles analogues à celles d'une brûlure ou de petites vésicules, remplies de sérosité. Le Malade éprouve une douleur sourde, avec une sensation de chaleur et de cuisson; en outre, la bouche est amère, la langue saburrale, et il éprouve un malaise général et un peu de fièvre. Très-souvent l'inflammation se propage à la conjonctive et il en résulte une ophthalmie, généralement légère.

Traitement. — On parvient quelquefois, au début, à arrêter l'érysipèle par des applications de compresses imbibées d'eau froide ordinaire, ou d'une solution aqueuse et froide de *tartre stibié :* on fera prendre un *purgatif léger* tous les deux jours. Quand il y a de la fièvre et que la langue est sèche, on fait une *saignée,* et l'on prescrit des infusions de *fleur de sureau.* Si le gonflement des paupières est très-prononcé, on fait de *légères ponctions* avec une lancette. Dès qu'on peut ouvrir les paupières, on instille quelques gouttes d'un *collyre astringent.*

c. **Blépharite glandulo-ciliaire.** — C'est l'inflammation du bord des paupières et surtout des glandes ciliaires et des glandes de Meibomius (3).

Causes. — Elle affecte principalement les sujets disposés à toutes les maladies chroniques et surtout les enfants blonds, irritables, d'une constitution faible, pâles, plutôt bouffis que forts, sujets à des alternatives de diarrhée et de constipation.

Symptômes.— On observe trois périodes successives.
— Au premier degré, on voit de petites croûtes en forme d'écailles, adhérentes à la base des cils de l'une et l'autre paupière ; la peau et la muqueuse avoisinantes sont un peu plus rouges ; si l'on enlève la croûte, il existe au dessous une petite ulcération très-légère, où l'on voit à la loupe un orifice jaunâtre d'une glande de Meibomius ; de cet orifice, suinte une matière gluante qui colle les cils entre eux et qui, en se desséchant, constitue les croûtes en écaille. — Au deuxième degré, l'écoulement gluant augmente, devient puriforme et plus irritant ; tous les matins, au réveil, le bord des paupières ainsi que la base des cils en sont agglutinés et collés entre eux ; l'œil, surtout à l'angle nasal, en est lui-même un peu couvert. Les petites ulcérations deviennent plus profondes et déterminent, par leurs callosités, la déviation des cils et leur destruction. Il n'y a pas de douleur vive, mais des picotements. — Au troisième degré, le bord des paupières se tuméfie ; toujours couverts de croûtes sans cesse renaissantes qui masquent des ulcérations, ils se dégarnissent de cils et deviennent un peu douloureux : les yeux, ainsi encadrés de paupières à bords calleux, rougeâtres, dépourvus de cils, ont un aspect repoussant. Le globe oculaire, imparfaitement abrité, souillé et irrité par le contact du muco-pus, devient souvent le siége d'Ophthalmies et surtout d'ulcérations ou d'opacités de la cornée. Les bords des paupières ulcérés se déforment, laissent couler les larmes sur les joues et souvent se dévient en dedans ou en dehors.

Traitement. — Il est souvent très-difficile de supprimer la cause du mal : c'est une constitution débile que l'on ne peut modifier que bien lentement ; ce sont des occupations qui fatiguent les yeux, que l'on ne peut changer.

Cependant la première chose à faire, c'est de s'attaquer, par un *traitement tonique* et reconstituant, à la faiblesse de la constitution. Puis, on agira localement : on fera tomber les croûtes, tous les matins, en appliquant sur les yeux, avant de les ouvrir, un petit *cataplasme* de pomme de reinette ou de mie de pain et de lait ; on fera un *nettoyage des yeux* complet et minutieux, afin de ne pas arracher les cils ; le soir, on appliquera avec un pinceau, sur toute la largeur du bord des paupières et surtout entre les cils, une *pommade au précipité rouge*, ou *au calomel*, ou bien celle de *Lyon*, de *Janin*, de *Desault*, de *Régent*. Les ulcérations seront touchées souvent avec le crayon au *sulfate de cuivre* ou de *nitrate d'argent mitigé*. Tous les deux ou trois jours, on badigeonnera les surfaces malades avec un pinceau chargé de *calomel* à la vapeur. Les Malades ne porteront pas de bandeau, qui serre et tient l'œil chaud, mais un lambeau de soie noire tombant au devant de l'œil.

25. NÉVROSES DES PAUPIÈRES.— Au lieu d'affecter la sensibilité comme celles de l'œil, elles se rapportent aux mouvements : ce sont le *Blépharospasme* et la *Blépharoptose*.

a. Blépharospasme. — C'est le spasme des paupières, qui peut être *tonique*, et alors les yeux restent obstinément fermés tant qu'il dure ; ou bien *clonique*, et alors c'est un mouvement convulsif des paupières qui les fait ouvrir et fermer continuellement et avec rapidité. — Ces deux variétés sont presque toujours symptomatiques : le *clonique* résulte de l'introduction de corpuscules étrangers sous les paupières, ou bien s'observe dans les cas complexes d'hystérie ; le *to-nique*, ou resserrement convulsif, est l'apanage ordinaire de l'Ophthalmie, de la Kératite scrofuleuse et de toutes les maladies qui donnent lieu à la photophobie. — Ce spasme des paupières trouble la vue ; le tonique même empêche complétement de voir ; le clignotement donne à la physionomie une expression singulière.

Traitement. — Il faut, autant que possible, s'adresser à la cause du mal : s'il est dû à des corpuscules, on les enlèvera ; s'il dépend d'ophthalmies scrofuleuses ou d'autres affections accompagnées de photophobie, on les combattra. En outre, on appliquera sur les paupières des *cataplasmes de ciguë*, de *jusquiame*, de *belladone,* ou bien des *pommades calmantes,* et l'on fera des instillations de *collyres calmants.*

b. **Blépharoptose.** — C'est l'impossibilité de relever la paupière supérieure. — Elle est due : soit à une faiblesse ou une paralysie du *muscle releveur de la paupière*, soit à un allongement ou à une flaccidité de la peau qui retombe par dessus les cils, soit enfin à un gonflement ou à une induration de la paupière.

Traitement. — On essayera d'abord de supprimer la cause du mal, si c'est possible. En outre, s'il y a paralysie, on fera des *frictions* sur les paupières et les régions voisines avec du *baume de Fioraventi;* on donnera des *douches* locales *de vapeurs aromatiques ;* on appliquera des *vésicatoires* péri-orbitaires, que l'on pansera à la *strychnine.* — S'il y a œdème, engorgement de la paupière, on aura recours aux *astringents*, à *l'eau blanche,* à la décoction de *roses de Provins;* on est alors quelquefois forcé d'exciser, par une double incision elliptique transversale, une portion de la peau de la paupière, et à réunir ensuite les lèvres de la plaie par une suture.

26. TUMEURS DES PAUPIÈRES. — On rencontre très-souvent, sur une partie quelconque de la surface des paupières, une ou plusieurs petites tumeurs, dont le volume peut varier entre celui d'une tête d'épingle et celui d'une grosse noisette ; elles sont de nature très-diverse.

a. **Verrues, Poireaux.** — Absolument semblables à celles que l'on rencontre sur d'autres parties de la face ou du reste du corps, les *Verrues* sont de petites saillies ou excroissances de la peau, pleines, dures, calleuses, aplaties ou coniques, ordinairement allongées comme une poire ; elles ne causent aucune douleur et ne contrarient que par la petite difformité qu'elles produisent. — Les *Poireaux* consistent en des tumeurs plus larges et plus aplaties, moins saillantes que les verrues, souvent fendillées à leur surface ; quelquefois même la tumeur se fendille davantage, saigne de temps en temps et devient le siége de démangeaisons ou de fourmillements agaçants : on peut craindre, dans ce cas, qu'elle ne dégénère en cancroïde.

Traitement. — On fait aisément disparaître ces excroissances disgracieuses, soit par les *caustiques*, soit plutôt par une petite opération : on excise les *Verrues* à l'aide de ciseaux courbes et *on cautérise* ensuite la petite plaie ; quant aux *Poireaux*, on les dissèque avec soin, de façon à les énucléer et à les extirper avec leur racine ; puis *on cautérise* la cavité où ils étaient implantés et on fait un petit pansement.

b. **Orgeolet.** — On donne ce nom au furoncle des paupières : c'est une petite tumeur inflammatoire, de la grosseur d'un grain d'orge ou d'un petit pois, d'un rouge foncé livide, dure, très-douloureuse. Les parties environnantes sont légèrement tuméfiées, rouges, douloureuses, sensibles à la pression ; un larmoiement plus ou moins abondant, dû à l'irritation consécutive de la conjonctive, accompagne presque toujours l'Orgeolet; le clignement des yeux augmente la douleur; enfin, les cils voisins sont habituellement agglutinés entre eux le matin au réveil. Au bout de quelques jours, la petite tumeur devient plus proéminente; il se forme un petit point blanc à son sommet; elle jaunit et ressemble à un grain d'orge. Elle finit par percer et donne issue à un peu de pus épais, mélangé à un flocon de matière grisâtre, le *bourbillon*. La tumeur une fois évacuée, la douleur diminue peu à peu, la rougeur s'éteint et le gonflement s'affaisse. — Quelquefois la petite tumeur, au lieu de suppurer, de s'ouvrir et de se guérir ensuite, reste pendant très-longtemps à un état stationnaire, dure, rougeâtre, mais presque indolente : on lui donne alors le nom de *chalazion*.

Traitement. — On combat, au début, la violence de l'inflammation par des compresses imbibées de liquides astringents froids et fréquemment renouvelés; on fera bien, en outre, d'arracher les cils implantés sur l'orgeolet. Mais, dès que la suppuration est imminente, on la favorise par l'application sur l'œil de *cataplasmes maturatifs;* dès que le pus est formé, on lui donne issue avec le bistouri, et l'on a soin d'extraire en même temps le bourbillon. — Si la tumeur reste stationnaire, *on l'incise;* puis *on la cautérise;* puis on la recouvre de cataplasmes émollients. — On fera bien, dans tous les cas, de faire prendre un verre d'*eau de Pullna*, tous les deux jours pendant une quinzaine.

c. **Kystes sébacés.** — Ce sont de petites tumeurs, grosses comme des grains de millet ou de chènevis, d'une couleur jaunâtre ou blanchâtre; elles ne sont pas très-douloureuses et sont plutôt disgracieuses que dangereuses; cependant elles peuvent quelquefois devenir aussi grosses qu'un gros pois. Les kystes sont dus à l'oblitération du goulot d'une glandule sébacée : aussi, quand on les presse fortement entre les ongles des deux pouces, en fait-on sortir une matière blanchâtre ressemblant à du suif.

Traitement. — On les enlève facilement en faisant une petite *incision* transversale, puis en vidant la petite tumeur de son contenu ; *on en cautérise* ensuite l'intérieur afin d'en prévenir le retour ; ou bien on saisit avec des pinces le petit kyste et on l'attire au dehors.

d. **Loupes.** — Les Loupes des paupières sont formées par de petites vésicules, ou poches globuleuses, contenant une matière grasse plus ou moins épaisse. — Elles sont dues à l'oblitération des canaux excréteurs soit d'une glandule sébacée, soit d'une des glandules qui sécrètent la chassie ; le conduit excréteur étant bouché, le produit de sécrétion, qui continue toujours à être sécrété par la glandule, s'accumule incessamment dans le conduit, le distend et le gonfle progressivement : et il se développe ainsi une tumeur graisseuse. — Les loupes forment une tumeur arrondie, indolente à la pression ; sans changement de couleur de la peau qui la recouvre ; du volume d'un pois à celui d'une grosse noisette ; sans rougeur ni irritation des parties environnantes.

Traitement. — On peut d'abord essayer de faire disparaître ces tumeurs par des onctions, soir et matin, de *pommades fondantes,* d'iodure de potassium ou d'hydriodate de potasse. Si ce traitement, continué pendant deux ou trois semaines, ne donne aucun résultat satisfaisant, on a recours au bistouri. On fait une *incision* transversale au niveau de la tumeur ; celle-ci étant mise à nu, on la saisit avec une érigne et on la dissèque avec soin, de façon à *l'extraire* en totalité ; ensuite on referme les lèvres de la plaie par quelques points de suture ; ou bien, si la tumeur était grosse, on interpose quelques brins de charpie et on fait un pansement ordinaire.

27. DIFFORMITÉS DES PAUPIÈRES. —Parmi les nombreuses difformités ou déformations dont l'œil peut être atteint, soit au moment de la naissance, soit par suite de plaies, de brûlures ou d'ulcérations, il en est beaucoup qui sont malheureusement au-dessus des ressources de la Chirurgie ; mais il en est quelques-unes que l'on peut guérir, non pas de façon à restituer aux traits toute leur régularité, mais assez pour diminuer notablement la laideur de la figure.

a. **Colobôma**, ou *division des paupières.* —Les paupières sont divisées en deux lambeaux, soit au moment de la naissance, soit à la suite d'une blessure. L'œil est mis ainsi à découvert, ce qui constitue une difformité choquante et expose en outre cet organe au contact permanent de l'air.

Traitement. — L'opération ressemble à celle du bec-de-lièvre : on avive les bords de la solution de continuité avec des ciseaux ; puis on les affronte bien exactement et on les maintient en contact par une suture ; on fait ensuite un pansement approprié.

b. **Ankyolblépharon**, ou *adhérence des paupières entre elles.* — Ces adhérences occupent une plus ou moins grande étendue de l'ouverture des paupières, rarement la totalité ; elles existent dès la naissance, ou bien surviennent à la suite de Blépharites ciliaires ou de brûlures ; elles occupent presque toujours la portion des paupières voisines de l'angle externe ou temporal. L'œil est plus ou moins voilé, selon que les adhérences s'opposent plus ou moins à l'ouverture des paupières : il se porte nécessairement du côté par où il peut voir au dehors, et contracte ainsi une déviation ou Loucherie. Très-souvent il y a complication de Symblépharon, c'est-à-dire d'adhérence des paupières au globe oculaire : les mouvements sont alors gênés et pénibles.

Traitement. — On introduit par le point resté libre une sonde canelée, qui sert de guide à un bistouri boutonné avec lequel on opère avec soin la séparation ; s'il y a des adhérences avec le globe, on les dissèque minutieusement. Pour éviter la reproduction de ces adhérences, qui se ferait certainement si on laissait en contact les surfaces incisées, on cautérise les bords de la plaie avec le nitrate d'argent et, à chaque angle, on unit la muqueuse à la peau par un point de suture.

c. **Symblépharon,** ou *adhérence des paupières avec le globe oculaire.* — Il existe rarement au moment de la naissance et il résulte presque toujours d'Ophthalmies rebelles, de brûlures, ou de blessures ; il peut être général ou partiel, occuper une seule paupière ou toutes les deux à la fois. — Il consiste souvent en de simples *brides* qui, de la paupière, se rendent au globe oculaire ; d'autres fois, la paupière adhère *à pleine surface* par une large soudure ; tantôt l'adhérence a lieu au niveau de la sclérotique, tantôt au niveau de la cornée. Du nombre, du siége, de la disposition des brides, résultent des troubles fonctionnels divers : l'œil a perdu plus ou moins la liberté de ses mouvements ; la vue est plus ou moins compromise, surtout si la cornée est soudée à la paupière.

Traitement. — Il dépend de l'étendue et du siége des adhérences. Quand il n'y a qu'une seule bride

entre l'œil et la paupière, on l'excise au ras de l'œil et de
la paupière et l'on cautérise ensuite la plaie pour prévenir la réunion. Quand les adhérences sont larges, il
est très-difficile d'empêcher les surfaces qu'on vient
d'exciser de se ressouder entre elles : on n'y parvient
qu'en interposant entre la paupière et le globe oculaire
un mince œil de verre dépourvu de cornée.

28. DÉVIATIONS DES PAUPIÈRES. — Les paupières peuvent être déviées en dehors (*Ectropion*), ou
bien en dedans (*Entropion*); quelquefois les cils seulement sont déviés (*Trichiasis*).

a. **Ectropion.** — C'est le renversement des paupières *en dehors*.

Causes. — Il y a quatre espèces d'Ectropion, espèces basées sur les causes qui l'ont produit : le
muqueux, de beaucoup le plus fréquent, causé par
un boursouflement et une exubérance de la muqueuse,
ou *conjonctive* (3, 4), à la suite d'Ophthalmies chroniques, de Conjonctivites granuleuses, de blépharites; le
cutané, produit par une rétraction ou raccourcissement
de la peau de la paupière, à la suite d'une brûlure,
d'une plaie, d'une cicatrisation quelconque ; le *musculaire*, dû à une flaccidité ou à une paralysie du muscle
orbiculaire, lequel n'a plus la force de maintenir la
paupière inférieure appliquée contre le globe oculaire ;
enfin l'*exophthalmique*, produit par une tumeur orbitaire qui pousse doucement le globe oculaire hors de
l'orbite et qui déjette par conséquent les paupières en
dehors. — L'Ectropion est bien plus fréquent à la
paupière inférieure qu'à la supérieure.

Symptômes. — L'Ectropion *muqueux* offre un engorgement œdémateux et un boursouflement de la
muqueuse conjonctivale, laquelle forme un bourrelet

rougeâtre, dont la surface est grenue et sanieuse comme celle d'un vésicatoire ; plus cette muqueuse se boursoufle et plus la paupière se renverse en dehors, mettant ainsi l'œil à découvert ; plus l'œil est à découvert et plus l'irritation et l'engorgement de la muqueuse augmentent ; plus aussi le larmoiement est abondant et presque continu. Dans ce cas, l'Ectropion est précédé et suivi d'inflammation de la muqueuse, inflammation qui se propage quelquefois à l'œil toujours à découvert.—L'Ectropion *cutané*, dû à une plaie ou à une brûlure située dans le voisinage de la paupière, procède d'une autre façon : cette plaie ou cette brûlure se couvre de bourgeons charnus qui suppurent et qui finissent par former une cicatrice, laquelle, comme tous les tissus cicatriciels, attire à elle tous les tissus environnants. C'est ainsi que la peau de la paupière est tirée en dehors et qu'elle met à découvert le globe oculaire ainsi que la muqueuse, qui finit bientôt par former un bourrelet. — Dans le cas d'Ectropion *musculaire,* causé par une faiblesse ou une paralysie du muscle orbiculaire, la paupière a perdu sa tonicité et retombe flasque et inerte, laissant ainsi à découvert le bas du globe oculaire, et montrant sa face postérieure ou muqueuse rougeâtre. — On observe dans tous ces cas un écoulement plus ou moins abondant de larmes, soit parce que la sécrétion en a été augmentée, soit parce que la déviation des orifices lacrymaux, déjetés aussi en dehors avec la paupière, empêche l'écoulement du fluide lacrymal par ses voies naturelles.

Traitement. — Si l'Ectropion est dû à une cicatrice qui a attiré à elle le bord de la paupière, on fait l'opération suivante : on taille, sur toute l'épaisseur de la paupière déviée, *un lambeau en* V, à base tournée vers les cils ; puis, le lambeau enlevé, on affronte exacte-

ment les lèvres de la plaie et l'on réunit par une suture. — Si l'Ectropion est dû à un boursouflement de
la muqueuse, on agira sur celle-ci par des *collyres
secs astringents au calomel ou à l'oxyde blanc de bis-
muth* et par la *cautérisation* avec le nitrate acide de
mercure. Si ces moyens ne réussissent pas, on pratique
l'*excision*, avec un bistouri, de toute la portion exubé-
rante de la muqueuse, excision qui s'accompagne d'une
saignée locale qu'il ne faut pas trop se hâter d'arrêter,
car elle dégorge les tissus ; puis on ferme les paupières et l'on applique un bandage.

b. **Entropion**. — C'est le renversement du bord de
la paupière en dedans.

Causes. — Il dépend : soit d'une exubérance et d'un
relâchement de la peau des paupières, produits par
l'habitude de cligner les yeux, ou par certaines ophthalmies accompagnées de photophobie et de gonflement de la peau ; soit, plus rarement, d'une cicatrice de
la muqueuse produite par une ulcération ou par l'extirpation d'une petite tumeur des paupières.

Symptômes. — L'Entropion est total ou partiel,
complet ou incomplet ; il est ordinairement permanent ;
il n'est passager que lorsqu'il est dû à une Ophthalmie
accompagnée de photophobie. Il devient, comme l'Ectropion, une cause d'Ophthalmie, mais par une action
différente : l'Ectropion laisse l'œil toujours ouvert et
non abrité ; l'Entropion laisse l'œil toujours en contact
avec les cils, qui déterminent dans les premiers temps
une douleur assez vive, comme le feraient des corpuscules ou un grain de sable ; en même temps il y a irritation de la surface de l'œil, hypersécrétion de larmes
et larmoiement ; plus tard l'œil s'accoutume au contact
des cils et ne ressent plus de douleur vive, mais il
devient le siége d'une Ophthalmie chronique et d'ulcéra-

tion de la cornée, résultant du frottement incessant des cils.

Traitement. — On fera cesser l'Entropion passager, dû à la photophobie ou au gonflement des paupières, en combattant ces affections. Si la déviation est peu prononcée, on pourra essayer de bandelettes agglutinatives et surtout de serres fines qui saisissent entre leurs mors un pli de peau. Si l'Entropion est très-prononcé, il n'y a que l'*excision* de la peau des paupières qui puisse le guérir. Voici quelle est l'opération : avec la pince à béquilles de Beer, on forme un pli transversal à la peau, tout près de la paupière déviée, pli suffisamment épais pour corriger complétement cette déviation ; puis, on excise la peau du pli avec un bistouri ; enfin, on fait une suture et un pansement approprié.

c. **Trichiasis.** — Ce n'est pas une difformité visible, mais ce n'en est pas moins une difformité des cils : c'est la déviation, contre le globe oculaire, d'un plus ou moins grand nombre de cils : dans l'Entropion, c'est le bord tout entier de la paupière qui est déjeté en dedans ; ici, les cils seuls sont déviés.

Causes. — Il résulte d'une cicatrice vicieuse ou d'une ulcération qui ont déformé le bord de la paupière et ont déplacé la racine des cils : ceux-ci, en poussant, se sont déviés de leur direction normale à cause des callosités ou des indurations qu'ils rencontraient sur le bord des paupières.

Symptômes. — Le Trichiasis est beaucoup plus fréquent à la paupière inférieure qu'à la supérieure ; il est *total*, si toute la rangée des cils est déviée ; *partiel*, s'il n'y en a que quelques-uns ; les cils déviés sont ordinairement plus pâles, plus courts, difficiles à voir. Ils sont en contact avec le globe oculaire, contre lequel ils frottent incessamment par suite des mouvements incessants des paupières : il en résulte pour l'œil une irritation, qui est d'autant plus vive que les cils déviés sont plus nombreux, et un agacement tellement insupportable, que le Malade a de la peine à dormir : une Ophthalmie plus ou moins grave se développe et l'on voit quelquefois l'œil très-compromis.

Traitement. — On essayera d'abord de replacer les cils dans leur direction naturelle : soit en les tenant renversés en dehors sur la peau, à l'aide d'agglutinatifs; soit en les frisant tous les jours avec un petit fer chaud; soit en les liant en plusieurs bouquets avec des fils de soie que l'on colle ensuite à la joue ; ce qui finit quelquefois par déterminer une irritation des racines, à cause du clignement, et les faire tomber. Après ce moyen, on essayera l'*arrachement* des cils déviés avec une pince à épiler, petite opération que l'on renouvellera très-fréquemment : les cils repoussent, mais ils deviennent de plus en plus grêles et inoffensifs et finissent parfois par ne plus repousser. Si ce moyen échoue, on pratiquera la *cautérisation* des cils avec une pâte épilatoire, ou bien on en fera l'*extirpation* en excisant avec le bistouri toute la portion du bord de la paupière qui sert de support à ces cils déviés.

29. LARMOIEMENT. — Si le lecteur veut bien relire la description de l'appareil lacrymal (3), il verra que le *larmoiement* peut résulter de deux causes différentes : ou bien les larmes sont sécrétées en trop grande abondance pour qu'elles puissent s'écouler assez vite par leurs voies naturelles, et alors le trop-plein s'écoule sur les joues ; ou bien la sécrétion est normale, mais les voies naturelles d'écoulement (*orifices* et *conduits lacrymaux, sac lacrymal* et *canal nasal*) sont obstruées par une cause quelconque, et alors les larmes coulent à chaque instant sur les joues; — en un mot, il y a tantôt excès de sécrétion, tantôt difficulté d'écoulement.

a. **Par excès de sécrétion.** — Outre les causes morales, que tout le monde a éprouvées, susceptibles de faire verser des larmes, il y a excès de sécrétion du liquide lacrymal dans tous les cas d'Ophthalmie et même d'irritation légère de l'œil : ainsi le moindre grain de sable, ou toute espèce de corpuscule qui s'introduira sous les paupières, provoquera une légère hypersécrétion; les Conjonctivites, les Kératites, les Iritis, s'accompagnent d'un larmoiement plus ou moins abondant; dans les cas de pustules conjonctivales ou cornéales, les Malades ferment spasmodiquement les yeux pour éviter la lumière et, quand on les ouvre, il s'échappe un flot de larmes âcres et brûlantes. — Evidemment, le *Traitement* consiste : soit à enlever le corpuscule étranger, soit à combattre l'Ophthalmie ou les diverses maladies des yeux qui provoquent l'hypersécrétion lacrymale.

b. **Par difficulté d'écoulement.** — Les larmes, quoique sécrétées en très-minime quantité pour humecter le globe oculaire, ainsi que cela a lieu normalement, peuvent cependant couler sur les joues si elles rencontrent un obstacle quelconque à leur écoulement par leurs voies naturelles. Ces obstacles sont de diverses natures :

1° *Obstruction des orifices et des conduits lacrymaux.* — Elle peut dépendre soit d'une ulcération des orifices, soit d'une inflammation des conduits : il existe alors soit une obstruction, soit un rétrécissement de l'un des deux orifices ou conduits, ou de tous les deux à la fois. On comprend très-bien que les larmes, ne pouvant plus être aspirées par ces orifices et conduits, s'écoulent sur les joues. — Le *Traitement* consiste à combattre l'inflammation, ou l'ulcération, qui a causé le rétrécissement, puis à dilater graduellement et progressivement les voies rétrécies au moyen de fils métalliques d'un diamètre de plus en plus gros.

2° *Renversement en dehors des orifices ou points lacrymaux.* — Dans l'état normal, les larmes, après avoir humecté le globe oculaire, se dirigent vers l'angle nasal de l'œil ou *larmier*, aidées en cela par le clignement incessant des paupières : là, se trouvent les orifices lacrymaux qui, appliqués contre le globe oculaire, baignent dans les larmes et sont ainsi dans les conditions voulues pour les aspirer et les faire pénétrer dans les voies d'écoulement. Or, quand une maladie quelconque renverse en dehors les paupières et les écarte du globe oculaire; alors les orifices lacrymaux ne baignent plus dans les larmes et ne peuvent plus les pomper, les aspirer. C'est ce qui arrive dans deux cas assez fréquents : dans la paralysie ou *hémiplégie faciale*, où il existe une immobilité et une flaccidité de la paupière inférieure, laquelle est en outre légèrement écartée du globe oculaire; et dans l'Ectropion, caractérisé par le renversement en dehors de la paupière inférieure, occasionné soit par des petites tumeurs palpébrales, soit par des conjonctivites avec boursouflement de la muqueuse, soit par des cicatrices péri-orbitaires. — Le *Traitement* sera subordonné à la cause qui produit la déviation : il faudra donc s'attaquer soit à la Paralysie faciale, soit aux diverses affections qui occasionnent l'Ectropion.

3° *Inflammation du sac lacrymal.* — Elle résulte de la propagation d'une inflammation de la conjonctive, ou bien d'un rhume de cerveau ou coryza, à la muqueuse qui tapisse le sac lacrymal. Il existe une sensation de chaleur, de gêne et de tension vers l'angle nasal de

l'œil; la peau est chaude et rouge, ainsi que le bord
des paupières; il y a du larmoiement; une tumeur de
la grosseur d'une petite fève apparaît entre l'angle
nasal de l'œil et la racine du nez, tumeur rouge, chaude,
assez douloureuse. Alors, tantôt cette tumeur devient
plus douloureuse et finit par suppurer; tantôt, et c'est
le cas le plus fréquent, la rougeur et la douleur cessent,
mais la tumeur persiste. Quand on la presse avec le
doigt, on fait refluer par les orifices lacrymaux, et quelquefois aussi par les narines, un liquide muco-purulent,
trouble, floconneux, présentant des stries blanchâtres;
la tumeur, une fois vidée, n'est presque plus visible,
mais elle ne tarde pas à se remplir de nouveau. Quelquefois il y a oblitération du canal nasal : alors on ne
peut faire refluer le mucus de la tumeur dans la narine
et celle-ci est sèche, puisqu'elle ne reçoit pas de larmes non plus. Quelquefois il survient une nouvelle
période d'inflammation : la tumeur grossit, suppure, et
l'abcès s'ouvre par un orifice qui se transforme en fistule. — Le *Traitement* consiste : 1° à *rétablir la libre
circulation des larmes*, afin de prévenir la stagnation
des liquides dans le sac lacrymal; on y arrivera par
l'introduction de sondes filiformes d'un calibre de plus
en plus gros; 2° à *combattre la sécrétion du muco-pus*,
au moyen d'injections iodées faites tous les deux jours
dans le sac lacrymal.

4° *Tumeur et fistule lacrymales*. — C'est là la cause
la plus ordinaire du larmoiement habituel : l'importance
et la fréquence de cette affection m'obligent à en faire
une description détaillée.

30. TUMEUR ET FISTULE LACRYMALES. — On
donne le nom de *Tumeur* lacrymale à une petite
tumeur située à l'angle nasal des paupières, et résultant de la distension du *sac lacrymal* (*fig.* 2, I) par des

larmes et des mucosités plus ou moins purulentes. — La *Fistule* lacrymale est une ouverture très-étroite, résultant de l'ulcération d'une tumeur lacrymale ancienne, et donnant passage à des mucosités mélangées de larmes.

Causes. — La *Tumeur* lacrymale résulte de l'inflammation du sac lacrymal. Ce sac (*fig.* 2, I) consiste en une petite poche membraneuse, qui communique en haut avec les yeux par les conduits lacrymaux (H) et en bas avec les narines par le canal nasal (J); les parois de ces petits canaux, que traversent les larmes pour aller des yeux aux narines, sont formées d'une membrane muqueuse analogue à celle qui tapisse les paupières et l'intérieur des narines. Or, quand cette muqueuse vient à s'enflammer, elle subit les mêmes modifications que la muqueuse des paupières et du nez: elle rougit, se tuméfie et sécrète des mucosités, comme on le voit dans les cas d'ophthalmie et de coryza(rhume de cerveau). Mais le canal lacrymo-nasal est tellement étroit, que la muqueuse, en se gonflant, ne tarde pas à obstruer plus ou moins le canal et à s'opposer ainsi à l'écoulement des larmes et des mucosités ; en outre, ces mucosités, étant plus ou moins épaisses et visqueuses, passent difficilement dans le canal rétréci. C'est alors que se développe progressivement la *Tumeur* lacrymale, qui grossit insensiblement, parce qu'insensiblement le canal se rétrécit et que les mucosités s'amassent dans le sac et le distendent. En même temps, les larmes, qui ne peuvent plus passer facilement par leurs voies naturelles, tombent à tout moment des paupières sur les joues. — On voit souvent alors l'inflammation s'aggraver, la tumeur devenir plus grosse, plus douloureuse, plus rouge, plus distendue, et s'ouvrir comme un abcès, en donnant issue à du pus mélangé de mucosités et de larmes : cette ouverture, au lieu de se refermer comme celle d'un abcès ordinaire, est entretenue par la sortie fréquente des larmes et des mucosités purulentes contenues dans le sac; elle constitue alors une *Fistule* lacrymale.

Symptômes. — La *Tumeur* lacrymale se développe d'ordinaire très-lentement ; pendant plusieurs mois, les Malades ont un peu de larmoiement, une sensation de gêne et éprouvent des picotements au niveau de. l'angle nasal de l'œil ; puis, la conjonctive palpébrale devient un peu rouge ; puis, il se développe peu à peu, au niveau de l'angle nasal de l'œil, une légère élevure, d'abord peu apparente, mais qui grossit lentement et qui finit par former une petite tumeur de la grosseur d'un haricot : c'est la *Tumeur lacrymale*, formée par la distension du sac lacrymal. Cette *Tumeur* est molle, non douloureuse, sans changement notable de couleur de la peau, dépressible et indolente à la pression. Quand on la comprime avec le doigt, on fait refluer, par les orifices des conduits lacrymaux, le liquide accumulé dans l'intérieur du sac : tantôt c'est un liquide visqueux et filant, comme une solution épaisse de gomme ; tantôt ce sont des mucosités plus ou moins épaisses et mélangées de larmes, ayant une teinte trouble, laiteuse ou jaunâtre, ou jaune-verdâtre, selon qu'il y a plus ou moins de pus ; quelquefois même le pus est tellement épais, qu'il forme, en sortant des orifices lacrymaux, des filaments jaunâtres analogues à du vermicelle cuit. Chez quelques Malades, la pression sur la tumeur en évacue le contenu, partie par les orifices lacrymaux, partie par les narines ; chez d'autres, tout sort par en haut et rien par en bas, ou tout par en bas et rien par en haut ; enfin, chez d'autres, rien ne sort, ni par en haut ni par en bas, et la tumeur ne se vide pas. — Assez souvent, il existe une sécheresse habituelle dans la narine du côté malade et un embarras continuel au cerveau, comme lorsqu'on est enrhumé. L'œil demeure sain, mais il est le siége d'un larmoiement qui est quelquefois très-abondant et très-gênant; quand le Malade reste quelques secondes sans fermer les yeux, on voit tout le long de la paupière inférieure un petit ruisseau de larmes se former peu à peu et finir par déborder et couler sur les joues. La vue, assez bonne d'ailleurs, ne se trouble que lorsque le larmoiement augmente. — Si l'on ne soigne pas la *Tumeur* lacrymale, elle peut durer assez longtemps, sans autre incommodité qu'une grosseur disgracieuse, qu'il faut vider fréquemment, et un larmoiement habituel; mais il arrive presque toujours que cette tumeur s'enflamme, qu'elle devient douloureuse, rouge, plus volumineuse, et que la pression avec le doigt fait sortir des mucosités purulentes; bientôt la tumeur suppure et s'ouvre comme un abcès ordinaire, donnant issue à de la matière purulente; l'ouverture, au lieu de se cicatriser, reste béante et continue à livrer passage à des mucosités : on a alors une Fistule lacrymale.

La *Fistule lacrymale* consiste donc en un petit orifice, situé aux environs de l'angle nasal des paupières, ordinairement un peu déprimé ou quelquefois même entouré de fongosités ; cet orifice, qui communique avec l'intérieur du sac lacrymal, laisse écouler de temps en temps le liquide qui s'accumule dans le sac, c'est-à-dire : soit un liquide visqueux et filant, soit des mucosités mélangées de larmes et d'une plus ou moins grande proportion de pus, soit enfin du véritable pus.

Traitement. — Il s'agit de combattre l'inflammation chronique ou le catarrhe du sac lacrymal, afin de tarir la sécrétion dont il est le siége ; de rétablir le cours des larmes à travers leurs voies naturelles obstruées, afin de supprimer le larmoiement.

1° *On s'attaque à la conjonctivite,* qui accompagne

presque toujours la Tumeur et la Fistule lacrymales, par des instillations de *collyre au sublimé* répétées trois fois par jour ; on aura soin, avant d'instiller le collyre, de vider le sac lacrymal en pressant dessus ; tous les soirs, on appliquera de la *pommade au précipité rouge* sur le bord des paupières, dans le voisinage des orifices des conduits lacrymaux. — 2° *On combat l'inflammation catarrhale du sac lacrymal*, en modifiant sa vitalité par des *injections iodées :* elles donnent d'excellents résultats et suffisent souvent à elles seules pour faire disparaître l'écoulement des mucosités et la tumeur formée par le sac distendu. — 3° *On rétablit le cours des larmes* à travers leurs voies obstruées, quand les injections n'ont pu que tarir la sécrétion de mucosités purulentes et que, le canal restant obstrué par la muqueuse épaissie, le larmoiement persiste encore. Dans ce but, on commence par *dilater progressivement* les voies lacrymales rétrécies; c'est-à-dire le sac (I) et le canal (J), par une série progressivement croissante de petites sondes dilatatrices, telles que celles de Bowmann ; on les introduit tous les deux jours et on les laisse en place quinze minutes. On arrive ainsi, presque toujours, à rendre aux voies lacrymales leur calibre normal. Mais il arrive quelquefois qu'au bout d'un certain temps, alors surtout que le catarrhe du sac lacrymal n'est pas complétement guéri, que le rétrécissement et, par conséquent, le larmoiement se reproduisent. On est alors forcé, après plusieurs récidives, d'établir une route permanente aux larmes, en introduisant dans les voies lacrymales une *petite canule* en or, destinée à maintenir écartées les parois du canal ; on la noie dans les tissus et on l'y laisse à demeure pour toujours. On se sert, pour cette opération, de l'ouverture de la fistule s'il en existe une ; sinon, un petit coup de bistouri permet l'introduction des

moyens de dilatation, puis plus tard de la canule ; l'opération finie, on referme la fistule ou la petite plaie et il
ne reste plus aucune trace ni de la tumeur, ni de l'ouverture, ni de la canule. — 4° Enfin , les organes di-
gestifs étant très-souvent en mauvais état, il faudra en
régulariser les fonctions par un régime et un traitement
en rapport avec les troubles fonctionnels.

31. OPHTHALMIES. — On désigne sous ce nom
l'inflammation d'une ou de plusieurs des membranes
qui entrent dans la structure du globe oculaire. —
Avant de décrire les diverses formes que peuvent revê-
tir les Ophthalmies, je vais d'abord en tracer les caractères généraux, afin de mieux montrer la façon dont se
développe et se comporte cette affection.

a. **Ophthalmies, en général.** — Le globe oculaire
se compose de plusieurs parties, de plusieurs membranes (conjonctive, cornée, iris, choroïde, rétine, etc.)
qui offrent chacune une structure différente et remplissent des fonctions diverses : par cela même, l'inflammation revêtira dans chacune d'elles des caractères
différents, parce que chacune d'elles ressentira cette
inflammation d'une façon particulière. De là, des noms
imposés à chacune de ces variétés : inflammation de
la conjonctive *(conjonctivite)*, de la cornée *(kératite)*,
de l'iris *(iritis)*, de la sclérotique *(sclérotite)*, de la
choroïde *(choroïdite)*, de la rétine *(rétinite)*. Mais, de
ce que l'inflammation affecte dans chacune de ces
membranes une forme particulière, il ne s'en suit pas
qu'elle s'y limite et s'y cantonne : loin de là ; car les
diverses parties de l'œil sont unies entre elles par un
si grand nombre d'artères, de veines et de nerfs, et
elles sont tellement solidaires les unes des autres, que
l'une d'elles ne peut être en souffrance sans que le mal

ne retentisse sur toutes les autres. Ces termes de conjonctivite, kératite,.... signifient donc seulement que la conjonctive, ou la cornée, sont alors le point de départ et le siége principal de l'Ophthalmie.

Causes. — Elles sont prédisposantes, ou bien occasionnelles. — Sont *prédisposés* aux Ophthalmies : ceux qui, par leur profession ou leur état social, fatiguent habituellement leurs yeux à lire, à écrire, ou bien à coudre, à travailler sur de menus objets, surtout à la lumière d'une lampe ou du gaz; les enfants dont la santé est faible et délicate, dont la constitution est pauvre, dont les chairs sont molles, la peau pâle. Enfin une mauvaise alimentation; ou bien une vie trop sédentaire; ou bien des excès de fatigue nerveuse, de veilles, de travail, concourent encore indirectement au développement des Ophthalmies. — Les causes *occasionnelles* les plus fréquentes sont : les corpuscules étrangers et les poussières qui pénètrent sous les paupières, les vapeurs et émanations de nature irritante, une forte lumière longtemps supportée, la réverbération du soleil sur le sable pendant de longues marches ; mais aucune circonstance n'a autant d'influence que le froid, soit qu'il s'agisse de la température froide et humide de l'automne, soit de l'exposition de l'œil à un courant d'air.

Symptômes. — Les Ophthalmies se manifestent par sept symptômes, qui cependant n'existent pas toujours tous les sept à la fois : ce sont la rougeur, la chaleur, la tuméfaction, la douleur, la photophobie, le larmoiement, et l'hypersécrétion des glandules palpébro-conjonctivales ; quelquefois, on voit en outre survenir des symptômes plus graves, tels que la production de lymphe plastique, la suppuration, des ulcérations et, par suite, des opacités qui troublent la transparence de la cornée, ou bien des dépôts qui oblitèrent l'ouverture pupillaire de l'iris et s'opposent ainsi au passage des rayons lumineux.

1° La *rougeur* est le premier symptôme que l'on aperçoive, car l'inflammation débute ici, comme partout ailleurs dans notre organisme, par la plénitude des vaisseaux sanguins (5, *c*) artériels et veineux. — A l'état normal, les nombreux canalicules sanguins qui rampent à la surface de l'œil ne se voient pas, à cause de leur extrême petitesse ; mais l'inflammation y faisant affluer le sang, ils se dilatent, ils grossissent, ils deviennent visibles, et cela d'autant plus que l'inflammation est plus violente et que le sang y afflue davantage. — Dans la *conjonctive*, la rougeur est superficielle ; elle est d'une teinte plus ou moins vive, suivant le volume et le nombre des canalicules sanguins injectés et la richesse du sang du Malade. En outre, elle est générale, ou bien partielle : quand elle est *partielle*, elle est sous forme de filaments, de pinceaux, de plaques ; quand elle est *générale*, les canalicules sanguins injectés forment un réseau superficiel, qu'il est possible de déplacer un peu ; ce réseau est constitué par des artérioles et des veinules qui partent du pourtour du globe oculaire et qui convergent tous vers la cornée, autour de laquelle ils se terminent par de fines ramifications. — Dans *la sclérotique*, ou blanc de l'œil, la rougeur est située plus profondément, au-dessous de la conjonctive ; elle consiste en un anneau radié, analogue aux rayons dont les dessinateurs entourent d'ordinaire l'image du soleil, anneau que l'on ne voit bien distinctement que lorsque la conjonctive n'est pas elle-même injectée. — Dans *la choroïde* et *la rétine*, la rougeur offre des aspects que je décrirai plus loin (39).

2° Le *gonflement* résulte de l'afflux du sang dans les tissus enflammés et de l'infiltration séreuse de ces parties ; il ne se voit aisément que dans les parties superficielles. La conjonctive se boursoufle et forme quelquefois autour de la cornée un bourrelet circulaire, auquel on donne le nom de *chémosis* ; les paupières se tuméfient très-aisément et deviennent même quelquefois tellement gonflées, qu'elles recouvrent le globe oculaire et qu'il est très-difficile de les ouvrir. Dans les parties profondes de l'œil, le gonflement existe aussi ; mais la coque oculaire s'opposant par sa résistance au développement et à l'expansion du gonflement, il en résulte un étranglement plus ou moins prononcé qui occasionne des douleurs plus ou moins vives (40, 41).

3° Le *Larmoiement* dépend : soit de la congestion ou de l'irritation de la glande lacrymale et des nombreuses glandules conjonctivales, soit d'une névralgie concomitante des filets nerveux du trijumeau qui innervent cette glande. Il apparaît le deuxième ou troisième jour de l'Ophthalmie ; il diminue ou cesse, quand les paupières restent fermées et immobiles ; il augmente sous l'influence d'une vive lumière ; les larmes sont ordinairement chaudes et irritantes.

4° La *sécrétion de mucus*, de *muco-pus*, ou de *chassie* n'existe que dans les cas d'Ophthalmie *catarrhale*, d'Ophthalmie *purulente* et de Blépharite *glandulo-ciliaire*.

5° La *douleur* est superficielle ou profonde : superficielle, elle indique une conjonctivite et ressemble alors à la sensation pénible que détermine un corpuscule étranger qui s'est introduit sous les paupières ; profonde, elle coïncide avec les Ophthalmies internes, et revêt la forme d'élancements, de déchirement, de distension. La douleur se propage souvent dans les régions voisines, comme de véritables douleurs névralgiques, surtout dans les cas d'Ophthalmies internes. Elle est ordinairement moins vive, quand l'œil est en repos et soustrait à l'action de la lumière ; elle est sujette à des exacerbations, qui se montrent surtout le soir.

6° La *photophobie* consiste en une sensation extrêmement pénible, causée par l'impression de la lumière sur l'œil enflammé. Bien entendu, il y a plusieurs degrés dans la photophobie : dans le premier degré, la lumière produit une certaine gêne qui ne permet pas à l'œil de rester ouvert quelque temps, sans que la vue ne soit bientôt obscurcie par les larmes et par une véritable cuisson ; dans le deuxième degré, l'impression de la lumière est trop pénible pour que le Malade puisse spontanément ouvrir ses yeux ; dans le troisième degré, la douleur cuisante que produit la lumière est tellement vive, que le Malade recherche l'obscurité la plus profonde, qu'il ferme convulsivement les paupières et qu'il est très-difficile au Chirurgien de les lui ouvrir pour examiner les yeux.

7° Les *troubles de la vue* sont plus ou moins prononcés selon que l'Ophthalmie est superficielle ou profonde, et qu'elle est plus ou moins violente. Ils dépendent : soit de la photophobie, c'est-à-dire de la douleur que la lumière occasionne et qui ne permet pas de fixer les objets ; soit de l'abondance des larmes et du muco-pus qui se répandent et se fixent à la surface de la cornée ; soit de l'inflammation de la cornée et de l'obscurcissement consécutif de cette membrane transparente ; soit de l'inflammation développée dans l'intérieur des chambres de l'œil, d'où résulte souvent la formation de pus qui se mélange à l'humeur aqueuse et constitue ainsi un liquide opaque que les rayons lumineux ne peuvent plus traverser ; soit de l'inflammation de l'iris, qui donne naissance à une sécrétion de lymphe plastique : cette matière gluante fait adhérer l'iris à la capsule du cristallin et finit même quelquefois par oblitérer la pupille, ce qui constitue alors une

8.

fausse Cataracte ; soit enfin de l'inflammation de la choroïde et de la rétine, dont je me propose d'exposer à part les effets (39).

Traitement. — Les indications sont bien nettes :

1º *Attaquer la cause,* essayer de la supprimer ou de l'atténuer.

2º *Combattre l'inflammation :* on entretient sur l'œil malade des *compresses* constamment imbibées d'eau froide, additionnée de divers liquides astringents, compresses que l'on renouvelle très-souvent afin de ne pas leur laisser le temps de s'échauffer ; les *cataplasmes* favorisent l'infiltration, le ramollissement, la tuméfaction des tissus et ne doivent pas être employés. Si l'inflammation est violente, on applique vers l'angle temporal de l'œil malade, jamais sur les paupières, deux ou quatre *sangsues,* que l'on remplace, à mesure qu'elles tombent, par d'autres, de façon à entretenir une saignée locale pendant deux, trois ou quatre heures, selon l'intensité du mal ; on applique, immédiatement après, des *sinapismes* sur les cuisses et les mollets, afin de prévenir la réaction. Dans les cas ordinaires, on fait derrière les oreilles des frictions avec l'*huile de croton,* de façon à y déterminer une éruption que l'on a soin d'entretenir pendant quelque temps. On fait prendre un verre d'*Eau de Pullna* tous les deux ou trois jours, le matin en se levant, etc.

3º *Calmer les douleurs :* les moyens employés pour combattre l'inflammation agissent déjà dans ce sens ; l'administration de *potions* ou de *pilules calmantes,* si les douleurs sont très-vives, et l'application de pommade à *l'extrait de belladone* sur les paupières et les régions périorbitaires, calment notablement l'exaltation de la sensibilité.

4º *Prévenir la sécrétion et le dépôt de lymphe plastique,* car cette matière coagulable donne lieu à

des opacités de la cornée, ou bien à des adhérences de
l'iris avec la capsule du cristallin, ou bien à une oblitération de la pupille ou fausse Cataracte : dans ce but,
on donne le *calomel* à dose non purgative, c'est-à-dire
1, 2, 3, 4, 5 centigrammes, seul ou plutôt associé à
l'*extrait thébaïque*; on fait aussi des frictions sur les
paupières, tous les soirs, avec *l'onguent hydrargyrique* associé avec l'*extrait de belladone.*

5° *Peu* ou *pas de lumière*, car l'œil enflammé supporte difficilement l'impression de la lumière : le
Malade restera donc dans sa chambre, où régnera un
demi-jour, ou même une obscurité presque complète ;
plus tard, quand il en sortira, il portera sur les yeux un
bandeau flottant de soie noire, préférable à un bandeau
épais qui fatigue l'œil et l'échauffe.

6° *Régime doux*, un peu sévère, quand l'inflammation est vive ; éviter les excitants de toute espèce.

b. **Ophthalmie catarrhale.** — C'est l'inflammation
de la conjonctive, causée par le froid humide.

Causes. — L'état de l'atmosphère en est la cause
presque exclusive : c'est presque toujours l'air qui la
détermine, soit qu'il agisse sur les yeux ou sur tout le
corps ; aussi sévit-elle par moment sur beaucoup de
personnes à la fois, dans une même ville, pendant les
temps froids et humides. Cependant les sujets faibles,
lymphatiques, ou ayant eu déjà des ophthalmies, y sont
plus sujets que les autres.

Symptômes. — Il y a rougeur du blanc de l'œil, mais
ce blanc est sale et jaunâtre ; cette rougeur débute par
la conjonctive qui tapisse la face postérieure des paupières, conjonctive qui est alors plus ou moins injectée ;
puis, le réseau sanguin se dessine sur le blanc de l'œil
en partant du cul-de-sac circulaire que la conjonctive
forme en se reployant de la face postérieure des

paupières sur le globe oculaire : ce réseau rougeâtre s'avance vers la cornée, mais n'arrive pas jusqu'à elle. A l'état chronique, la rougeur est moins vive ; le réseau sanguin est moins serré ; mais les veines sont plus apparentes, flexueuses, et on les voit toutes converger du cul-de-sac conjonctival vers la cornée. La conjonctive est tuméfiée, mais c'est un boursouflement œdémateux, par suite d'infiltration de cette muqueuse. Il s'écoule des yeux une humeur catarrhale, qui se mélange aux larmes, humeur qui enduit les paupières et les cils et les agglutine le matin au réveil. Le Malade éprouve dans les yeux des picotements et surtout une sensation de gravier : il se plaint de démangeaison au bord des paupières et se les frotte souvent avec ses doigts ; il n'éprouve pas de photophobie, ni de photopsie, ni de douleur très-vive.

Traitement. — Il faudra, avant tout, que le Malade *garde la chambre* ou, s'il ne le peut, qu'il porte dans la rue un large *bandeau* de soie noire flottant devant les yeux ; il prendra, comme pour un rhume ordinaire, des *boissons chaudes* et aromatiques, une tasse à café toutes les heures ; il prendra un *purgatif léger* tous les deux jours ; il évitera l'action directe de la chaleur du foyer. On aura soin de n'appliquer sur l'œil ni cataplasme, ni compresse humide, ni fumigation, car ces moyens favorisent ici l'engorgement œdémateux de la conjonctive. On se trouvera au contraire très-bien des *collyres astringents,* tels que : *l'eau de roses,* ou *l'eau blanche ;* une solution très-légère de *nitrate d'argent,* ou de *sulfate de cuivre ;* le *laudanum* de Sydenham. Si le mal résiste, on *cautérisera* avec le crayon de nitrate d'argent ou de sulfate de cuivre ; on usera des *pommades* de Janin, ou de Lyon ; on fera surtout des *scarifications* fréquentes, avec la pointe d'une lancette ;

on fera bien aussi de déterminer une *révulsion* derrière les oreilles, par des onctions d'huile de croton.

c. **Ophthalmie pustuleuse.** — C'est l'inflammation de la conjonctive chez les sujets de constitution faible et débile, chez les enfants peu robustes ou maladifs.

Symptômes. — Cette Ophthalmie est nettement caractérisée par la disposition toute particulière du réseau sanguin qui constitue la rougeur ; les veines ou artères, au lieu de former un réseau qui converge vers la cornée, sont disposées par *faisceaux* triangulaires dont la base correspond au cul-de-sac oculo-palpébral et dont la pointe, dirigée vers la cornée, semble arrêtée par une petite pustule ou bouton d'un blanc grisâtre : cette pustule existe assez souvent tout près du bord de la cornée et quelquefois même sur la cornée elle-même. Il existe tantôt un seul faisceau avec sa pustule ; tantôt cinq ou six, toujours distincts et chacun avec sa pustule. Ces pustules n'ont rien de grave, tant qu'elles n'existent que sur la sclérotique : celles de la cornée (Kératite pustuleuse, 33) ont beaucoup plus d'importance. La conjonctive finit par devenir légèrement boursouflée, flasque, d'un jaune sale. Les Malades n'éprouvent qu'un peu de gêne et surtout la sensation de gravier dans les yeux ; le larmoiement et la photophobie, qui existent assez souvent, dépendent des pustules développées sur la cornée, c'est-à-dire de la Kératite. Quand cette complication existe, il y a un larmoiement abondant ; les yeux sont chassieux et agglutinés le matin au réveil ; la photophobie est telle, que les jeunes Malades ferment convulsivement les yeux, recherchent l'obscurité, se cachent sous leurs couvertures et qu'il est très-difficile d'examiner leurs yeux.

Traitement. — Il faudra être très-sobre de sangsues, malgré que les symptômes inflammatoires semblent

quelquefois les indiquer. On *cautérisera* tous les jours,
avec la pointe d'un crayon de nitrate d'argent, chaque
pustule et le faisceau sanguin dont elle dépend ; trois
fois par jour, on instille dans l'œil malade un *collyre
au borax* et, soir et matin, une goutte de *laudanum de
Rousseau.* En même temps, on améliorera la constitution du Malade par les fortifiants de toute espèce : vin de
quinquina, régime tonique et substantiel, exercice ou
gymnastique, hydrothérapie, etc.

d. **Ophthalmie purulente.** — C'est une inflammation générale de l'œil, inflammation qui se termine
par suppuration.

Causes. — Les plus fréquentes sont : les contusions
violentes de l'œil, les blessures de cet organe, les
opérations malheureuses pratiquées sur l'œil, les corps
étrangers qui se sont introduits sous les paupières ou
qui se sont incrustés dans la cornée ; les cils déviés en
dedans (Trichiasis) ; un courant d'air froid près d'une
fenêtre ou en wagon ; un exercice trop prolongé de la
vue, surtout à une vive lumière ; l'exposition permanente de l'œil à l'air, dans le cas d'Ectropion ; etc.

Symptômes. — L'œil offre une *rougeur* écarlate
d'autant plus foncée que l'inflammation est plus vive :
elle est superficielle, et dépend de l'injection du réseau
artériel et veineux de la conjonctive, car on peut déplacer
un peu ces stries rougeâtres avec la pointe d'un stylet.
En même temps, l'œil est *gonflé*, par suite de cet afflux
de sang dans la trame de la conjonctive et de l'infiltration de sérosité dans son épaisseur ; l'épiderme conjonctival qui recouvre la cornée ne possédant pas de réseau
sanguin et ne se gonflant pas, la portion gonflée forme
tout autour de la cornée une sorte de bourrelet ou *chémosis* circulaire, rougeâtre, au milieu duquel cette membrane transparente a l'air d'être enfoncée. La rougeur

et le gonflement s'étendent souvent aux paupières : celles-ci alors, se tuméfiant et s'infiltrant très-aisément, ne peuvent plus se soulever et masquent l'œil complétement : l'exploration de l'œil est alors très-difficile, surtout chez les enfants. La cornée *s'obscurcit* toujours plus ou moins, et quelquefois même tellement, quand l'inflammation est profonde, que le Malade ne distingue plus les objets : cet obscurcissement dépend d'un épanchement de lymphe plastique entre les lames cornéales et des mucosités purulentes qui recouvrent sa surface. L'œil est d'abord baigné de larmes claires et limpides, puis d'un liquide muco-purulent formé de larmes et de muco-pus, liquide âcre, brûlant, irritant, qui s'écoule en abondance. — Ces symptômes objectifs s'accompagnent : au début, de picotements, d'une sensation de graviers derrière les paupières; puis, d'une véritable *douleur*, qui se combine avec un sentiment de *chaleur;* cette douleur, d'abord locale et légère, s'exaspère par le clignement des paupières ; elle devient ensuite très-vive, tensive, pulsative, quand tout l'œil est fortement pris, et s'irradie vers le front, les tempes et surtout vers le fond de l'orbite. Il existe de la *photophobie,* c'est-à-dire que le Malade ne peut supporter la lumière, qu'il ferme toujours les yeux spasmodiquement, qu'il recherche l'obscurité ; il y a même quelquefois de la *photopsie,* c'est-à-dire que, même dans l'obscurité, il voit des points lumineux, des étincelles, des fusées, etc., sensations qui disparaissent ensuite à cause de la compression mutuelle des membranes de l'œil.

L'Ophthalmie purulente présente deux périodes. — Au premier degré, il y a d'abord picotement, rougeur partielle sous forme d'arborisation; puis, cette rougeur devient uniforme, en même temps que la conjonctive se gonfle et forme peu à peu un chémosis ou bourrelet rougeâtre autour de la cornée, qui semble alors déprimée ; il y a alors larmoiement abondant de larmes chaudes, mais peu troubles. L'impossibilité de supporter la lumière est telle, que le Malade ferme les yeux convulsivement et recherche l'obscurité, où il voit des points lumineux ou des étincelles. — Au deuxième degré, la sensibilité exaltée semble s'émousser, la douleur cuisante est remplacée par un sentiment de distension, la chaleur par un sentiment de froid ; la photophobie et la photopsie cessent, et le Malade n'éprouve aucune gêne à fixer la lumière. Mais le gonflement continue, augmente (c'est ce gonflement qui comprime la rétine et la rend insensible) ; la conjonctive est boursouflée, de couleur brunâtre ; le larmoiement consiste en un liquide épais, jaunâtre, purulent. — Il peut alors survenir : ou bien la *guérison,* par la cessation progressive de l'inflammation ; ou bien la *gangrène de la cornée,* qui tombe tout d'une pièce et qui provoque la perte de l'œil : ou bien la *formation de pus dans les chambres* oculaires, ce qui donne lieu à un Hypopyon.

Cette Ophthalmie passe quelquefois à l'état *chronique :* la rougeur est alors moins vive, moins uniforme, et consiste en des stries rougeâtres qui convergent vers la cornée ; le gonflement est moins prononcé ; la douleur, la chaleur et la photophobie existent à peine ; le mal reste stationnaire, ou subit de temps en temps des périodes d'exacerbation ou de guérison.

Traitement. — Il doit être très-actif et surveillé avec beaucoup de soin. Au début, on maintiendra toujours appliquée sur l'œil une compresse de linge fin incessamment imbibée *d'eau froide* ou d'une solution froide *d'acétate de plomb ;* puis on appliquera dix *sangsues* à l'angle externe ou temporal de l'œil, sangsues dont on entretiendra l'écoulement de sang par des cataplasmes, et que l'on remplacera par d'autres, de façon à obtenir une saignée locale abondante. Immédiatement après, on fait prendre au Malade 10 centigrammes de tartre stibié dans un demi-litre de tisane de chiendent, prescription que l'on réitère trois ou quatre jours de suite. On administre en outre tous les jours des *purgatifs*, de manière à produire et à entretenir une dérivation intestinale. — Quand la photophobie est calmée, on cesse les antiphlogistiques et l'on a recours aux *caustiques* : tous les jours ou tous les deux jours, on cautérise la conjonctive avec une solution ou un crayon de *nitrate d'argent* et on lotionne l'œil tout après avec de l'eau salée, pour annihiler le caustique qui n'a pas agi; ces cautérisations déterminent une douleur cuisante et un flot de larmes qui cessent assez vite : on calmera la douleur par un *collyre calmant*. — Outre ces divers moyens de traitement, on recommandera au Malade le *repos absolu* dans une chambre à peine éclairée; plusieurs fois par jour, *on nettoiera les yeux* avec de l'eau tiède, afin de ne pas les laisser en contact avec le muco-pus; on aura soin, si le Malade est couché, de lui maintenir la tête élevée à l'aide d'oreillers de crin ou de paille d'avoine ; il observera une diète sévère.

e. **Ophthalmie granuleuse.** — On voit assez souvent, à la suite des diverses espèces d'Ophthalmie, se développer à la surface de la conjonctive de petits corps de la grosseur d'un grain de millet et même de chénevis : se sont des *granulations*.

Causes. — Elles sont dues à une prédisposition individuelle, comme le sont les aphthes ou bien les clous, par exemple, chez certaines personnes : un état particulier du sang, une mauvaise hygiène habituelle, une Ophthalmie mal soignée, l'encombrement et les miasmes qui en sont la conséquence, etc., favorisent le développement du mal.

Symptômes. — On n'est pas bien d'accord sur la *nature* des granulations : pour les uns, ce sont de petits kystes; pour d'autres, elles ne sont que l'hypertrophie des papilles de la conjonctive ; pour d'autres, ce sont des exsudations néoplastiques : toutes ces opinions sont vraies, en ce sens qu'il y a réellement trois espèces de granulations. — Les *kystiques,* dues à l'oblitération d'une glandule muqueuse, sont clair-semées, d'aspect grisâtre, peu sanguines, et renferment un liquide visqueux dans leur intérieur. Elles se montrent sans inflammation vive ; de la grosseur d'un grain de chénevis, elles se développent dans le cul-de-sac de la conjonctive ; elles causent peu de troubles fonctionnels.— Les *papillaires,* dues à l'hypertrophie des papilles de la conjonctive, sont les plus fréquentes et s'observent surtout à la paupière inférieure, où elles forment une couche non interrompue sur la surface muqueuse ; elles sont d'un rouge vif, grosses comme des petits grains de millet, et sont serrées l'une contre l'autre. — Les *néoplastiques,* ou *trachomes,* dues à une exsudation sous-épidermique, forment aussi une couche serrée sur toute l'étendue de la face postérieure de la paupière : analogues à du tapioca cuit, elles ont un aspect gélatineux et semblent infiltrées dans la trame de la conjonctive ; elles coexistent souvent avec les granulations papillaires ; quelquefois elles donnent lieu à une sorte de cicatrisation de la conjonctive, qui produit une rétraction et un raccourcissement de celle-ci, ainsi que du cul-de-sac conjonctival, et, consécutivement, un Entropion. — Outre ces symptômes spéciaux à chaque variété, les granulations déterminent : un épaississement des paupières; une gêne plus ou moins grande de leurs mouvements ; la sensation d'un corps étranger entre les paupières et le globe oculaire ; une sécrétion de muco-pus assez abondante qui constitue, avec les larmes, un larmoiement assez abondant.

Traitement. — Les granulations kystiques et papillaires, nées toujours sous l'influence d'une Ophthalmie ou d'une irritation quelconque de la conjonctive, guérissent très-souvent avec l'inflammation qui leur a donné naissance : on emploiera le *collyre de nitrate d'argent* au cinquantième, on touchera les granulations avec le *crayon de sulfate de cuivre et tannin*. — Les trachomes, ou granulations néoplastiques, seront *cautérisées* avec le *sulfate de cuivre*, afin de susciter une conjonctivite et une résorption consécutive ; on prescrira des *collyres au nitrate d'argent* faible ; on dirigera sur elle des *douches* de liquide froid *pulvérisé*, ce qui soulage les Malades ; *on excisera* et *on scarifiera*, quand les granulations seront en masse polypeuse, mais on s'abstiendra des caustiques énergiques qui sont nuisibles.

32. PHLEGMON ET ABCÈS DE L'ŒIL. — On donne ce nom, ainsi que celui d'Ophthalmitis, à l'inflammation du globe oculaire tout entier, inflammation de nature grave, qui se termine souvent par la perte de l'œil.

Causes. — Les causes les plus ordinaires de l'Ophalmitis sont : les inflammations un peu intenses des diverses parties de l'œil, inflammations qui gagnent de proche en proche et finissent par envahir la totalité du globe oculaire ; les fièvres éruptives (rougeole, variole, scarlatine) et les fièvres typhoïdes se compliquent quelquefois d'un phlegmon de l'œil, lorsque l'éruption devient confluente à la surface des paupières ; les coups violents, les plaies contuses du globe oculaire, etc.

Symptômes. — Cette maladie redoutable offre une série de symptômes que l'on divise en trois périodes :

quelquefois le mal s'arrête à la première ou à la seconde période, quelquefois il arrive jusqu'à la perte de l'œil.

1° *Période inflammatoire.* — Si la maladie succède à une blessure ou à une cause extérieure quelconque, les paupières sont rouges et gonflées ; si elle succède à une inflammation profonde, elles n'offrent aucune tuméfaction, mais la conjonctive est boursouflée et forme autour de la cornée un *chémosis* ou bourrelet séreux. Bientôt l'humeur aqueuse se trouble ; l'iris se décolore ; la pupille se rétrécit ; le cristallin s'opacifie ; le globe oculaire est comme distendu, dur et sensible au toucher, et il a une tendance à sortir de l'orbite et à être projeté en avant entre les paupières distendues. Le Malade ressent des élancements très-douloureux dans l'œil enflammé et il y éprouve une sensation de distension très-pénible : il supporte très-difficilement la lumière (photophobie) ; il voit, les yeux fermés, des globes de feu, des gerbes lumineuses (photopsie) ; sa vue est trouble, presque perdue.

2° *Période de suppuration.* — Les symptômes précédents continuent à se développer ; l'œil est distendu, dur au toucher, immobile ; il est plus volumineux et fait saillie entre les paupières ; les chambres de l'œil sont remplies de pus ; l'iris, tout à fait décoloré, est poussé en avant et touche la face postérieure de la cornée ; le cristallin est opaque, comme dans le cas de Cataracte. Le Malade éprouve des douleurs extrêmement violentes, analogues à celles du panaris, et presque continues ; la vue est complétement perdue.

3° *Période de rupture de l'œil.* — La cornée s'infiltre de pus, se ramollit, se gangrène et se rompt, donnant issue au cristallin et aux humeurs de l'œil, mélangées de pus. D'autre part, l'œil se perfore et se vide par la sclérotique. Assez souvent, comme à la suite de l'ouverture d'un abcès, il y a une diminution notable de tous les accidents.

Dans chacune de ces périodes, il existe des *symptômes généraux* plus ou moins intenses : fièvre, qui devient de plus en plus vive ; agitation, délire ; puis vers la fin, convulsions ou bien prostration générale.

Diagnostic. — On reconnaît l'Ophthalmitis et on la distingue d'une Ophthalmie à la gravité des symptômes, à la tension et à l'immobilité de l'œil projeté en avant, à l'aspect général et à la marche du mal.

Traitement. — Il faudra mettre en œuvre toutes les ressources du traitement antiphlogistique : *saignée* du bras ; *sangsues* sur la région temporale, que l'on remplacera à mesure qu'elles tomberont, de façon à entenir une saignée locale pendant plusieurs heures ; *pédiluves* sinapisés et *sinapismes* sur les mollets et les cuisses, tout aussitôt après la chute des dernières sangsues, afin de prévenir la réaction sanguine vers la tête ; frictions sur les paupières et les régions environnantes, deux fois par jour, avec l'*onguent mercuriel belladoné ; calomel* à l'intérieur, à doses fractionnées. Si le pus apparaît dans l'intérieur des chambres de l'œil, il faudra pratiquer une *ponction*, à travers le bord inférieur de la cornée, pour lui donner issue : cette ponction diminuera la tension du lobe oculaire et calmera les douleurs.

33. INFLAMMATION DE LA CORNÉE. — L'inflammation donne lieu, dans la cornée, soit à des pustules, soit à des dépôts de lymphe plastique, soit à la suppuration.

a. Kératite pustuleuse. — On donne ce nom à l'inflammation de la cornée, inflammation occupant la couche la plus superficielle ou extérieure de cette membrane transparente. On voit sur la surface de la cornée un ou deux faisceaux triangulaires d'artérioles et de veinules, qui ne sont que des expansions et une prolongation des artérioles et des veinules qui rampent sur la conjonctive enflammée qui recouvre le blanc de l'œil : ces faisceaux triangulaires, d'un rouge carmin, formés de trois, quatre ou cinq artérioles et veinules très-fines, se dirigent en convergeant vers le centre de la cornée où ils se terminent en pointe ; assez souvent, il existe à cette pointe du faisceau une petite *pustule*, de sorte que celle-ci a l'air d'une comète, dont les artérioles et veinules constitueraient la queue. La cornée elle-même est plus ou moins trouble : tantôt elle a seulement une teinte blanchâtre, analogue à celle qu'on produit en soufflant sur une glace ; tantôt elle a l'aspect opalin d'une pierre à fusil.

La vue est plus ou moins trouble ; l'œil est douloureux ; il y a de la photophobie : le malade ferme les yeux spasmodiquement, car la lumière lui est extrêmement pénible ; quand on les ouvre, il s'en échappe un flot de larmes brûlantes, dues à l'irritation qui existe à la surface du globe oculaire. Cette maladie a une très-grande tendance à durer longtemps, à récidiver après une amélioration temporaire, à gagner en profondeur et à déterminer par conséquent des ulcères de la cornée.

Traitement. — Les moyens locaux ne doivent jamais être très-énergiques. Avant l'apparition des ulcères, on instillera dans l'œil malade, trois fois par jour, quelques gouttes d'un *collyre au borax* ou au *sulfate de zinc ;* si la photophobie est intense, on instillera dans l'œil une goutte de *laudanum de Rousseau* et l'on appliquera, sur les paupières fermées, une large couche de *pommade belladonée ;* on déterminera une *révulsion* derrière les oreilles, par quelques onctions d'huile de croton, et vers le tube digestif par quelque *léger purgatif* fréquemment renouvelé. Le Malade restera dans une chambre où règnera une très-faible clarté et, s'il sort, il portera sur les yeux un large *bandeau noir flottant :* on s'efforcera, en outre, de modifier son tempérament et sa constitution par un *régime tonique*, par l'huile de foie de morue, les amers, le vin de quinquina, etc.

h. **Kératite plastique.** — On désigne ainsi l'inflammation qui envahit la cornée dans toute son épaisseur : elle succède à la Kératite superficielle, ou s'établit d'emblée. Il se forme dans l'épaisseur de la cornée des dépôts de lymphe plastique, affectant une disposition variable qui donne à cette membrane transparente deux aspects différents. — Tantôt la cornée est terne, dépolie à son centre ; il se forme de très-petits épanchements jaunâtres dans son épaisseur, lesquels se réunissent quelquefois et forment des plaques interstitielles opaques : cet état ne s'accompagne que d'une très-légère rougeur au pourtour de la cornée, d'un peu de larmoiement et de photophobie ; la vue est d'autant plus obscurcie que l'épanchement interstitiel est plus abondant. — Tantôt la cornée est criblée d'un grand nombre de très-petits points opaques, ne présentant ni saillie ni enfoncement : ces petits points augmentent bientôt en étendue, se fusionnent et constituent de petits épanchements interstitiels ; il existe seulement un peu de rougeur au pourtour de la cornée ; mais il arrive quelquefois que, dans cette variété de Kératite, l'iris s'enflamme consécutivement ; il y a très-peu de douleur et très-peu de photophobie, tant que l'iris est sain ; enfin, l'obscurcissement de la vue est proportionnel à l'opacité des taches.

Traitement. — Quand il existe un certain degré

d'inflammation, on combat cet état par l'application sur l'œil de *compresses* imbibées de liquides *émollients;* par des onctions de *pommade belladonée ;* par des *douches oculaires ;* par des *purgatifs légers,* fréquemment renouvelés, etc. Quand l'irritation est calmée, on insuffle dans l'œil malade du *calomel* et du sucre candi finement pulvérisés ; on fait tous les soirs, sur le bord des paupières, des onctions de *pommade au précipité rouge;* on applique sur les yeux des compresses imbibées d'une *infusion chaude de feuilles de belladone,* fréquemment renouvelées; on entretient une *dérivation* derrière les oreilles, par des onctions d'huile de croton, et on administre tous les deux jours un *léger purgatif.* On maintient la pupille dilatée par des instillations d'un *collyre à l'atropine.* Enfin on soumet le Malade à un *régime tonique* et à un traitement anti-lymphatique.

c. **Kératite purulente.**— Quelquefois l'inflammation de la cornée, au lieu de donner naissance à des pustules qui se transforment en *ulcères,* ou à des épanchements de lymphe plastique qui constituent des *opacités* ou des *taies,* ou à des arborisations d'artérioles et des veinules qui constituent le *pannus,.....* se termine, comme dans la plupart des autres organes, par suppuration. Dans ce cas, la Kératite se comporte de deux façons différentes.

Tantôt l'inflammation est violente ; la conjonctive qui recouvre le blanc de l'œil est injectée ; la cornée est entourée d'une auréole rougeâtre ; il y a du larmoiement ; la lumière occasionne une impression très-pénible ; le Malade éprouve de vives douleurs dans l'œil et dans l'orbite. Au centre ou à la périphérie de la cornée, on voit apparaître un ou plusieurs points jaunâtres et opaques, entourés d'un cercle grisâtre : c'est du pus ; ce pus s'infiltre entre les lamelles transparentes dont est formée la cornée et vient former, à la partie inférieure du pourtour de cette membrane transparente, un croissant jaunâtre dont la concavité regarde en haut. Cet abcès se résorbe quelquefois ; ordinairement il finit par s'ouvrir, soit dans les chambres de l'œil où il forme un *hypopion*, soit au dehors et alors il en résulte un ulcère de la cornée.

Tantôt, chez des Malades d'une constitution chétive et débilitée, l'inflammation est presque nulle, parce que l'organisme n'a pas la force de réagir ; le larmoiement, la photophobie et les douleurs sont peu prononcés. Cependant l'abcès apparaît, sous forme d'un point jaunâtre ; il s'étend rapidement en largeur et en profondeur et ne tarde pas à ulcérer la cornée et à s'ouvrir au dehors et au dedans tout à la fois : l'humeur aqueuse s'écoule ; l'iris s'engage dans l'orifice ulcéré et constitue un Staphylôme.

Traitement. —Dans le premier cas, on s'efforcera de calmer la vivacité de l'inflammation, de ralentir la marche envahissante du pus et de prévenir la perforation de la cornée : on emploiera des *sangsues* sur la tempe ; des *pédiluves sinapisés;* des *purgatifs légers* tous les deux jours ; des onctions de *pommade belladonée* sur les paupières ; des prises de *calomel,* jusqu'à salivation, etc. —Dans le second cas, un *régime tonique* et substan-el ; des *compresses* imbibées d'*infusion chaude de belladone;* des frictions d'*huile de croton* derrière les oreilles ; des *pilules d'aloës,* etc.

34. **ALTÉRATIONS DE LA CORNÉE**. — La cornée eut devenir le siége d'ulcères, ou de taies, ou de Staphylômes.

1ᵃ. **Ulcères de la cornée**. — Les ulcères que l'on bserve sur la cornée s'y développent à la suite des ératites, ainsi que je l'ai déjà indiqué, ou bien à la

9.

suite d'abcès de la cornée. Ils sont superficiels, ou bien plus ou moins profonds ; ils occupent le centre, ou bien les bords de la cornée ; au point de vue de leur forme, ils ont l'aspect de facettes, ou sont creusés comme une coupe, ou semblent produits par un coup d'ongle, etc.; quant au fond de l'ulcère, tantôt il est transparent comme le reste de la cornée, tantôt il est pulpeux, sanieux et grisâtre.

Ces ulcères ont des symptômes communs : le larmoiement, la photophobie ou impression pénible causée par la lumière, et l'altération de la vue. — La photophobie et le larmoiement, qui sont extrêmement prononcés dans les ulcères transparents, le sont bien moins dans les ulcères à fond pulpeux, grisâtre, opaque. La vue, qui est très-altérée et presque abolie dans les ulcères à larges facettes obliques et dans les ulcères à fond pulpeux et opaque, est à peine troublée dans les ulcères pointillés et cupuliformes. Enfin, la douleur, quelquefois très-vive, est d'autres fois très-tolérable.

Ces ulcères se comportent de diverses manières. — Quelquefois la maladie a une marche très-rapide, et l'ulcère, gagnant toujours en profondeur, finit par ronger toute l'épaisseur de la cornée et par la perforer. Au moment de la perforation, il se fait comme une détente de l'œil : l'humeur aqueuse, contenue dans les chambres de l'œil, s'écoule en dehors ; l'iris s'applique sur la face postérieure de la cornée et s'engage en partie dans l'orifice ulcéré. — Le plus souvent, l'ulcère se cicatrise peu à peu, par suite d'un dépôt de lymphe plastique qui se fait dans le fond de la perte de substance ; ce dépôt, toujours opaque quand il se forme, devient quelquefois et à la longue plus ou moins transparent, ou bien reste tel indéfiniment et constitue ainsi une taie de la cornée.

Traitement. — Il s'agit d'abord de traiter la maladie,

c'est-à-dire la Kératite, qui a donné naissance à l'ulcère ; quand celle-ci aura disparu, on s'efforcera de favoriser la cicatrisation de la surface ulcérée. Si la maladie affecte une marche rapide, on prescrira : des *révulsifs* appliqués derrière les oreilles ; des *purgatifs légers* et fréquents ; l'*occlusion permanente* des paupières, afin de soustraire l'œil à l'action douloureuse de la lumière ; des onctions, soir et matin, de *pommade mercurielle belladonée* sur les paupières. Quand il n'y a plus d'inflammation, on applique sur l'œil, trois ou quatre fois par jour et pendant une heure chaque fois, des *compresses* imbibées d'une *infusion chaude de feuilles de belladone ;* on instille, trois fois par jour, quelques gouttes de *collyre au sel marin*, ou au *laudanum ;* on *cautérise* légèrement les bords des ulcères avec le crayon de sulfate de cuivre ; enfin *on maintient la pupille dilatée* en instillant de temps en temps quelques gouttes d'une solution de sulfate d'atropine.

b. **Taies de la cornée.** — On désigne sous ce nom les taches plus ou moins épaisses qui existent dans l'épaisseur de la cornée et qui rendent cette membrane transparente plus ou moins opaque. Ces taies sont dues à l'inflammation de la cornée et résultent soit d'une infiltration de lymphe plastique dans l'épaisseur de cette membrane, soit de la cicatrisation d'un ulcère.

Espèces diverses. — Il existe plusieurs espèces de taies de la cornée, ayant une gravité relative différente : 1° le *nubécule* ressemble à une espèce de nuage : il est formé par une infiltration légère et diffuse de lymphe plastique très-ténue entre les lames superficielles de la cornée. Il est d'un blanc bleuâtre, plus opaque au centre de la tache que sur les bords ; il ne fait aucune saillie à la surface de la cornée. — 2° L'*albugo* est une tache circulaire assez épaisse, d'un blanc mat crayeux ou quelquefois jaunâtre ; il fait souvent une légère saillie à la surface de la cornée ; il constitue une opacité plus prononcée que le nubécule. — 3° Le *leucoma* est une taie très-opaque, de forme irrégulière, produite par un ulcère cicatrisé : aussi offre-t-il toujours une petite dépression qui indique le point où était l'ulcère ; il est d'une couleur blanche et présente souvent un aspect luisant comme l'émail ou la nacre. — 4° Les taches *pigmenteuses* sont un leucoma ou un albugo sur lequel existent des taches noirâtres, taches qui se sont développées de la façon suivante : quand la cornée s'ulcère et se perfore et que l'iris s'engage dans cette ouverture perforée, il se dépose dans la plaie une certaine quantité du pigment ou matière noire qui recouvre la face postérieure de l'iris, et c'est ce pigment qui reste dans la cicatrice. — 5° Les taches *vasculaires* sont un leucoma ou un albugo dans l'épaisseur duquel rampent des vaisseaux sanguins, c'est-à-dire des artérioles ou des veinules.

Troubles fonctionnels. — Ils dépendent de la situation de la taie, par rapport à la pupille, et de son opacité plus ou moins prononcée. Le *nubécule*, même quand il occupe tout le champ de la pupille, rend seulement la vue un peu trouble ; il semble au Malade qu'il y ait un nuage ou un brouillard plus ou moins épais entre lui et tout ce qui l'environne ; il s'approche des objets pour mieux les voir, ce qui fait qu'*il se croit myope*. L'*albugo* et le *leucoma* déterminent l'obscurcissement et même la perte de la vue quand ils se trouvent situés au centre de la cornée, en face de la pupille ; ils constituent alors une fausse cataracte (48) ; s'ils sont situés sur les côtés et qu'ils ne masquent qu'une partie de l'orifice pupillaire, la vue est encore possible, surtout à une lumière modérée, parce qu'alors, la pupille se dilatant, le champ de la vision resté libre s'agrandit d'autant. Il arrive souvent, quand la taie recouvre une grande partie de la cornée et ne laisse libre qu'un très-petit espace de la pupille, que *l'œil se dévie* ou *louche* en dedans ou en dehors, afin de permettre aux rayons lumineux de traverser cette petite portion de la cornée restée libre.

Traitement. — Puisque les taies sont produites par une infiltration de lymphe plastique entre les lames de la cornée, il faut d'abord essayer d'en obtenir la résorption. Dans ce but, *on stimule la vitalité de la cornée,* afin d'activer le mouvement organique ou nutritif dont elle est le siége. On prescrit : des *instillations de collyre* au nitrate d'argent, ou à la pierre divine, ou au sublimé et laudanum, répétées trois fois par jour ; des *insufflations,* dans l'œil malade, *de calomel* ou de sucre candi finement pulvérisés ; des *onctions* sur le bord des paupières, faites tous les soirs, avec la pommade de Desault ou de Régent et des onctions sur les tempes, le front et la peau des paupières avec une pommade à l'iodure de potassium et à la belladone. — Quand les taies résistent à ces diverses médications, il faut établir une *pupille artificielle* (48).

c. **Staphylômes de la cornée.** — On donne ce nom à une tumeur, d'un blanc grisâtre mat ou bien nacré, formée par la saillie d'une partie ou de la totalité de la cornée. Il se produit à la suite d'une ulcération perforante de la cornée, ulcération occupant le centre ou l'un des côtés de cette membrane : à travers l'orifice plus ou moins grand formé par l'ulcère, l'iris s'engage en partie, ainsi que je l'ai déjà indiqué, et vient faire hernie à la surface de la cornée ; cette portion herniée de l'iris ne tarde pas, par suite de l'inflammation qui se développe, à se recouvrir de lymphe plastique qui s'organise peu à peu, comme un tissu de cicatrice ordinaire, et finit par constituer une plaque opaque d'un blanc mat ou d'un blanc nacré ; cette plaque adhère à tout le pourtour de l'ulcère, en bouche l'orifice et recouvre la portion herniée de l'iris.

Le Staphylôme peut être *partiel,* si l'ulcération qui l'a produit était étroite et située sur un des côtés de la cornée ; *général*, si elle était plus large et si elle en occupait le centre. — Le Staphylôme *général* consiste en une tumeur blanchâtre ou d'un blanc rosé, mate ou nacrée, parcourue par quelques veinules et souvent tachetée de noir (vestiges du pigment de l'iris) : cette tumeur forme une saillie arrondie ou bosselée, quelquefois peu proéminente, mais qui l'est d'autres fois au point d'empêcher les paupières de se fermer. La vue est entièrement perdue, mais le Malade distingue encore le jour de la nuit. Irritée par le frottement incessant des paupières, qui sont presque toujours enflammées et recouvertes de granulations, la tumeur finit par s'enflammer et par s'ulcérer : l'humeur aqueuse, renfermée dans les chambres de l'œil, s'écoule par cette ulcération et la tumeur s'affaisse pour quelque temps ; l'humeur aqueuse se reformant assez vite, la tumeur se reproduit de nouveau pour s'ulcérer encore par les mêmes raisons ; et ainsi de suite, à plusieurs reprises, jusqu'à ce qu'enfin arrive la fonte purulente de l'œil et sa destruction. — Le Staphylôme *partiel* consiste en une tumeur offrant le même aspect que le Staphylôme général, mais plus petite et circonscrite à un des côtés de la cornée : une portion de l'iris s'étant engagée dans l'ulcère qui a produit cette tumeur, on peut voir, à travers la partie de la cornée restée transparente, la pupille déformée et tiraillée de ce côté. Cette tumeur s'accompagnant toujours d'inflammations et d'ulcérations successives, le Staphylôme partiel s'agrandit peu à peu et finit souvent par devenir général.

Traitement. — Quand le Staphylôme est partiel, on arrive parfois à en arrêter la marche envahissante et même à le faire disparaître : *en cautérisant* la tumeur, à plusieurs reprises, avec le crayon de nitrate d'argent ou le beurre d'antimoine ; ou bien en faisant plusieurs *ponctions* successives, de façon à évacuer l'humeur aqueuse, et en exerçant ensuite sur l'œil une *compression* douce mais *permanente*. Si le Staphylôme masque une partie de la pupille, mais laisse encore à découvert une partie de la cornée à travers laquelle on voie l'iris, on peut pratiquer une *pupille artificielle*, qui rendra la vue. — Quant au Staphylôme général, il faut se résigner à la perte définitive de la vue, qu'il est matériellement impossible de rendre ; il ne faut, dans ce cas, songer qu'à débarrasser le Malade d'une cause permanente de souffrances ou tout au moins de gêne, et surtout d'une cause d'irritation sympathique pour l'œil resté sain. On *excise* donc la tumeur et l'on enlève en même temps le cristallin, opération qui a pour but de transformer cet œil, désormais inutile et même dangereux pour celui qui est resté sain, en un *moignon* qui permette l'adaptation d'un *œil artificiel.*

*d.***Pannus.**—Quand la Kératite dure longtemps, qu'elle est mal soignée ; lorsqu'elle est compliquée de granulations qui se sont développées sur les paupières ; ou bien qu'il existe un Entropion, ou seulement quelques cils déviés qui exercent un frottement incessant à la surface de l'œil ; .... il apparaît peu à peu sur la surface de la cornée un plus ou moins grand nombre d'artérioles et de veinules qui y forment un lacis ou un réseau rougeâtre, auquel on donne le nom de *Pannus*. La cornée est dépolie, jaunâtre, parsemée de taches laiteuses, et semble recouverte d'un filet rouge formé par le lacis veineux, par le pannus. La vue est presque abolie : il y a de la photophobie ; il existe un larmoiement assez abondant. Cette maladie se développe très-lentement, résiste souvent au traitement le mieux dirigé et détruit par conséquent la transparence de la cornée.

Traitement. — Il faudra tout d'abord chercher à supprimer les causes du Pannus, c'est-à-dire s'efforcer de guérir les diverses affections des paupières et de la cornée qui lui ont donné naissance et qui l'entretiennent. — Ensuite, on attaquera le mal directement : par des *collyres* au nitrate d'argent, ou au sel marin, ou au sublimé et laudanum, instillés dans l'œil trois fois par jour ; par l'*insufflation du calomel* et du sucre candi, ou bien d'acétate neutre de plomb, finement pulvérisés ; par l'instillation, tous les deux jours, d'une goutte de perchlorure de fer ; par la *scarification* des artérioles et veinules qui rampent autour de la cornée ; etc.

e. **Ptérygion.** — On donne ce nom à une sorte de végétation membraneuse triangulaire, qui se développe sur le blanc de l'œil, le plus souvent au niveau de l'angle nasal. Il a la forme d'un triangle, dont la base répond à la caroncule lacrymale et le sommet au pourtour ou au sommet de la cornée. La nature de cette excroissance triangulaire est variable : tantôt c'est une lamelle *charnue* d'un rouge vif, sillonnée par des artérioles et des veinules ; tantôt c'est une lamelle *membraneuse*, très-peu rouge, due à l'épaississement de la conjonctive ; tantôt c'est une saillie *graisseuse*, très-peu rouge, infiltrée de tissu adipeux. Quelle que soit sa nature, le sommet du Ptérygion a toujours la forme d'un fer de lance et consiste en un tissu d'un blanc nacré qui s'implante sur le pourtour ou le sommet de la cornée ; dans le reste de son étendue, il adhère modérément à la sclérotique. Le Ptérygion ne cause pas de douleur ; il ne fait que gêner plus ou moins, selon sa nature, le mouvement des paupières : il apporte surtout, en se développant par son sommet sur la cornée, un obstacle matériel à la pénétration des rayons lumineux dans l'intérieur de l'œil et gêne ainsi beaucoup la vue.

Traitement. — Les pommades et les collyres ont bien peu de chance de guérir cette affection organique ; il faut presque toujours avoir recours à une *opération.* Le Malade ayant les deux paupières maintenues écartées, on passe un fil de soie sous la végétation triangulaire, puis on la dissèque avec soin et on l'enlève ; on réunit ensuite les lèvres de la plaie faite à la conjonctive ; enfin on ferme l'œil opéré et on y maintient appliquées des compresses imbibées d'eau fraîche.

35. INFLAMMATION DES CHAMBRES. — Entre la face postérieure de la cornée L (*fig.* 3) et la face antérieure du cristallin T, existe une cavité nommée *chambre* de l'œil (4, *h*), cavité subdivisée par l'iris M en deux chambres inégales qui communiquent entre elles par la pupille ; cette double cavité est exactement remplie par un liquide extrêmement limpide et transparent, l'*humeur aqueuse.* Or, dans les cas de Kératite profonde, ou d'Iritis, ou d'Ophthalmie intense, il arrive quelquefois que la membrane séreuse qui tapisse l'intérieur de ces chambres s'enflamme aussi ; cette affection est assez difficile à reconnaître et nécessite un examen de l'œil très-attentif.

La cornée semble être obscurcie, nébuleuse et parsemée de points blancs ; mais si on l'examine obliquement ou de profil et fortement éclairée par une loupe qui y projette la lumière d'une lampe, on reconnaît que la face antérieure et toute l'épaisseur de la cornée sont intactes et transparentes et que ce nuage et ces taches n'occupent que la face postérieure de cette membrane transparente. La circonférence de la cornée est entourée d'un cercle ou anneau bleuâtre, d'où partent en rayonnant des veinules flexueuses. L'iris s'enflamme nécessairement à son tour : il perd de son brillant, change un peu de couleur, se couvre de taches et de filaments, produits par l'exsudation de lymphe plastique. L'humeur aqueuse, sécrétée en plus grande quantité, distend les chambres et refoule la cornée en avant. On voit ordinairement nager, dans cette humeur si transparente, des flocons de lymphe plastique et même, si l'inflammation n'est pas maîtrisée, il y apparaît du pus. — Dans ce cas, le pus s'amasse entre l'iris et la cornée et constitue un *hypopion*, c'est-à-dire un dépôt purulent qui forme une opacité jaunâtre ; cette opacité empêche nécessairement les rayons lumineux d'arriver jusqu'à la rétine et constitue ainsi une *fausse Cataracte* (48).

Cette inflammation intérieure donne lieu à un sentiment de plénitude et de distension dans l'œil ; à une douleur orbitaire plus ou moins vive ; à de la photophobie ; à du larmoiement ; à un peu de fièvre.

Traitement. — On appliquera vers l'œil malade une vingtaine de *sangsues*, posées en quatre fois, de manière à obtenir un écoulement de sang continu ; on prescrira ensuite des *pédiluves sinapisés ;* on maintiendra l'*œil fermé*, au moyen de bandelettes agglutinatives étroites ; on fera sur les paupières, le front et les tempes, des *onctions d'onguent mercuriel double belladoné ;* on prescrira le *calomel* à l'intérieur, à doses fractionnées, jusqu'à salivation, etc.

36. INFLAMMATION DE L'IRIS. — L'inflammation de l'iris, ou Iritis, peut exister sous une forme simple, ordinaire ; ou bien, succédant quelquefois à la syphilis comme symptôme secondaire, présenter alors des caractères spéciaux.

a. **Iritis ordinaire.** — La structure délicate de ce diaphragme membraneux, placé entre les deux chambres de l'œil ; sa richesse en vaisseaux artériels et veineux ; ses connexions intimes avec la choroïde, si riche aussi en vaisseaux sanguins,..... expliquent la fréquence et la gravité des inflammations de l'iris. Elles surviennent d'ordinaire à la suite d'Ophthalmies et surtout de Kératites profondes, ou d'Inflammation des chambres.

Symptômes. — L'Iritis suit une marche progressive, qui permet de lui assigner trois périodes successives.

La première période est caractérisée par la *congestion sanguine* et par une *sécrétion séreuse.* L'œil est d'abord clair et brillant ; mais bientôt la cornée semble se ternir : je dis semble, car si l'on examine l'œil à l'aide de l'éclairage oblique, on voit que ce léger nuage n'existe pas dans la cornée, mais plus profondément, sur l'iris. L'iris est terne, moins brillant ; il est paresseux ; la pupille se resserre et se dilate lentement, sous l'influence de la lumière et de l'obscurité. Les chambres de l'œil sont distendues par l'humeur aqueuse, devenue un peu trouble. — Le Malade éprouve un léger trouble de la vue et voit les objets à travers un brouillard ; ses yeux lui semblent trop pleins ; il y éprouve quelques douleurs vagues ; la lumière lui est pénible ; ses yeux sont un peu larmoyants.

La deuxième période est caractérisée par une *exsudation fibrineuse.* L'iris est de plus en plus congestionné : la couleur du sang, combinée avec celle de l'iris et celle des produits fibrineux exsudés à sa surface, donne une teinte verdâtre aux yeux bleus, et une teinte d'un brun rougeâtre aux yeux bruns. La pupille est resserrée, difficilement dilatable : des flocons fibrineux, exsudés par l'iris enflammé, se déposent à sa surface et obstruent en partie l'ouverture de la pupille ;

un certain nombre de ces flocons nagent dans l'humeur aqueuse. Le pourtour de la cornée est encadré d'une auréole rougeâtre, constituée par les artérioles et les veinules congestionnées et dilatées. — Le Malade est tourmenté par des lueurs brillantes, des étincelles, des points lumineux (*photopsie*) qu'il voit dans ses yeux, même dans l'obscurité la plus profonde : cette photopsie indique une congestion de la rétine. La lumière est difficilement supportée (*photophobie*), et détermine même quelquefois dans ses yeux une impression extrêmement pénible : aussi cherche-t-il le demi-jour et même l'obscurité. Le larmoiement est continu et abondant. Les régions oculaire et péri-oculaire sont le siége de douleurs névralgiques plus ou moins vives, qui augmentent ordinairement tous les soirs. Il y a de la fièvre, de l'insomnie ; perte d'appétit, etc.

La troisième période est caractérisée par la *suppuration*. L'iris perd de plus en plus son aspect normal; il est infiltré d'exsudations de lymphe plastique, qui forment des plaques irrégulières à sa surface. La pupille est rétrécie, déformée, inégale, et adhère par place, soit à la capsule du cristallin, soit à la face postérieure de la cornée : ces adhérences sont dues aux exsudations de lymphe plastique qui, de l'iris, ont bavé sur ces parties voisines et les ont accolées entre elles ; la lumière et l'obscurité ne déterminent plus aucun changement sur cette pupille ainsi altérée.—Enfin le pus apparaît à travers ces exsudations, se mélange avec elles et désorganise peu à peu la trame de l'iris. — Le Malade éprouve des douleurs moins vives : comme dans toutes les parties de l'organisme, la suppuration a déterminé ici une sorte de détente, un mieux passager. La photophobie, ou difficulté à supporter la lumière, et le larmoiement sont moins considérables. Mais, au bout de quelques jours, réapparaissent des douleurs oculaires et péri-oculaires qui deviennent plus violentes que jamais et ne laissent pas le moindre repos.

Telles sont les trois périodes de l'Iritis aiguë ; souvent, quand la maladie est bien soignée, on peut enrayer le mal dès la première période, ou quelquefois seulement à la seconde ; souvent aussi il survient des complications de Choroïdo-rétinite (39), qui donnent à l'Iritis une nouvelle physionomie.

Traitement. — Il y a deux choses à faire. — 1° *Combattre l'inflammation* par des moyens locaux et généraux : applications, plusieurs fois répétées, de *sangsues* sur les tempes ; si les symptômes inflammatoires sont très-intenses, deux ou trois *saignées* de 300 grammes chaque fois, et répétées à un jour d'intervalle ; *onctions*, trois fois par jour, d'*onguent mercuriel belladoné* sur les paupières et les régions péri-orbitaires ; administration du *calomel* à doses fractionnées, de façon à produire rapidement la salivation ; on s'abstiendra de collyres. — 2° *On prévient les adhérences* de l'iris avec la cornée ou avec la capsule du cristallin, ainsi que l'oblitération de la pupille par les filaments de lymphe plastique, en instillant dans l'œil, toutes les trois heures pendant les premiers jours, et quatre fois par vingt-quatre heures pendant les jours suivants, deux ou trois gouttes d'une *solution d'atropine* : l'atropine a pour effet de maintenir la pupille très-dilatée.

b. **Iritis spéciale.** — Cette forme de l'Iritis offre la plus grande analogie avec l'Iritis ordinaire que je viens de décrire. Elle apparaît en même temps que les syphilides, ou maladies de peau syphilitiques qui succèdent à l'infection générale.

Symptômes. — Ils sont presque identiques avec ceux de l'Iritis ordinaire ; cependant ils offrent quelques différences. — La *coloration* de l'iris offre une teinte d'un rouge cuivré ou violacé caractéristique : elle est partielle et commence par la margelle ou les bords de la pupille. — Il se fait sur l'iris une *éruption* de très-petits boutons ou condylômes, ayant une teinte jaune-rougeâtre, et rappelant les éruptions qui se font à la surface de la peau. — Les Malades éprouvent les divers symptômes de l'Iritis ordinaire : difficulté à supporter la lumière (photophobie) ; sensations lumineuses dans les yeux (photopsie) ; douleurs plus ou moins vives, avec exacerbation tous les soirs ; larmoiement plus ou moins abondant. En outre, il existe sur la peau des pustules, des papules, ou des squammes de nature spéciale et des plaques muqueuses dans la gorge.

Traitement. — Outre le traitement de l'Iritis ordinaire précédemment indiqué, il faudra ici *s'attaquer à la cause spéciale* qui a engendré et qui entretient le mal. On prescrira donc la médication spécifique en pareil cas : tous les jours, matin, midi et soir, une cuillerée à potage de *sirop de salsepareille Colbert* dans un demi-verre d'eau ; prendre d'abord tous les soirs, puis matin et soir, une pilule de *proto-iodure;* se gargariser avec une *décoction de morelle* additionnée de bi-chlorure ; plus tard enfin, prendre le *sirop d'iodure de potassium.*

37. ADHÉRENCES ET OBLITÉRATION DE LA PUPILLE. — La pupille peut contracter des adhérences ou *synéchies* avec la capsule du cristallin, ou avec la cornée ; les bords de la pupille peuvent adhérer entre eux et oblitérer l'orifice pupillaire (4, *d*).

a. Adhérences avec la capsule cristalline. — Ces adhérences sont toujours la conséquence d'une Iritis (36) : sous l'influence de l'inflammation, il se dépose sur la face postérieure de l'iris de la lymphe plastique, substance gluante qui ne tarde pas à coller quelques points du contour de la pupille à la face antérieure de la capsule du cristillin ; si alors on dilate la pupille par des instillations d'atropine dans l'œil, les bords de cette ouverture étant collés et adhérents en certains points, la pupille se dilate irrégulièrement ; si ces adhérences sont récentes, elles se décollent sous l'influence de ces instillations ; si elles sont anciennes, elles leur résistent. Quand l'Iritis est récente, il n'y a que quelques adhérences et l'orifice de la pupille est encore assez large pour laisser passer une certaine quantité de rayons lumineux ; quand elle est au deuxième et surtout au troisième degré, les filaments membraneux de lymphe plastique sont plus nombreux, ils oblitèrent la pupille et la collent contre la capsule cristalline : il y a alors perte plus ou moins complète de la vue.

b. **Adhérences avec la cornée.** — Elles sont ordinairement la conséquence d'une perforation de la cornée par un ulcère, ou quelquefois par une plaie. Lorsqu'un ulcère perfore la cornée, nous avons vu (34, *a*) que l'humeur aqueuse s'écoule et que l'iris vient s'accoler à l'orifice ulcéré, dans lequel il s'engage quelquefois : dans ce cas, la portion d'iris en contact avec cet ulcère ne tarde pas à s'enflammer et à contracter des adhérences. — Dans les plaies de la cornée, l'humeur aqueuse s'écoule et l'iris s'engage entre les lèvres de la plaie : si cette hernie n'est pas réduite tout aussitôt, l'iris étranglé s'enflamme et ne tarde pas à contracter des adhérences avec l'orifice dans lequel il est engagé.

Dans tous les cas, l'iris présente des altérations matérielles qui varient selon la nature des adhérences :

la pupille est toujours déformée, et tiraillée vers la cicatrice qui constitue l'adhérence ; la chambre antérieure est en partie supprimée ; il se déclare une ophthalmie plus ou moins intense, accompagnée de photophobie ; la vue est plus ou moins obscurcie, soit par la taie qui accompagne l'ulcère de la cornée, soit par les filaments membraneux qui oblitèrent plus ou moins l'orifice.

c. **Adhérences intra-pupillaires.** — Elles forment des opacités nommées *fausse Cataracte* (48). Elles consistent en une couche plus ou moins épaisse de filaments membraneux, de couleur blanchâtre ou grisâtre, qui oblitèrent une partie ou la totalité de la pupille : ces filaments membraneux résultent de la coagulation et de la condensation de la lymphe plastique sécrétée par l'iris enflammée ; cette lymphe se dépose par gouttelettes sur les faces antérieure et postérieure de l'iris et sur le pourtour de la pupille ; comme l'iris touche presque à la face antérieure de la capsule du cristallin, des gouttes de lymphe plastique se répandent sur cette capsule et l'accolent ainsi à l'orifice de la pupille, qui se trouve, dès lors, plus ou moins oblitérée par des filaments membraneux. En outre, la lymphe, déposée sur la capsule cristalline, s'organise et forme une lamelle membraneuse, grisâtre, plus ou moins épaisse, qui obscurcit cette capsule ; la face postérieure de l'iris s'agglutine avec cette membrane, et y laisse des fragments de la matière noire ou pigment qui la recouvre : c'est ainsi que se forment ces taches noires, sur fond grisâtre, que l'on voit dans le champ de la pupille et qui constituent la *fausse Cataracte pigmenteuse*. — L'état de la vue est en rapport avec la disposition des filaments membraneux : si ces filaments constituent seulement un lacis plus ou moins serré entre les bords de la pupille, le Malade distingue encore les objets usuels ; s'il s'est formé une pellicule membraneuse plus ou moins épaisse, il ne distingue plus que le jour de la nuit.

Traitement. — S'il s'agit d'adhérences récentes avec la capsule cristalline, on pourra arriver, par des instillations d'atropine répétées pendant plusieurs semaines, à rompre ces adhérences : l'atropine, en effet, détermine dans l'iris des contractions lentes mais assez énergiques, contractions qui peuvent, à la longue, décoller les surfaces agglutinées entre elles. Mais si ces adhérences sont anciennes, l'atropine sera impuissante, et il faudra pratiquer une pupille artificielle. — S'il s'agit d'une adhérence récente entre l'iris et la cornée, ou de hernie de l'iris à travers un ulcère ou une plaie de cette membrane, on essayera d'abord de l'atropine ; si l'on ne réussit pas et si la vue est complétement perdue, on pratiquera également une pupille artificielle. — Enfin, dans le cas d'adhérences intra-pupillaires, on commencera aussi par les instillations d'atropine et, si l'on échoue, on créera une pupille artificielle (48).

38. SCLÉRO-CHOROIDITES. — C'est l'inflammation simultanée de la sclérotique et de la choroïde, suivie d'un amincissement de ces deux membranes, d'où résulte la formation de bosselures ou *Staphylômes*. Elle peut atteindre, soit la moitié antérieure, soit la moitié postérieure du globe oculaire.

a. **Scléro-choroïdite antérieure.** — Elle est plus fréquente de vingt-cinq à quarante ans, que plus tôt ou plus tard ; une constitution faible, malingre, chétive, souffreteuse, y prédispose manifestement ; le manque d'exercice, le défaut d'air pur, de mauvaises conditions hygiéniques, des digestions habituellement difficiles, un échauffement habituel, la fatigue de la vue, surtout à la lumière d'une lampe ou du gaz..... sont les causes déterminantes les plus habituelles.

Symptômes. — On voit d'abord se dessiner sur le blanc de l'œil et dans la direction des quatre muscles droits, c'est-à-dire aux quatre points cardinaux du globe oculaire, une ou plusieurs artérioles qui se dirigent vers la cornée ; les portions de la sclérotique, sur lesquelles rampent ces artérioles dilatées, présentent une teinte rougeâtre, un aspect épaissi et charnu. — Plus tard, la sclérotique se ramollit et s'amincit, au niveau des quatre muscles droits, et prend une teinte azurée, due à ce que la choroïde est vue par transparence au travers de cette membrane : cette teinte forme quatre bandes azurées, qui arrivent jusqu'à trois millimètres de la cornée et dont les côtés finissent ordinairement par se fondre entre eux, de sorte que la plus grande partie de la sclérotique offre une teinte azurée presque uniforme. — Plus tard encore, les portions de la sclérotique qui ont pris les premières une teinte azurée se dilatent et se gonflent peu à peu : cela dépend de ce que, continuant à s'amincir, la sclérotique ne peut plus résister à la pression incessante des liquides contenus dans l'intérieur du globe oculaire. Ces bosselures deviennent plus ou moins volumineuses et atteignent la grosseur d'une amende ou d'une moitié de noisette : on leur donne le nom de *staphylômes antérieurs.* — Ces bosselures ou staphylômes, cette dilatation partielle de la coque oculaire, dépendent d'une sécrétion aqueuse qui s'est faite dans l'intérieur du globe oculaire ; le liquide sécrété s'accumule : soit entre la sclérotique et la choroïde, au niveau des bosselures qui se sont produites ; soit au-dessous de la rétine qui se décolle et se sépare de la choroïde, donnant lieu ainsi à une paralysie ou à une Amaurose partielle ; soit au milieu de l'humeur vitrée, qui devient ainsi diffluente. L'iris offre quelquefois une couleur ardoisée ; la pupille est souvent déformée. — Plus tard encore, la cornée devient terne, puis opaque, et en même temps plus saillante : cela est dû à la pression exagérée des liquides contenus dans l'intérieur du globe oculaire.

Outre ces symptômes que l'on voit, le Malade éprouve diverses sensations : il a de la peine à supporter la lumière, même quand celle-ci est très-peu vive ; la douleur est variable ; peu prononcée au début, elle devient de plus en plus vive, à mesure que les bosselures augmentent, et prend alors un caractère de distension ; la vue est plus ou moins troublée : tel Malade ne voit que la moitié des objets *(hémiopie)*, tel autre les voit doubles *(diplopie)*, tel autre ne les voit qu'à travers un nuage épais *(amblyopie)*, tel autre enfin ne les voit presque plus *(amaurose)*.

Traitement. — Pendant la première période, celle du début, on aura recours aux *antiphlogistiques* : sangsues, compresses imbibées d'eau blanche froide, révulsifs derrière les oreilles, purgatifs légers souvent renouvelés, régime rafraîchissant, etc. — Lorsque la teinte azurée apparaît, on prescrira les *bains de vapeur*, *l'iodure de potassium*, *l'arséniate de potasse* (un milligramme deux fois par jour), des *onctions belladonées* sur les paupières, des *révulsifs* derrière les oreilles, etc. — Quand les bosselures ou staphylômes ont apparu, on pourra faire de temps en temps une petite *ponction* pour évacuer les liquides intra-oculaires ; on continuera le traitement précédent.

b. **Scléro-choroïdite postérieure.** — Cette affection est assez fréquente, puisque, d'après Grœfe, elle se rencontre quarante-deux fois sur cent yeux atteints d'Amaurose. Elle s'observe surtout chez les Myopes auxquels il survient des Ophthalmies et surtout des Choroïdites chroniques.

Symptômes. — Il se passe, sur la moitié postérieure du globe oculaire, les mêmes choses que j'ai décrites précédemment sur la moitié antérieure : apparition d'artérioles, qui indiquent une inflammation intérieure; apparition de taches azurées, qui indiquent un amincissement de la sclérotique ; apparition de bosselures, qui indiquent une tension intérieure résultant d'une sécrétion anormale de liquide aqueux ; seulement, comme la partie postérieure du globe oculaire n'est pas bridée par des tendons musculaires, il ne se forme qu'une seule bosselure, qu'une distension uniforme de tout l'hémisphère postérieur de ce globe. — Si l'on examine l'intérieur de l'œil à l'ophthalmoscope, on voit, au début de l'affection, la papille du nerf optique agrandie par une tache blanche en forme de croissant; à cette période, les artérioles et les veinules, qui sortent de la papille optique, ont conservé la netteté de leurs contours. Plus tard, la tache blanche s'agrandit et offre une coloration d'un blanc nacré. Enfin, plus tard encore, cette tache devient plus grande, prend une forme ovalaire, et dépasse la tache jaune ; ses bords sont déchiquetés et bordés de petites masses de pigment.

Outre ces signes visibles, le Malade se plaint d'une sensation de tension dans l'intérieur de l'œil. S'il n'est pas Myope, il le devient; s'il l'est déjà, sa vue baisse notablement et il est obligé de prendre des verres concaves de plus en plus forts, pour pouvoir distinguer les objets. Cette myopie dépend de l'allongement de l'œil, qui se gonfle en arrière, ce qui éloigne, par conséquent, la rétine du cristallin. Les objets lui paraissent confus; les lignes droites lui semblent tortueuses *(astigmatisme)*; quelquefois des mouches volantes lui semblent passer devant les yeux *(myodop-sie)*. Plus tard, il ne peut plus lire ni écrire ; il ressent dans les yeux une certaine cuisson ; une lumière un peu trop vive lui est pénible *(photophobie) ;* la vue se trouble de plus en plus *(amblyopie)* et il finit même quelquefois par la perdre plus ou moins complétement *(amaurose)*.

Traitement. — On conseillera au Malade d'éviter toute espèce de fatigue des yeux, de ne pas travailler à la lumière d'une lampe et surtout à la vive lumière du gaz, et même, s'il le peut, il suspendra tout travail, vivra dans une demi-obscurité et portera au grand jour des lunettes à verres bleu foncé, garnies sur les côtés de goussets de soie noire. Pendant la période inflammatoire, on prescrira les *antiphlogistiques* (sangsues, compresses froides, dérivatifs derrière les oreilles, purgatifs légers) ; plus tard, on prescrira le *calomel,* de façon à produire et à entretenir la salivation ; on fera fortement *transpirer* le Malade, deux ou trois fois par semaine ; on lui maintiendra les *yeux complétement fermés;* on instillera des *collyres à l'atropine* (deux centigrammes pour dix grammes d'eau).

39. CHOROIDO-RÉTINITES. — La choroïde et la rétine sont unies entre elles par des rapports anatomiques et physiologiques tellement étroits, qu'elles subissent presque simultanément les mêmes influences pathologiques, et que les mêmes affections se développent toujours en même temps et avec la même intensité dans ces deux membranes à la fois.

C'est ici surtout que l'examen de l'œil avec l'Ophthalmoscope (66) a fourni des résultats d'une importante capitale et a opéré une véritable révolution dans le traitement des Maladies de la Vue. En effet, les affections de la choroïde et de la rétine, qui échappaient naguère complétement à l'examen le plus minutieux, puisque les regards du Chirurgien ne pouvaient pas pénétrer jusque dans les profondeurs de l'œil, sont reconnues aujourd'hui avec la plus grande facilité. Aussi, peut-on maintenant se rendre compte des causes véritables et de la nature intime des diverses maladies de la vue désignées sous les noms d'Asthénopie (faiblesse de la vue), d'Amblyopie (troubles de la vue) et d'Amaurose (cécité nerveuse). C'est qu'en effet, ces diverses perturbations fonctionnelles des yeux résultent d'altérations organiques de la choroïde et de la rétine, altérations que l'on voit aussi aisément que celles qui constituent les Ophthalmies et les diverses affections des yeux précédemment étudiées.

a. **Causes.** — Elles agissent toutes directement ou indirectement sur l'organe de la vue ; elles sont toutes excitantes ou sthéniques, ou bien débilitantes ou asthéniques.

Les causes *directes excitantes* sont : l'exposition fréquente de l'œil à une vive lumière ; l'examen attentif et fréquent d'objets très-petits et fortement éclairés ; les éclairs, le soleil, dont les rayons agissent directement sur les yeux, ou sont reflétés par la neige ou par le sable ; le travail, à la lumière de lampes ou du gaz, sur des objets blancs qui réfléchissent vivement la lumière ; les veilles prolongées ; l'usage de tous les instruments d'optique ; l'action de vapeurs ou de gaz irritants ; enfin les blessures, les corps étrangers et surtout les Ophthalmies. — Les causes *directes débilitantes* sont : la privation de la lumière ; une cataracte très-ancienne ; l'abus des collyres et des pommades narcotiques.

Les causes *indirectes excitantes* agissent plus ou moins loin de l'œil, soit sur le cerveau, soit sur l'estomac ou tout autre organe, soit sur toute notre machine : elles produisent une stimulation anormale, une irritation même dans l'organe affecté ; mais elles n'excitent pas et n'irritent pas toujours la vitalité de l'œil : quelquefois même elles semblent l'affaiblir et concentrer les forces ailleurs. Celles qui agissent sur le cerveau sont : la commotion du cerveau, par des coups portés sur la tête ; les méningites, ou fièvres cérébrales ; la congestion et l'apoplexie cérébrales ; l'ivresse, la colère, les passions violentes ; les travaux intellectuels excessifs ; etc. Celles qui agissent sur d'autres organes sont : les irritations aiguës ou chroniques des viscères abdominaux ; la colique saturnine ; la suppression des règles, de la transpiration, ou de quelque flux devenu habituel. — Les causes *indirectes débilitantes* sont toutes celles qui débilitent le système nerveux et produisent une très-grande faiblesse de tout l'organisme : excès, ou pertes involontaires ; allaitement trop prolongé, ou au-dessus des forces de la mère ; pertes de sang ; maladies de longue durée, qui portent une atteinte profonde à la santé ; l'albuminurie et surtout le *diabète*.

Outre ces causes plus ou moins éloignées et pour ainsi dire extra-oculaires, il faut encore signaler les Ophthalmies et surtout l'inflammation isolée de la cornée et de l'iris ; ces diverses affections sont *toujours* compliquées de Congestion choroïdo-rétinienne. On voit *très-souvent* la Myopie et, un peu moins souvent, la Presbytie, à la suite d'une fatigue prolongée de la vue, s'accompagner aussi d'une congestion plus ou moins prononcée de la rétine.

b. **Développement de ces affections.** — Comme les autres parties de l'œil, dont nous avons étudié précédemment les diverses maladies, la choroïde et la rétine peuvent devenir le siége soit de congestion, soit d'épanchements sanguins, soit d'exsudations fibrineuses, soit d'ulcérations spéciales, soit plus rarement de suppuration. Ces diverses affections ne sont que les diverses périodes d'une seule et même maladie, l'*Inflammation.*

Ici, comme dans toutes les parties de notre organisme et dans l'œil en particulier, l'inflammation commence par la *congestion*, c'est-à-dire par un afflux de sang plus ou moins considérable et plus ou moins persistant. Cette congestion donne lieu : à de la *rougeur*, due à la stagnation et à l'accumulation des globules rouges du sang dans les capillaires artérioso-veineux ; à de la *chaleur*, due à l'afflux plus considérable du sang, dont la température uniforme et constante est de 37° ; à du *gonflement*, résultant de la distension plus ou moins prononcée des artérioles et des veinules, ainsi que des canalicules capillaires microscopiques qui rampent dans l'épaisseur des membranes et qui en constituent la trame ; enfin à de la *douleur*, due à l'exaltation de la sensibilité des nerfs de la partie malade et à la pression qu'exercent sur eux les tissus congestionnés et gonflés.

Lorsque la Congestion dure un certain temps, que les causes qui lui ont donné naissance continuent à agir et que l'on ne fait rien pour en arrêter les progrès, alors elle s'aggrave, elle devient plus prononcée et cela d'autant plus aisément, qu'elle trouve un terrain mieux préparé par des congestions antérieures fréquemment renouvelées : elle se transforme en *Inflammation.* Celle-ci offre tous les symptômes anatomiques et physiologiques de la Congestion : rougeur, chaleur, gonflement et douleur ; ils sont seulement beaucoup plus prononcés, plus enracinés dans les tissus organiques et cèdent bien plus difficilement aux diverses médications que l'on dirige contre eux. Mais, sous l'influence de ce

travail morbifique qui s'accomplit dans l'organe enflammé, il se produit en outre de nouvelles modifications pathologiques.

On voit d'abord transsuder à la surface des tissus
une *exsudation fibrineuse*, formée de lymphe plastique,
matière gluante, visqueuse et coagulable, semblable à
celle qui suinte à la surface des plaies ou des coupures
et qui en détermine la cicatrisation ; ces exsudations
constituent dans les profondeurs de l'œil, ainsi que
nous l'avons déjà vu à propos de l'Iritis (36) et des adhérences et oblitérations de la pupille (37), des plaques fibrineuses plus ou moins consistantes et plus
ou moins étendues.— Outre ces exsudations, l'afflux de
sang est quelquefois tellement violent, qu'il se produit
une rupture de quelque artériole ou veinule, et qu'il se
forme alors un petit *épanchement sanguin :* on constate
alors, dans l'épaisseur de la choroïde, ou bien entre la
choroïde et la rétine, une tache de sang plus ou moins
large. — Assez souvent on voit survenir l'*atrophie* de
la membrane enflammée, atrophie qui est ici l'analogue
de ce qu'est l'ulcération dans les autres parties de
notre organisme : la membrane s'amincit peu à peu, se
détruit insensiblement, semble se fondre et finit par
disparaître. — Enfin quelquefois, mais beaucoup plus
rarement ici que dans les autres parties de l'œil, on
voit survenir de la *suppuration.*

Tel est l'enchaînement des diverses altérations organiques dont la choroïde et la rétine peuvent devenir le
siége.

La Congestion est extrêmement fréquente : elle
existe *très-souvent* isolément, surtout à la suite d'une
fatigue plus ou moins prolongée de la vue ; elle existe
presque toujours en même temps que les Ophthalmies
et que l'inflammation de l'une des diverses parties
constituantes de l'œil. Si le lecteur veut bien se rap-

peler la structure de la choroïde et de la rétine (4, c
et e) et la distribution des vaisseaux artériels et veineux
dans l'intérieur de l'œil (5, c), il comprendra aisément
la fréquence de cette congestion. La choroïde, en effet,
est essentiellement constituée par un très-riche réseau
d'artérioles et de veinules, entrelacées comme les
mailles d'une fine dentelle, et qui distribuent le sang aux
diverses parties transparentes de l'œil ; elle est, pour
elles, une membrane nourricière qui leur tamise le
sang à travers ses mailles microscopiques. Aussi, les
diverses parties constituantes de l'œil ne peuvent-elles
se congestionner ou s'enflammer, sans que cette congestion ou cette inflammation ne se propage par continuité de canalisation jusqu'à leur membrane nourricière.

c. **Congestion choroïdo-rétinienne.** — Malgré que
la choroïde et la rétine soient presque toujours congestionnées toutes les deux à la fois, l'ophthalmoscope fait
voir si distinctement et si clairement les diverses altérations de ces deux membranes, qu'un examen attentif
permet, dans bien des cas, de distinguer l'une de l'autre
ces deux affections et d'assigner à chacune d'elles la
part qui lui appartient.

Congestion choroïdienne. — Elle se reconnaît à la
teinte rouge, qui donne une couleur comme écarlate au
fond de l'œil ; en examinant avec soin, on voit que
cette teinte rouge est due à l'injection de la choroïde,
dont les vaisseaux artériels et veineux sont distendus.
Outre les artérioles et les veinules, à peine visibles à
l'état normal et qui sont actuellement parfaitement visibles, on en voit un très-grand nombre qui semblent
être de nouvelle formation : ce sont tout simplement
des artérioles ou des veinules normales, qui sont gonflées et distendues par le sang, qui sont ainsi plus volu-

mineuses, et sont, dès lors, devenues apparentes ; la même chose se passe à la surface de l'œil, dans les cas d'Ophthalmies. Cette congestion, qui est ici générale et occupe la totalité du fond de l'œil, est quelquefois partielle, et se remarque par places autour des exsudations plastiques, où des autres altérations choroïdiennes.

Congestion rétinienne. — La congestion sanguine porte à la fois sur la rétine et sur la papille du nerf optique, et se traduit par la rougeur partielle ou générale de ces parties. — La papille, au lieu d'offrir une teinte blanche comme à l'état normal, est injectée comme l'est le blanc de l'œil dans le cas d'Ophthalmie : on constate en effet, par un examen attentif, que cette rougeur est due à un très-grand nombre de capillaires artérioso-veineux qui recouvrent la papille d'un réseau rougeâtre ; on voit, en outre, sur ce fond rouge, se détacher les artères et les veines centrales de la rétine. — Quand la congestion est généralisée, tout le fond de l'œil offre une teinte rouge plus ou moins foncée et semble plus sombre ; la papille est également rougeâtre, et l'on aurait de la peine à la distinguer des parties environnantes, si l'on n'était pas guidé par les artères et les veines qui convergent vers elle ; ces veines et ces artères sont, d'ailleurs, gonflées de sang et plus volumineuses que d'ordinaire.

d. **Exsudations choroïdo-rétiniennes.** — Lorsque la congestion a duré un certain temps, et surtout lorsque les causes d'irritation continuent à subsister, elle fait place alors à l'*Inflammation*, ainsi que je l'ai expliqué au commencement de ce paragraphe ; alors aussi apparaissent les diverses altérations auxquelles donne lieu l'inflammation dans les membranes profondes de l'œil : ce sont, tout d'abord, des exsudations fibrineuses dues à une transsudation de lymphe plastique, qui se coagule et constitue des plaques plus ou moins larges et saillantes, d'un blanc grisâtre. Étudions ces altérations dans la choroïde et dans la rétine.

Exsudations choroïdiennes. — Elles se présentent sous forme de plaques, dont le siége, l'étendue et l'épaisseur varient selon les cas. Au début, quand l'exsudation est récente, peu abondante et qu'elle n'est pas encore organisée, on voit une tache d'un blanc bleuâtre à travers laquelle on peut encore apercevoir les artérioles ou les veinules principales ; plus tard, ces taches deviennent plus opaques et augmentent d'épaisseur, de sorte que l'on ne peut plus distinguer la choroïde au dessous d'elles ; plus tard encore, elles s'épaississent de plus en plus, et constituent des plaques plus ou moins saillantes. Ces plaques sont assez souvent bordées d'un amas de *pigment*, qui les fait ressortir sur le fond rouge de l'œil ; on reconnaît autour d'elles des artérioles et des veinules dilatées, gorgées de sang ; elles ont généralement une forme allongée, irrégulière ; elles font une saillie assez prononcée ; elles sont d'un blanc bleuâtre.

Exsudations rétiniennes. — On distingue sur le fond rouge de l'œil des taches blanchâtres, représentant soit une sorte de glacis jeté sur le parcours des artérioles ou des veinules de la rétine, soit une traînée laiteuse qui accompagnerait ces vaisseaux. Ces taches ont une position et une forme variables : tantôt elles existent autour de la papille du nerf optique, qu'elles recouvrent et qu'elles masquent plus ou moins, selon qu'elles sont plus ou moins larges et opaques ; tantôt ce sont des traînées d'un blanc laiteux qui accompagnent les artérioles et les veinules.

e. **Taches sanguines.** — Quelquefois l'afflux de

sang, déterminé par l'inflammation, est tellement abondant et se fait avec une telle impétuosité, qu'il rompt les minces parois des artérioles dans lesquelles il est contenu : il s'échappe alors par ces éraillures et se répand, soit dans l'épaisseur même de la choroïde ou de la rétine, soit dans l'humeur vitrée.

Les *taches sanguines de la rétine* sont d'un rouge vif, si l'épanchement de sang est récent : elles sont tantôt nombreuses et alors très-petites, tantôt larges et en petit nombre ; quelquefois même il n'en existe qu'une seule, irrégulièrement arrondie et recouvrant une partie du fond de l'œil. Ces taches ont ordinairement une forme striée, ce qui dépend de la disposition rayonnée des fibres nerveuses qui entrent dans la texture de la rétine. Plus tard, ces taches perdent leur couleur cramoisie et prennent une teinte brunâtre : leur surface est alors chagrinée, rugueuse.

Les *taches sanguines de la choroïde* sont plus diffuses, moins nettement circonscrites, plus étendues ; l'épanchement sanguin, qui leur a donné naissance, étant généralement plus abondant parce que la choroïde est plus vasculaire que la rétine, ces taches offrent quelquefois une saillie plus ou moins prononcée. Assez souvent l'épanchement sanguin s'étend entre la choroïde et la rétine, qu'il décolle et qu'il soulève vers le centre de la cavité oculaire à travers l'humeur vitrée : il en résulte alors une tumeur brunâtre, irrégulière, parcourue à sa surface par des artérioles et des veinules, tumeur qui fait une saillie plus ou moins prononcée sur le fond de l'œil.

f. **Taches atrophiques.** — Enfin on trouve quelquefois, sur le fond de l'œil, des taches arrondies d'un blanc jaunâtre, dues à l'atrophie de la choroïde et de la rétine. Cette atrophie résulte, ainsi que je l'ai dit déjà, d'une sorte d'ulcération qui ronge lentement ces membranes, qui les amincit peu à peu, et qui finit par les détruire.

Ces taches, d'un blanc jaunâtre, sont caractéristiques de l'inflammation de la choroïde. Sous l'influence du travail morbide qui se passe dans l'épaisseur de cette membrane, travail analogue à celui qui se passe dans la peau ou dans les muqueuses qui s'ulcèrent et qui se détruisent de proche en proche lors de certaines affections, la choroïde semble se fondre, s'amincit, disparaît peu à peu. On voit d'abord le pigment, ou matière noirâtre déposée à sa surface, se résorber et disparaître peu à peu ; cette résorption, cette fonte a lieu par places circonscrites, par îlots, de sorte que, là où le pigment a disparu, il existe dès lors en ce point des taches ou plaques d'un blanc jaunâtre : c'est la trame de la choroïde qui est mise à nu. Plus tard, si l'absorption ulcérative continue, la choroïde elle-même disparaît tout entière, et l'on voit en ce point une tache, ou plaque blanchâtre, dont le fond est formé par la partie profonde de la sclérotique mise à nu.

g. **Symptômes.** — Les désordres matériels, produits par la Congestion et l'Inflammation de la choroïde et de la rétine, donnent lieu à des troubles divers de la vue qui ont reçu les noms d'Asthénopie (62), d'Amblyopie (64) et d'Amaurose (65) ; ils déterminent aussi, en outre de ces affections générales, des Altérations diverses de la vue (63) telles que la photophobie, la photopsie, les mouches volantes et fixes, l'astigmatisme, l'hémiopie, etc. — Il est extrêmement important de bien connaître ces diverses modifications subies par l'organe de la vue ; il est surtout nécessaire de savoir les rattacher à leur véritable cause, c'est-à-dire aux altérations matérielles survenues dans la plaque sentante de l'appareil photographique que représente le globe oculaire. Faute de reconnaître la cause matérielle des troubles divers dont la vue peut être affectée ; faute d'un examen suffisant pour découvrir cette cause, c'est-à-dire les désordres survenus dans la choroïde et la rétine, pour en constater la nature exacte et la gravité plus ou moins grande ; il sera impossible d'instituer un traitement rationnel, d'employer les ressources d'une saine thérapeutique, de rendre enfin la vue, ou tout au moins de l'améliorer.

C'est à l'ophthalmoscope (66), c'est à la possibilité de voir ce qui se passe dans le fond de l'œil et de suivre pas à pas les ravages de la Congestion et de l'Inflammation dans la choroïde et la rétine, que la Science est redevable de mieux connaître, aujourd'hui, tous les troubles de la vue ; de savoir mieux les interpréter ; d'être, par conséquent, plus puissante pour agir efficacement contre les causes qui les ont produites.

Ces troubles de la vue, causés par la Congestion et l'Inflammation de la choroïde et de la rétine, sont si complexes et leur connaissance exacte est tellement importante, que j'ai cru devoir décrire chacun d'eux isolément : je renvoie donc le lecteur aux articles Asthénopie (62), Amblyopie (64), Amaurose (65) et Altérations diverses de la vue (63).

40. HYDROPISIES DE L'ŒIL. — C'est une maladie caractérisée par la sécrétion d'un liquide aqueux dans le globe oculaire. L'hydropisie peut être générale ou partielle ; tantôt elle n'occupe que les deux chambres de l'œil remplies par l'humeur aqueuse, ou bien la grande cavité remplie par l'humeur vitrée ; tantôt le liquide s'accumule entre la sclérotique et la choroïde, ou bien entre la choroïde et la rétine ; tantôt, enfin, elle est générale, et c'est alors l'*hydrophthalmie.*

Causes. — Les contusions du globe oculaire, les ophthalmies développées sous l'influence d'une fièvre éruptive chez les enfants ; les scléro-choroïdites, les choroïdites, surtout chez les sujets faibles et débiles, sont les causes ordinaires de ces hydropisies, quelle que soit leur variété. Quant à la cause immédiate, on croit qu'elle dépend d'une inertie du système sanguin absorbant, alors que le système exhalant continue à agir, et agit même trop activement.

Symptômes. — Ils varient selon l'espèce d'hydropisie :

1° L'*Hydropisie des chambres de l'œil* offre, dès le début, une saillie de la cornée ; plus tard cette membrane transparente devient encore plus saillante, mais s'amincit et devient nuageuse, partiellement opaque, surtout sur ses bords. L'iris prend une teinte sombre ; la pupille est dilatée et immobile sous l'action de la lumière ; souvent il se forme des adhérences entre la pupille et la capsule cristalline. Au début, le globe oculaire est distendu, ferme au toucher ; plus tard, l'œil s'atrophie, par suite de l'étranglement des parties intérieures, et il devient mollasse. Les Malades éprouvent, au début, une sensation de tension très-pénible dans l'intérieur de l'œil ; ils deviennent Myopes, par suite de l'allongement de l'œil et surtout de la saillie exagérée de la cornée ; plusieurs croient voir voltiger des mouches devant leurs yeux (*myodésopsie*); d'autres voient les objets doubles (*diplopie*) ; la plupart ont la vue très-trouble (*amblyopie*); les mouvements de l'œil sont gênés.

2° L'*Hydropisie de la cavité du globe oculaire,* que remplit l'humeur vitrée, donne lieu à une distension de la sclérotique et la rend saillante entre les tendons des muscles droits, ce qui donne à l'œil une forme presque carrée. L'iris est refoulé en avant et touche presque la face postérieure de la cornée ; la pupille est très-peu dilatée. La cornée est plus bombée qu'à l'état normal ; la sclérotique distendue offre une teinte azurée ; l'œil, plus volumineux, est dur au toucher. Les Malades éprouvent de la peine à remuer les yeux ; ils y ressentent des douleurs assez vives, qui finissent par devenir très-pénibles ; la vue est très-affaiblie et se perd de jour en jour.

3° L'*Hydropisie choroïdo-rétinienne* se développe entre la choroïde et la rétine, avec lenteur ou très-rapidement ; dans le premier cas, la vue se perd peu à peu, mais sans grandes douleurs ; dans le second, l'Amaurose survient également, mais s'accompagne de douleurs vives dans le fond de l'œil et dans toute la tête. Si l'on examine l'œil à l'ophthalmoscope, on aperçoit derrière la pupille une masse opaque, d'un blanc jaunâtre, en partie couverte de fines artérioles ou veinules ; cette masse est formée par la rétine, décollée et séparée de la choroïde par l'infiltration de liquide entre ces deux membranes ; cette masse a plusieurs fois été prise pour une cataracte (car elle s'applique souvent derrière le cristallin et lui donne un aspect crayeux), ou pour un cancer du fond de l'œil.

4° L'*Hydropisie généralisée ou Hydrophthalmie* est caractérisée par une augmentation générale du volume de l'œil ; il est dur au toucher ; la sclérotique offre une teinte azurée ; la conjonctive est un peu rouge, quelquefois ulcérée ; les paupières sont très-largement ouvertes, ce qui fait paraître l'œil très-volumineux ; les mouvements de cet organe sont gênés. La cornée devient saillante, par suite de la tension des liquides intra-oculaires, et prend une teinte nébuleuse et même un peu opaque ; l'iris est saillant en avant, décoloré et touche presque la face postérieure de la cornée ; la pupille est dilatée et reste ordinairement immobile malgré les variations d'éclairage ; le cristallin a souvent une teinte nébuleuse. Le Malade, malgré ce gonflement général de l'œil, éprouve peu de douleur pendant le début du mal : ce n'est que lorsque l'œil est distendu, qu'il y éprouve un sentiment de plénitude ; mais, plus tard, surviennent de vives douleurs qui se propagent dans toute la tête et donnent lieu à de l'agitation, de l'insomnie, de la fièvre et parfois du délire. La vue subit nécessairement de profondes altérations : d'abord survient de la Myopie ; puis la vue s'affaiblit, se trouble (*amblyopie*) et finit presque toujours par se perdre complétement (*amaurose*). Il arrive quelquefois que l'œil, devenant plus volumineux, finit par faire saillie hors des paupières : il ne tarde pas alors à devenir le siége d'un Phlegmon (32), qui se termine présque toujours par suppuration et par la perte complète de l'œil.

Traitement. — Il a peu de chances d'amener une guérison complète, parce que l'on a affaire à des troubles profonds de la circulation sanguine de l'œil et de son innervation, à des modifications dans sa texture, et, enfin, à un état général de débilité et de cachexie qui a causé et qui entretient ces altérations oculaires. Il faudra donc, tout d'abord, s'attaquer à la cause du mal et la combattre par une *médication tonique* et reconstituante, ainsi que par un bon *régime* et une bonne *hygiène*. On traitera l'hydropisie elle-même : par la tisane de *scille* alliée au *sel de nitre* ; par les granules de *digitaline ;* par le *vin de quinquina*, une demi-heure avant chaque repas ; par les *pilules de Vallet* ou le *fer porphyrisé*, au commencement de chaque repas ; par *l'hydrothérapie*, ou bien les *fumigations de baies de genièvre*, suivies de *frictions* avec de l'eau de Cologne. Outre ce traitement général, qui s'adresse surtout aux causes de l'hydropisie, on fera l'opération de la *paracentèse de l'œil*, soit à travers les bords de la cornée, soit à travers la sclérotique : on opérera à travers la cornée, dans le cas d'hydropisie des chambres, et à travers la sclérotique dans les autres cas. On enfonce, par l'une ou l'autre voie, l'aiguille cannelée de Warr ou celle de Desmarres dans l'intérieur de l'œil, en ayant soin de diriger l'instrument de manière à ne blesser ni l'iris ni le cristallin: on évacue ainsi une partie du liquide intra-oculaire.

44. GLAUCOME. — On donne le nom de glaucome à une affection complexe de l'intérieur de l'œil, caractérisée par une teinte glauque ou verdâtre, située derrière le cristallin, par une dilatation et une immobilité de la pupille, par une diminution notable ou même une perte presque complète de la vue.

Causes. — Elles sont peu connues : on a cependant constaté qu'il se développe surtout, entre 40 et 60 ans, chez les personnes atteintes de rhumatismes, ou de goutte, ou d'hémorroïdes. — Il est aujourd'hui démontré que cette affection est produite par une irido-choroïdite, accompagnée d'infiltration diffuse de l'humeur vitrée et de l'humeur aqueuse: il en résulte un accroissement de quantité de ces humeurs et, par conséquent, une augmentation rapide de la pression intra-oculaire, une compression de la rétine et toute la série des symptômes consécutifs; en un mot, il y a augmentation des liquides et pression intra-oculaire.

Le glaucome revêt une forme aiguë et une forme chronique, que je vais étudier successivement.

a. **Glaucome aigu.** — Cette affection survient quelquefois brusquement, la nuit le plus souvent, et atteint un seul œil à la fois. Mais si le mal éclate tout à coup, il est annoncé longtemps à l'avance par des avant-coureurs : obscurcissement passager de la vue, pendant lequel on voit tous les objets comme à travers un brouillard ; la flamme des bougies et des lampes semble entourée d'une large auréole lumineuse ; la lumière un peu vive est mal supportée ; on ne peut lire, écrire, ou travailler quelque temps, surtout à la lumière d'une lampe ou du gaz, sans que les yeux se fatiguent rapidement ; il existe assez souvent des douleurs passagères au front et aux tempes.

L'*attaque* de glaucome apparaît brusquement ; le Malade éprouve tout à coup les symptômes suivants : douleurs très-vives au front et aux tempes ; injection rougeâtre du blanc de l'œil ; léger boursouflement ou chémosis de la conjonctive ; larmoiement plus ou moins abondant ; trouble plus ou moins prononcé de l'humeur aqueuse, d'où résulte un obscurcissement de la cornée ; dilatation notable, mais irrégulière, de la pupille ; projection de l'iris en avant et saillie dans la chambre antérieure ; vue très-diminuée, souvent presque abolie ; sensation de globes lumineux, d'étincelles ou de gerbes de feu dans les yeux. L'œil est dur au toucher et la cornée est presque insensible.

Les suites de cette attaque sont variables : tantôt la vue est complétement perdue ; tantôt, les symptômes dus à la congestion choroïdo-rétinienne étant dissipés, la vue s'améliore et revient à peu près à son état normal ; tantôt il se produit de nouvelles attaques, à divers intervalles, et chaque fois la vue perd davantage de sa netteté et de sa puissance ; tantôt enfin le glaucome passe à l'état chronique.

L'examen de l'œil à l'ophthalmoscope, lorsqu'il est possible de le pratiquer, fait découvrir une forte congestion de la choroïde et de la rétine (39, *c*) ; sur le fond rouge écarlate de l'œil, on voit çà et là des taches sanguines (39, *e*) dues à des épanchements de sang dans l'épaisseur de la choroïde ; les artères qui rampent sur ce fond rouge sont dilatées, plus apparentes et sont le siége de pulsations très-manifestes ; les veines sont gonflées et flexueuses ; la papille du nerf optique est excavée et offre une teinte grise-jaunâtre.

b. **Glaucome chronique.** — Il est également précédé, pendant un temps souvent très-long, des avant-coureurs qui annoncent le Glaucome aigu. Mais il n'apparaît pas brusquement : il s'établit peu à peu, lentement, insidieusement ; sa marche n'en est pas moins fatale et ses symptômes très-accusés et bien tranchés. On observe peu à peu : la diminution progressive du champ de la vision ; la dilatation de la pupille ; la décoloration de l'iris, sa projection en avant et sa saillie bombée dans la chambre antérieure ; l'aspect terne de la cornée, dû au trouble de l'humeur aqueuse ; des veinules plus ou moins nombreuses sur le blanc de l'œil ; l'insensibilité plus ou moins prononcée de la cornée quand on la touche. La vue a perdu plus ou moins de sa netteté et de son acuité ; toutes les fois que le Malade a mal à la tête, ou qu'il a la tête congestionnée, il voit tous les objets comme à travers un brouillard. A l'ophthalmoscope, on voit la papille du nerf optique excavée ; toutes les artérioles et les veinules sont dilatées et plus apparentes.

Traitement. — Il se bornait, il y a quelques années, à des prescriptions qui ne donnaient aucun résultat satisfaisant ; on essayait de calmer les douleurs névralgiques ; on conseillait d'éviter toute fatigue et toute irritation de l'œil ; on prescrivait des purgatifs, des sinapismes ; on instillait divers collyres ; on appliquait des pommades fondantes sur les paupières et les régions péri-oculaires. — De Grœfe a mis en pratique un nouveau traitement, qui donne en général

11.

de bons résultats : se fondant sur l'explication qu'il donne de l'évolution de la maladie, c'est-à-dire sur l'augmentation de toutes les humeurs de l'œil et sur l'augmentation de pression intra-oculaire qui en résulte, il pratique la section de l'iris. Cette opération consiste à enlever un large lambeau de l'iris jusqu'au cercle ciliaire et à ne laisser écouler que peu à peu l'humeur aqueuse. On diminue ainsi la quantité des humeurs qui distendent le globe oculaire, et l'on diminue la tension intra-oculaire; par la section de l'iris, on pratique un véritable débridement, analogue à celui que l'on fait dans les cas de panaris. Aussi le soulagement est-il ordinairement immédiat et les récidives beaucoup moins fréquentes que par les autres méthodes de traitement.

CATARACTE.

La Cataracte résulte de l'opacité du cristallin ou de sa capsule. On croyait jadis que la Cataracte était due soit à la chute d'un liquide opaque qui troublait la transparence de l'intérieur de l'œil, soit à la présence d'une pellicule blanche sur la cornée. — Le cristallin est formé (4, *a ;* T, U, *fig.* 3) d'un *noyau* central, recouvert de couches périphériques *corticales* plus molles, le tout contenu dans un sac transparent, la *capsule.* Or, chacune de ces trois parties, le noyau, les couches corticales et la capsule, peut devenir opaque, isolément ou simultanément ; de là, diverses espèces de Cataracte. Enfin, il y a des Cataractes *fausses*, formées par du pus, ou du sang, ou du pigment de l'iris, ou de la lymphe plastique solidifiée…, le tout placé entre le cristallin et l'ouverture pupillaire de l'iris.

42. CAUSES. — La Cataracte se développe sous l'influence isolée ou combinée de quatre espèces de causes : les convulsions de l'enfance ; les blessures des yeux ; les progrès de l'âge ; la fatigue et l'irritation habituelles des yeux.

1° Les *convulsions de l'enfance* sont une cause assez rare, puisqu'il n'y a, en moyenne, que 36 cataractes sur 896, de 1 jour à 20 ans. Elles existent quelquefois au moment de la naissance (Cataractes *congénitales*), et coexistent alors quelquefois avec le Strabisme. La plupart des Chirurgiens l'attribuent à des convulsions de l'enfant dans le sein de sa mère ; quelques-uns, à une inflammation intra-utérine. Cette variété est quelquefois héréditaire et dépend du père ou de la mère qui ont une Cataracte au moment de la conception. Elles apparaissent le plus souvent dans les premières années de la vie, à la suite de convulsions, si fréquentes à cet âge : elles résultent de la déchirure ou du décollement de la capsule cristalline par les contractions convulsives des muscles de l'œil et des paupières. Ces Cataractes sont presque toujours *molles*, ou bien *liquides*.

2° Les *blessures des yeux* sont suivies quelquefois de Cataracte : qu'un coup porté sur l'œil détruise, soit directement, soit par commotion violente, les liens d'union de la capsule cristalline avec les diverses parties qui l'entourent et qui contribuent à sa vitalité, le cristallin et sa capsule deviendront bientôt opaques ; c'est ce qui s'observe à la suite de coups de poings violents qui ébranlent l'œil tout entier, ou de plaies avec une arme ou un objet quelconque, qui pénètrent profondément dans l'œil. Dans ce cas, la Cataracte est due à deux causes : à l'inflammation qui se développe ; au manque de nourriture du cristallin, détaché plus ou moins des diverses parties environnantes qui lui apportaient sa nourriture. Cette variété de Cataracte est toujours *capsulo-lenticulaire ;* celle qui résulte d'un coup de poing ou d'une forte commotion est souvent compliquée d'Amaurose.

3° *Progrès de l'âge.* — Sur 896 malades opérés de Cataracte, il y en avait : 36 âgés de 1 jour à 20 ans ; 36 âgés de 20 à 30 ans ; 71 âgés de 30 à 40 ans ; 90 âgés de 40 à 50 ; 137 âgés de 50 à 60 ans ; 224 âgés de 60 à 70 ans ; 219 âgés de 70 à 80 ans ; 83 âgés de 80 à 97 ans. On voit, par ces chiffres, quelle est l'influence de l'âge et que la Cataracte est bien plus fréquente entre 50 et 80 ans. Le cristallin possède, en effet, une tendance naturelle et inévitable à perdre, avec les années, de plus en plus de sa transparence. Chez la plupart des personnes, cette tendance fatale ne produit qu'un très-léger trouble de la lentille cristalline et un affaiblissement de la vue ; chez d'autres, soumis en outre à l'influence de la fatigue des yeux, elle amène l'opacité du cristallin, et, par conséquent, la perte de la vue. Il survient, dans ces cas, un véritable dépérissement du cristallin, occasionné par la diminution graduelle et l'affaiblissement de ses moyens de nutrition. Les artérioles et veinules, qui se rendent de la couronne (P', *fig.* 3) de la choroïde (4, *c*) à la capsule cristalline, s'atrophient de plus en plus par les progrès de l'âge : le cristallin, qui ne tire ses moyens de nutrition que de la capsule, n'étant plus assez nourri par son intervention, perd peu à peu de sa transparence et finit, en quelque sorte, par dépérir et se mortifier. La capsule cristalline, qui reçoit directement la nourriture, végète plus longtemps : aussi les Cataractes capsulaires sont-elles plus rares que les Cataractes cristallines.

4° *Fatigues et irritations habituelles des yeux.*—On voit très-souvent la Cataracte survenir, avant un âge avancé, chez les personnes qui fatiguent leurs yeux par un travail assidu et y entretiennent ainsi une irritation légère, il est vrai, mais incessamment renouvelée. Tels sont les savants, les littérateurs, les prêtres, les magistrats, les hommes de loi, les graveurs, les peintres, les employés qui passent leur journée à écrire ; telles sont, enfin, toutes les personnes exerçant une profession qui contraint à travailler sur des menus objets, à les fixer attentivement, en un mot, à se fatiguer les yeux. Cette fatigue entretient une irritation bien plus vive encore quand on travaille à la lumière d'une lampe et surtout à la vive clarté du gaz.

5° Outre ces causes principales, on a plusieurs fois constaté que la Cataracte était due au *diabète*, maladie qui consiste en ce que le glucose, fabriqué normalement par le foie, et transformé par les ferments du sang en sucre, n'est pas complétement détruit dans les poumons, sous l'influence de l'air que la respiration y amène; c'est ce sucre, non détruit, qui circule dans tous nos organes avec le sang et qui est en partie éliminé avec les urines.

43. DIVERSES ESPÈCES DE CATARACTE. — Ainsi que je l'ai déjà dit, le système cristallinien est formé d'une *capsule* ou sac, dans l'intérieur de laquelle est enfermé le cristallin ; le cristallin lui-même est formé d'un *noyau* central, dur, enveloppé de couches *corticales*, dont la dureté ou densité est de plus en plus faible, jusqu'aux superficielles qui sont molles. Or, chacune de ces trois parties peut s'opacifier simultanément ou séparément. De là les cataractes *lenticulaires* ou *cristallines, cap-*

sulaires, et *capsulo-lenticulaires*, dans lesquelles l'opacité envahit à la fois la capsule et le cristallin.

Les cataractes *lenticulaires* sont beaucoup plus fréquentes que les autres : elles présentent une consistance qui n'est pas la même dans tous les cas, ce qui
en a fait admettre trois espèces : les *dures* ou centrales,
les *molles* ou corticales, et les *liquides* ou totales.

a. **Cataractes lenticulaires dures.** — Elles commencent toujours par une opacité qui se produit dans
le centre ou *noyau* du cristallin, et s'étend graduellement, et de proche en proche, dans les couches corticales de cette lentille vivante. Elle est toujours plus foncée,
plus dure au centre qu'à la périphérie. La couleur en est
mate et *terne*, d'une nuance sombre, *grisâtre* ou *jaune
d'ambre*, quelquefois *brune* ou *verdâtre*, rarement
noire. — Plus la Cataracte est dure, et plus le cristallin s'est condensé et rapetissé ; de sorte qu'il est plus
éloigné que d'ordinaire de la face postérieure de l'iris
ou de l'ouverture pupillaire et que, par conséquent, la
chambre postérieure est plus profonde. — La pupille
se dilate et se rétrécit à la lumière, comme dans l'état
normal : le *petit cercle noir*, qui borde la pupille, se
détache assez mal ; l'*ombre portée* par la circonférence
de la pupille, sur le fond grisâtre du cristallin opacifié,
forme un cercle sombre assez large. — La perte de la
vue est rarement complète : les Malades voient les
petits objets de près, surtout au demi-jour, parce
qu'alors la pupille est très-dilatée, et qu'elle laisse
passer quelques rayons lumineux par les bords circulaires du cristallin non encore opacifiés : aussi
voient-ils moins bien au grand jour, parce qu'une vive
lumière fait contracter l'iris et resserrer l'ouverture
de la pupille.

Quelquefois les Cataractes sont *moitié dures, moitié*

molles : les couches corticales sont opacifiées, mais molles ; le noyau est aussi opaque, mais dur, et apparaît sous la forme d'un point brunâtre au centre des couches corticales qui sont d'un gris jaunâtre.

Diverses espèces. — Les Cataractes lenticulaires dures offrent diverses variétés, au point de vue de leur composition ou de leur couleur. — La Cataracte *verte* offre une teinte plus ou moins foncée : quand elle est d'une teinte très-pure et très-prononcée, c'est que la Cataracte est très-dure ; quand la teinte est d'un vert grisâtre, c'est que le noyau opaque et vert est enveloppé d'une couche corticale opaque, d'une teinte ambrée, qui estompe la couleur verte du noyau. On voit cette opacité verdâtre, à une petite distance en arrière de la pupille ; elle n'est pas située aussi profondément que l'opacité glauque du glaucome, ni aussi rapprochée de la face postérieure de la pupille que la Cataracte molle glaucomateuse. Dans la Cataracte verte, le cristallin opacifié est très-dense, très petit; il en résulte trois conséquences : la chambre postérieure a beaucoup de profondeur, puisque le cristallin n'est pas tuméfié ; la pupille a conservé toute sa mobilité, sous l'influence de l'ombre et de la lumière, puisqu'elle n'est pas comprimée en arrière par le cristallin ; enfin l'ombre portée par l'ouverture pupillaire sur le fond glauque de l'opacité est très-prononcée, puisque la chambre postérieure a beaucoup de profondeur. La vue est d'autant plus diminuée, que l'opacité a envahi une plus grande étendue du noyau ; mais comme les couches corticales et les bords sont encore transparents, le Malade voit encore un peu à un demi-jour, parce qu'alors la pupille, étant très-dilatée, laisse passer des rayons lumineux par ces bords non opacifiés. — La Cataracte *noire* est beaucoup plus rare : elle est toujours très-dure ; la capsule est aussi opacifiée et de couleur noirâtre. — La Cataracte *plâtreuse*, très-rare aussi, est due à une infiltration de la substance du cristallin par des sels calcaires.

b. **Cataractes lenticulaires molles.** — L'opacité débute par les couches *corticales,* ou superficielles, du cristallin et gagne de proche en proche jusqu'au *noyau,* qui se ramollit et s'opacifie à son tour. Elles offrent une couleur claire, d'un blanc grisâtre ou laiteux, d'une teinte mate ou quelquefois nacrée. Elles sont très-volumineuses : par conséquent, le cristallin opacifié fait une saillie assez prononcée en avant, saillie qui diminue la profondeur de la chambre postérieure et repousse même assez souvent l'iris du côté de la cornée. L'iris étant ainsi repoussé en avant, la pupille se dilate et se rétrécit moins facilement, sous l'influence de l'ombre et de la lumière ; l'*ombre portée*, que l'ouverture pupillaire dessine sur le fond blanchâtre du cristallin opacifié, n'existe pas, puisque ce cristallin est appliqué contre la face postérieure de l'iris ; mais le *petit cercle noir,* qui borde l'ouverture de la pupille, se détache nettement sur ce fond blanchâtre. Quand la Cataracte est un peu ancienne, qu'elle est complétement développée, la vue est trouble d'une façon permanente ; le Malade ne distingue pas les objets au demi-jour, ainsi que cela a lieu dans la Cataracte dure : cela tient à ce que le cristallin est opacifié dans toute son étendue, au centre et sur les bords, et que les rayons lumineux ne trouvent plus d'endroit transparent pour passer outre et pénétrer jusqu'à la rétine.

Variétés. — L'opacité peut atteindre certaines portions du cristallin, ou bien offrir une épaisseur différente dans telle ou telle portion. — La Cataracte *corticale antérieure* offre des opacités, ayant la forme de stries blanchâtres et d'une teinte mate, qui n'occupent que les couches corticales de la face antérieure du cristallin ; elles laissent entre elles des interstices transparents, qui laissent encore passer la lumière, mais pas assez pour que le Malade voie distinctement. — La Cataracte *corticale postérieure* offre les mêmes stries opaques ; mais un examen attentif fait voir qu'elles sont situées plus profondément, en arrière de la pupille, et qu'elles occupent les couches corticales de la face postérieure du cristallin ; elles laissent aussi entre elles des interstices transparents. — La Cataracte *disséminée* consiste en des opacités partielles, dont les couches corticales, antérieures ou postérieures, sont parsemées. L'aspect en est variable : tantôt ce sont des *points* opaques ; tantôt ce sont des rayons qui convergent vers le centre et qui affectent la forme un peu vague d'une *étoile ;* tantôt enfin c'est un *treillis* formé de barres verticales, horizontales, ou obliques.—La Cataracte *circonférentielle* consiste en des zônes ou anneaux opaques qui occupent la circonférence ou les bords du cristallin, dont le centre reste transparent ; ces opacités ne se voient que lorsque la pupille est très-dilatée ; aussi gênent-elles très-peu la vision, puisque les rayons lumineux passent librement par le centre non opacifié du cristallin. — La Cataracte *glaucomateuse* est celle qui se développe dans un œil déjà atteint de Glaucome : elle a une couleur blanchâtre, ou gris-verdâtre. L'iris a perdu sa couleur normale, et offre une teinte ardoisée, pâle et terne ; la pupille est dilatée et reste insensible à l'action de la lumière. La vue est presque complétement perdue et le Malade distingue à peine le jour de la nuit. Si l'on opère cette Cataracte, on ne rend pas la vue.

c. **Cataractes lenticulaires liquides.** — Elles résultent d'un ramollissement et d'une liquéfaction des couches *corticales* du cristallin : le *noyau,* en effet, reste

dur quoiqu'opacifié. Elles se présentent sous la forme
d'une masse globuleuse, plus volumineuse encore que
les Cataractes molles, et qui repousse l'iris en avant.
Leur couleur est d'un blanc mat, d'une teinte laiteuse;
elles offrent toujours une couleur uniforme et ne présentent jamais ces stries, ces points, ces barres opaques
des Cataractes molles. On observe en outre un fait spécial à cette espèce : si le Malade laisse ses yeux complétement immobiles pendant quelques minutes, l'opacité
se divise en deux couches : une supérieure, d'une teinte
opaline et presque transparente ; l'autre inférieure, jaunâtre, beaucoup plus opaque ; au moindre mouvement
des yeux, ces deux couches se mélangent et l'opacité
reprend une teinte blanchâtre uniforme.

d. **Cataractes capsulaires.** — Elles sont beaucoup
plus rares que les Cataractes lenticulaires ou cristallines ; ici, la capsule seule du cristallin est en partie opacifiée et la lentille cristalline a conservé sa transparence.
Elles résultent du dépôt, sur la surface antérieure de la
capsule qui est presque en contact avec la face postérieure de l'iris, de matière fibrineuse sécrétée par l'iris
enflammé ; cette matière ou lymphe plastique s'est déposée, dans le cours d'une Iritis ou inflammation de
l'iris, sur la capsule du cristallin sous forme de petites
plaques opaques, de couleur blanchâtre. Ces plaques ou
opacités, analogues à des taches de bougie sur un verre
de montre, sont par conséquent superficielles et n'inté-
ressent en rien le cristallin ; elles forment une saillie et
tranchent nettement sur les parties transparentes voisines. En examinant l'œil malade, par l'éclairage latéral, on voit ces plaques plus ou moins saillantes, immédiatement en arrière de la pupille ; quelquefois même,
quelques-unes de ces plaques adhèrent à la face posté-

rieure de l'iris. Il n'y a pas ou presque pas d'ombre portée.

e. **Cataractes capsulo-lenticulaires.** — Il arrive quelquefois qu'un Malade, atteint de Cataracte lenticulaire, est atteint d'une Ophthalmie, ou d'une Iritis, qui détermine une sécrétion de lymphe plastique et par conséquent la formation de plaques opaques sur la surface de la capsule du cristallin : de là, formation de Cataracte capsulaire qui vient s'ajouter à la Cataracte lenticulaire dont il était déjà atteint. Réciproquement, chez un Malade atteint déjà de Cataracte capsulaire, due à une Iritis, il peut parfaitement survenir une Cataracte lenticulaire. Dans les deux cas, la Cataracte sera nommée *capsulo-lenticulaire.* — Ces Cataractes présentent par conséquent, réunis, les divers aspects qui caractérisent les capsulaires et les lenticulaires. Si les petites plaques, qui recouvrent la capsule et qui constituent la Cataracte capsulaire, ne sont pas trop nombreuses ou trop larges, on constate dans leurs intervalles les signes caractéristiques de l'opacité du cristallin, c'est-à-dire de la Cataracte lenticulaire. Il est rare que ces plaques soient assez nombreuses ou assez larges, pour qu'on ne puisse faire la part de chaque Cataracte.

44. CATARACTES VUES AU MICROSCOPE. — Quand on examine avec un fort microscope les diverses espèces de cristallins opacifiés, voici, dégagés des troubles fonctionnels, la disposition intime qu'ils présentent ; voici ce que l'on voit :

a. **Cataractes lenticulaires.** — Dans les *Cataractes molles,* l'altération matérielle occupe les couches superficielles du cristallin, et détermine une opacité blanchâtre ou grisâtre, généralement uniforme. Cette altération est due à ce que, par suite de troubles dans le renouvellement moléculaire nutritif et le développement de ses éléments, ceux-ci ont subi des modifications morbides dans leur structure. Ces altérations, étudiées au microscope, consistent surtout en un passage à un état granuleux des tubes, avec aplatissement en bandelette, état qui se manifeste également dans les fibres dentelées; les cellules du cristallin ont disparu, se sont réduites en granulations. En même temps, se sont déposées, entre ces granulations, des gouttelettes liquides non transparentes et des gouttelettes huileuses ou graisses, opaques, gouttelettes exsudées de la substance des éléments du cristallin, ou provenant peut-être de leur mortification. Il s'est formé, en outre, à travers ces granulations, des corpuscules solides, homogènes ou granuleux, englobés dans une substance qui a l'aspect de la cire. Ces altérations diverses font que, d'une homogénéité et d'une transparence parfaites, les couches extérieures et, plus tard, la totalité du cristallin sont arrivées à un état hétérogène : de telle sorte que la lumière, au lieu de traverser ces tissus opaques, est réfléchie par ces particules diverses et prend une teinte blanche grisâtre qui nous les fait voir. — Dans les *Cataractes dures* on observe la même composition anatomique et pathologique que dans les molles : il s'est produit, dans la substance du cristallin devenue granuleuse, un dépôt de gouttelettes graisseuses, et de corpuscules enveloppés de matière cireuse. Ici, la lésion consiste surtout en une modification intime des éléments de la substance du cristallin, qui fait qu'ils deviennent plus denses, plus tassés, plus adhérents les uns aux autres qu'à l'état normal ; en même temps, ces éléments, ainsi modifiés, deviennent granuleux et il se dépose dans leurs interstices une grande quantité de corpuscules solides, enveloppés de matière cireuse. — Dans les *Ca-*

taractes liquides, on trouve, dans l'intérieur du sac que représente la capsule cristalline, un liquide blanchâtre, dans lequel flotte le noyau ou la partie centrale du cristallin non encore liquéfié. Le liquide tient en suspension et en émulsion les gouttelettes graisseuses et les corpuscules enveloppés de matière cireuse, que j'ai signalés dans les Cataractes molles et dures : ces gouttelettes et ces corpuscules nagent dans ce liquide, comme les gouttelettes de beurre nagent dans le lait.

b. **Cataractes capsulo-lenticulaires.** — Elles offrent divers aspects : ordinairement elles consistent en une plaque blanchâtre, saillante, faisant corps avec la capsule. Cette production morbide est formée par un tissu grisâtre, consistant, à déchirure lamelleuse et d'aspect strié ; il est incrusté de granulations arrondies, imprégnées de carbonate de chaux. Tantôt, c'est un cristallin dur et raccorni, renfermé dans une capsule opaque, flétrie et desséchée. Tantôt, enfin, la capsule est épaissie, jaunâtre, et renferme un cristallin presque liquéfié.

45. SYMPTOMES. — Ils sont de deux espèces : ceux que le Malade *ressent* et ceux que le Chirurgien *voit*.

a. **Troubles fonctionnels.** — Le premier symptôme auquel les Malades font d'abord attention, c'est l'affaiblissement de leur vue : ils distinguent les objets moins nettement et sont obligés, pour les mieux voir, de les rapprocher de leurs yeux. Plus tard, les objets deviennent encore moins distincts, et leur semblent couverts d'un brouillard ; les contours fins des objets leur échappent, et la couleur leur en paraît terne. Ils distinguent bien mieux les objets à un demi-jour, ou à la tombée de la nuit, ou dans un lieu médiocrement éclairé, qu'à une vive lumière. La pupille, en effet, se dilate d'autant plus que l'obscurité est plus grande, et se rétrécit d'autant plus que la lumière est plus vive : quand la pupille est très-dilatée, c'est-à-dire à un demi-jour, elle laisse passer des rayons lumineux qui traversent les bords du cristallin non encore opacifié ; tandis que lorsqu'elle est rétrécie, c'est-à-dire à une vive lumière, les rayons lumineux, ne pouvant passer que par le centre du cristallin déjà opacifié, ne passent plus. Ce symptôme est plus apparent dans les Cataractes dures, qui commencent par le noyau, que dans les Cataractes molles ou les liquides. — Plus tard encore, la vue baisse de plus en plus, et finit même par en être réduite au point que les Malades ne peuvent plus se conduire seuls, qu'ils ne voient plus les objets que comme des ombres ; ils finissent même ordinairement par perdre la vue presque complétement et à ne plus pouvoir distinguer autre chose que le jour de la nuit ; mais leurs yeux ne sont jamais plongés, *à moins de complication*, dans des ténèbres complètes.

Outre ces symptômes ordinaires, il en est de moins fréquents et qui s'observent chez tels ou tels Malades : les uns aperçoivent le contour des objets irisé et voient la flamme d'une bougie entourée des couleurs de l'arc-en-ciel ; d'autres, en fixant une bougie, en voient deux ou trois, surtout si cette bougie est un peu éloignée ; d'autres voient voltiger devant leurs yeux des flocons de laine ou de neige, des filaments, des cheveux et surtout des points noirs qu'ils comparent à des mouches ; d'autres, enfin, éprouvent parfois dans les yeux, même au milieu des ténèbres, des scintillements lumineux.

b. **Signes visibles.** — La démarche offre quelque chose de spécial que le Chirurgien reconnaît au premier coup d'œil ; le Malade marche un peu à tâtons, la tête baissée pour éviter la trop grande lumière et pour permettre à sa pupille de se dilater, ce qui laisse pénétrer dans ses yeux une plus grande quantité de lumière. — En examinant l'œil, surtout après avoir dilaté la pupille, on voit derrière l'iris une tache blanchâtre ou jaunâtre, dont la teinte et l'aspect varient selon l'espèce de Cataracte à laquelle on a affaire. L'ouverture de l'iris, ou la pupille, se resserre ou se dilate plus ou moins selon les cas, sous l'influence d'une vive lumière ou de l'obscurité. Le pourtour de la pupille est bordé d'un cercle noir pigmentaire, qui fait partie de l'iris et qui est formé par le pigment, ou matière noire, qui est déposé normalement sur les bords de l'ouverture pupillaire ; ce cercle noir se voit alors, parce qu'il tranche sur le fond opaque du cristallin ; en dedans et à un millimètre ou deux en arrière de ce cercle noir, existe un autre cercle grisâtre, formé par l'ombre que le pourtour de la pupille projette sur le cristallin opacifié ; ce cercle est d'autant plus étroit, que la Cataracte est plus molle, plus volumineuse et plus rapprochée de la face postérieure de l'iris.

Je n'entre pas ici dans plus de détails sur les symptômes, car j'ai exposé (43) d'une façon très-complète les caractères distinctifs de chaque espèce de Cataracte et je décrirai plus loin (47) les signes différentiels qui permettent de distinguer les Cataractes de l'Amaurose, du Glaucome et des Fausses Cataractes, ainsi que les diverses espèces de Cataracte les unes des autres.

46. COMPLICATIONS. — La Cataracte se présente quelquefois accompagnée d'autres affections de l'œil, qui sont ou bien purement locales, ou bien sous la dépendance d'un état général ; les plus fréquentes sont : l'inflammation et ses conséquences, le glaucome, l'amaurose, une maladie générale.

a. **Inflammation et ses suites.** — C'est la complication la plus fréquente. On la reconnaît : à une douleur sourde dans l'intérieur de l'œil ; à la difficulté et à la peine que le Malade éprouve à supporter la lumière ; à une injection, ou rougeur du blanc de l'œil ; à des maux de tête habituels ; enfin aux divers signes que j'ai longuement décrits à propos de l'inflammation de la totalité ou des diverses parties de l'œil. Sous l'influence d'inflammations anciennes, divers états morbides ont pu survenir et compliquer sérieusement la Cataracte. — Les *Taies de la cornée* (34), surtout quand elles sont épaisses et centrales, gêneront la vue après l'opération : cependant il est des cas où l'on peut opérer la Cataracte et pratiquer en même temps une pupille artificielle (48), de sorte que l'on guérit à la fois les deux opacités et que l'on rend ainsi la vue au Malade. — Les *Opacités généralisées de la cornée* (34) apportent un obstacle insurmontable à l'entrée des rayons lumineux dans l'œil et s'opposent formellement à toute opération. — Les *Granulations* de la conjonctive (31, *c*), l'*Entropion* et l'*Ectropion* (28), entretiennent une irritation permanente à la surface du globe oculaire : on devra donc les guérir avant d'opérer la Cataracte, car ils compromettraient le succès de l'opération. — Le *Larmoiement* (29) ne s'oppose pas d'une manière absolue à l'opération ; cependant, il ne faudrait pas opérer pendant la période inflammatoire, c'est-à-dire pendant le développement et l'établissement d'une *Tumeur* ou d'une *Fistule lacrymale* (30) ; mais celle-ci étant établie depuis longtemps déjà, on peut opérer la Cataracte sans crainte aucune. — Enfin les adhérences et oblitérations de la pupille, qui constituent une *fausse Cataracte* (48), en ce sens qu'elles s'opposent à l'entrée des rayons lumineux dans l'œil, ne sont pas un obstacle à l'opération ; en même temps qu'on opérera la Cataracte, on pratiquera une *pupille artificielle*.

b. **Glaucome.** — L'œil affecté de Cataracte et en même temps de Glaucome (41) offre l'aspect suivant : le cristallin opacifié semble plus volumineux et offre une teinte glauque ou vert d'eau ; il fait une plus forte saillie que d'habitude et proémine derrière la pupille qu'il repousse un peu en avant ; celle-ci est inégale, dilatée, immobile et insensible à l'action de la lumière ; l'iris offre le même aspect que dans le cas d'Iritis (36); le blanc de l'œil est parsemé d'artérioles et de veinules variqueuses. Le Malade ne distingue pas, ou distingue à peine, le jour de la nuit ; mais il lui semble voir de temps en temps des corps lumineux, des étincelles, des gerbes de feu *(photopsie)* : il a eu, pendant le développement de cette affection des yeux, des maux de tête violents et opiniâtres.

c. **Amaurose.** — Tantôt la Cataracte se développe dans un œil atteint déjà d'Amaurose plus ou moins complète ; tantôt au contraire l'Amaurose apparaît dans un œil déjà atteint de Cataracte. On reconnaît cette complication à ce que la pupille est alors dilatée, immobile, et que le Malade ne distingue pas le jour de la nuit. Cependant, dans les cas de Cataracte liquide très-volumineuse, l'iris est refoulé en avant et la pupille comprimée ne peut ni se resserrer ni se dilater ; le Malade distingue à peine le jour de la nuit, puisque le cristallin tout entier est opacifié : on pourrait alors avoir des doutes, si l'examen de l'œil par les *phosphènes* (69) ne venait pas indiquer que la rétine est encore ou n'est plus sensible à la lumière. D'ailleurs l'examen de l'œil par l'*éclairage oblique* (67) et surtout à l'aide de l'*ophthalmoscope* (66), dissipera aisément les doutes qu'un examen superficiel aurait pu faire concevoir.

47. DIAGNOSTIC. — Il est de la plus haute importance de savoir diagnostiquer, c'est-à-dire discerner et reconnaître d'une façon positive l'existence de la Cataracte; de la distinguer d'autres altérations morbides de l'œil qui ont beaucoup de ressemblance avec elle; enfin de savoir au juste à quelle espèce de Cataracte on a affaire.

a. Moyens de diagnostic. — Le Chirurgien possède quatre moyens d'arriver à la vérité, et il doit les employer tous les quatre. — 1° *La comparaison des troubles fonctionnels* ressentis par le Malade. Connaissant les symptômes que présente la Cataracte en général et les signes caractéristiques de chaque espèce; connaissant, en outre, les symptômes des diverses altérations de l'œil qui ressemblent plus ou moins à la Cataracte; il compare les symptômes de ces diverses affections avec les troubles fonctionnels ressentis par le Malade; il déduit de ce premier examen comparatif, qui se fait dans son esprit, une idée, un jugement, un diagnostic. — 2° *L'épreuve des trois images* de Sanson (68, et *fig.* 33) indique assez bien le degré de transparence de la capsule et du cristallin et constitue, par conséquent, un assez bon moyen de reconnaître l'existence de la Cataracte. — 3° *L'éclairage latéral* (67) décèle, d'une façon plus précise encore, les modifications survenues dans la structure de la capsule ou du cristallin; il fait voir, avec netteté, les détails de l'opacité; il permet de distinguer aisément la Cataracte des opacités situées en dehors du cristallin, c'est-à-dire au niveau ou en arrière de la pupille, ainsi que les obscurcissements survenus dans l'épaisseur de la cornée. — 4° *L'ophthalmoscope* est un moyen d'investigation beaucoup plus sûr, plus étendu et plus complet; comme il permet aux regards de pénétrer jusqu'au fond du globe oculaire, il met tout aussitôt en évidence l'opacité superficielle ou profonde la plus légère, en révèle le siége précis, ainsi que l'étendue et la nature ; éclairant les profondeurs de l'œil, il permet d'établir un diagnostic exact entre la Cataracte, l'Amaurose commençante et le Glaucome. L'ophthalmoscope vient donc confirmer ou infirmer le diagnostic que la comparaison des troubles fonctionnels, l'épreuve des trois images et l'éclairage latéral avaient établi ; il évite ainsi de commettre les erreurs qu'il était presque impossible autrefois de ne pas commettre.

b. **Diagnostic des diverses Cataractes.** — Il ne suffit pas d'avoir reconnu l'existence de la Cataracte ; il faut encore savoir au juste à quelle espèce de Cataracte on a affaire, afin de pouvoir appliquer le genre d'opération qui convient le mieux et afin d'apprécier les chances de succès sur lesquelles on peut compter. Voici d'abord les signes différentiels qui permettent de reconnaître et de distinguer les Cataractes cristallines des capsulaires.

1° *Cataractes capsulo-lenticulaires.* — Opacité s'étendant à une partie seulement de l'appareil cristallinien, et étant presque toujours précédée d'une inflammation. — Tache toujours d'un blanc mat, crayeux, formée de plaques rugueuses réunies sans ordre, et présentant des aspérités qui font saillie à la surface de la membrane. Point de stries régulières. — La Cataracte capsulo-lenticulaire demeure stationnaire et limitée, à moins que l'inflammation ne persiste. — Volume petit, forme aplatie. — Iris rarement mobile, souvent adhérent et tiré en arrière ; jamais agité d'oscillations. — Ombre portée nulle, s'il y a des adhérences ; exagérée, s'il n'y en a pas. — Vue abolie complétement, ou s'améliorant à un jour modéré. Sensation du jour quelquefois obtuse, le plus souvent distincte : en tous cas, en rapport avec l'étendue des taches opaques.

2° *Cataractes lenticulaires*. — Opacité s'étendant du centre du cristallin à sa surface, ou en sens inverse, sans qu'aucune inflammation ait précédé. — Tache grise, blanche ou ambrée ; quelquefois verte, ou noire ; parcourue souvent de stries qui convergent toutes vers le milieu du cristallin ; toujours parfaitement lisse à sa surface, même lorsque ces stries sont nombreuses. Dans la Cataracte liquide, les stries sont transversales, quand l'œil reste parfaitement immobile pendant quelque temps. — L'opacité envahit peu à peu la totalité du cristallin. — Volume très-grand, ou très-petit ; forme toujours convexe. — Iris mobile, ou immobile, sans adhérences, saillant quelquefois en avant ou agité exceptionnellement d'oscillations, en cas de Cataracte liquide. — Ombre portée large ou nulle, selon la variété de Cataracte. — Vue abolie complétement, ou s'améliorant à un jour modéré. — Sensation du jour, quelquefois obtuse, le plus souvent distincte.

Voici maintenant les signes différentiels des diverses espèces de Cataractes lenticulaires.

3° *Cataractes dures*. — Opacité s'avançant de la partie centrale du noyau du cristallin à sa surface. — Tache grise ; verte ou noire, par exception. — Circonférence du cristallin conservant toujours un peu de transparence. — Volume très-petit. — Iris très-mobile, nullement bombé. — Ombre portée large ; cercle pigmentaire peu ou point visible. — Chambre postérieure très-grande ; chambre antérieure à l'état normal. — Vue meilleure à une lumière modérée, presque jamais entièrement abolie.

4° *Cataractes molles*. — Opacité s'avançant de la surface au centre. — Stries blanches, ou ambrées, se réunissant souvent au milieu du cristallin qu'elles partagent en un plus ou moins grand nombre de triangles. — Tache quelquefois uniforme, blanc bleuâtre, ou d'apparence caséeuse. — Circonférence du cristallin toujours opaque. — Volume très-grand. — Iris peu ou point mobile ; bombé fortement en avant. — Ombre portée nulle ; cercle pigmentaire très-grand et très-apparent. — Chambre postérieure rétrécie par la dilatation du cristallin ; chambre antérieure diminuée par la saillie de l'iris. — Vue toujours abolie tout à fait. — Sensation de la lumière très-souvent obtuse.

5° *Cataractes liquides.* — Opacité s'avançant de la surface au centre ; se superposant par couches, quand l'œil reste complétement immobile pendant quelque temps, et laissant voir alors quelquefois le noyau mobile du cristallin. — Tache uniforme, quelquefois laiteuse ; gris-jaunâtre et plus opaque, quand l'œil vient de se mouvoir. — Circonférence du cristallin toujours opaque. — Volume très-grand. — Iris peu ou point mobile, présentant quelquefois des oscillations d'avant en arrière ; bombé en avant. — Ombre portée nulle ; cercle pigmentaire très-grand et très-apparent. — Chambre postérieure rétrécie par la dilatation de la capsule ; chambre antérieure diminuée par la saillie de l'iris. — Vue toujours abolie tout à fait. — Sensation obtuse de la lumière. (Desmarres.)

c. **Diagnostic avec d'autres affections.** — Il est quelquefois assez difficile de reconnaître et de distinguer une Cataracte : cependant un examen attentif ne laisse jamais le moindre doute. — Le mode de développement de l'affection et surtout la coloration grisâtre, d'un blanc crayeux ou d'un jaune ambré, de l'ouverture pupillaire font immédiatement penser à l'existence d'une Cataracte. Cependant l'emploi de l'éclairage oblique et surtout l'examen à l'ophthalmoscope sont nécessaires pour établir le diagnostic d'une façon positive : par l'*éclairage latéral*, les taches peu marquées réfléchissent la lumière, deviennent nettement apparentes et présentent une coloration blanchâtre plus ou moins prononcée ; par l'*ophthalmoscope*, au contraire, les opacités offrent une teinte grise ou noire, selon leur étendue et leur épaisseur, coloration foncée qui se détache nettement sur la teinte rosée du fond de l'œil.

1° La *Cataracte noire*, d'ailleurs très-rare, se distingue difficilement de l'Amaurose, à première vue, puisque l'ouverture pupillaire n'offre plus la teinte grise ou ambrée qui indique ordinairement une opacité du cristallin. Mais, dans la Cataracte noire, la pupille est régulière, mobile sous l'influence de la lumière et de l'obscurité, et l'on remarque derrière elle l'ombre portée par l'iris sur le cristallin ; la vue est meilleure à une lumière modérée qu'à un jour très-vif ; l'éclairage latéral fait apercevoir derrière la pupille des stries grisâtres sur un fond noir ; avec l'ophthalmoscope, on ne voit pas la teinte rosée du fond de l'œil.

2° L'*Amaurose* offre les signes différentiels suivants. — Le Cataracté a une démarche spéciale : il baisse la tête, ombrage ses yeux en fronçant les sourcils, ou même en plaçant sa main obliquement sur son front, et cela pour intercepter les rayons lumineux et dilater la pupille ; ses yeux ont une direction presque toujours normale. L'Amaurotique regarde en avant et en haut ; sa tête est immobile ; il a l'air un peu hébété ; il y a souvent de l'incertitude dans les mouvements de ses yeux et une légère loucherie. — La pupille du Cataracté se rétrécit et se dilate assez bien ; la belladone agit vite sur elle. Celle de l'Amaurotique est incessamment dilatée et ne se contracte que très-lentement ; la belladone agit très-peu sur elle. — L'épreuve des images de Sanson (68), c'est-à-dire une bougie placée devant l'œil d'un Cataracté, indique, par l'absence de tels ou tels reflets, que le cristallin est opacifié.

Chez l'Amaurotique, les trois images ou reflets subsistent. — L'éclairage oblique fait découvrir, d'une façon très-manifeste, les opacités qui constituent la Cataracte. Chez l'Amaurotique, il fait constater l'absence complète d'opacité, quelquefois une couleur jaunâtre mais qui n'intercepte nullement le passage des rayons lumineux. — L'ophthalmoscope, chez le Cataracté, permet de distinguer nettement les opacités ; mais on ne peut voir la teinte rosée du fond de l'œil. Chez l'Amaurotique, il fait constater que le cristallin est parfaitement transparent : il permet de voir le fond de l'œil et y fait souvent découvrir une Choroïdite ou une Rétinite, causes de l'Amaurose. — Le Cataracté perd peu à peu et très-lentement la vue : il voit d'abord un brouillard qui s'interpose entre ses yeux et tout ce qui l'environne, brouillard qui s'épaissit de plus en plus. L'Amaurotique perd quelquefois la vue presque subitement, ou en très-peu de temps ; au lieu d'un brouillard, ce sont des taches noires qu'il voit se dessiner sur ce qu'il regarde, taches qui deviennent ordinairement lumineuses dans l'obscurité. — Le Cataracté voit mieux dans une demi-obscurité. L'Amaurotique recherche la lumière. — Au Cataracté, les objets éclairés semblent obscurcis et troubles ; à l'Amaurotique, ils semblent irisés, irréguliers. — Le Cataracté éprouve très-peu ou même pas de douleur dans les yeux et les régions péri-oculaires ; l'Amaurotique en éprouve souvent de plus ou moins vives, etc.

3° Le *Glaucome* diffère de la Cataracte par les signes suivants.—Dans le Glaucome, le globe oculaire offre au toucher une dureté remarquable ; dans la Cataracte, il a son degré de fermeté normale. — Dans le Glaucome, l'opacité paraît profondément située et son siége est difficile à préciser ; dans la Cataracte, l'opacité est facilement reconnue, bien limitée et ne change pas de position suivant la direction de la lumière projetée dans l'œil par l'ophthalmoscope. — Dans le Glaucome, la pupille est plus ou moins dilatée et obéit peu à la belladone ; dans la Cataracte, les mouvements de la pupille sont normaux, à moins que l'iris ne soit comprimé en arrière par une cataracte, molle ou liquide, volumineuse. — Dans le Glaucome, la vue diminue et se perd rapidement et le Malade voit des points ou des spectres lumineux ; dans la Cataracte, la vue se perd lentement et il n'y a pas de gerbes lumineuses. — Dans le Glaucome et la Cataracte, la vue est meilleure à un demi-jour qu'à une grande clarté. — Dans le Glaucome, la vue offre des intermittences de bien et de mal ; dans la Cataracte, elle n'est pas meilleure un jour que l'autre. — Dans le Glaucome, le trouble de la vue n'est pas en rapport avec la légère opacité que l'on observe ; dans la Cataracte, il est proportionnel à l'opacité du cristallin ou de sa capsule. — Dans le Glaucome, l'ophthalmoscope fait voir au fond de l'œil les diverses altérations qui caractérisent cette affection, c'est-à-dire des ecchymoses de la choroïde et de la rétine, une excavation de la pupille du nerf optique, la dilatation variqueuse des veines et des artères qui offrent des pulsations manifestes, la teinte glauque de l'humeur vitrée et, plus superficiellement, la dilatation de la pupille, la décoloration de l'iris, sa projection en avant et l'aspect terne de la cornée. Dans la Cataracte, l'ophthalmoscope permet de voir tous les détails de l'opacité du cristallin, mais cette opacité empêche les regards de pénétrer jusqu'au fond de l'œil.

4° Les *Fausses Cataractes* (48) offrent seules quelques difficultés à être diagnostiquées. — Les *opacités*, dues à des taches de la cornée ou bien à des épanchements de sang ou de pus dans les chambres, se reconnaissent au premier coup d'œil. — Les *adhé-*

rences et les *oblitérations de la pupille,* dues à une sé-crétion de lymphe plastique causée par une inflamma-tion de l'iris, sont faciles à diagnostiquer : elles offrent un aspect terne ; elles oblitèrent plus ou moins com-plétement, mais inégalement, l'orifice pupillaire ; cet orifice est ordinairement déformé, rétréci, immobilisé par ces membranes et par des adhérences entre ses bords et la capsule cristalline ; l'éclairage oblique per-met de voir très-facilement tous ces détails ; avec l'ophthalmoscope, on ne voit pas la teinte rose du fond de l'œil, puisque la pupille est oblitérée. — Les *dé-pôts de pigment* sur la capsule du cristallin, formés à la suite d'inflammation de l'iris (36) et désignés sous le nom de Cataracte *pigmenteuse,* se reconnaissent aisément à l'aide de l'éclairage oblique : on voit la capsule cristalline parsemée de grains brunâtres et adhérente encore par quelques brides grisâtres à la face postérieure de l'iris.

48. FAUSSES CATARACTES. — On donne le nom de fausses Cataractes à des obstacles organiques de diverse nature, situés *en avant* du cristallin, et qui s'opposent au passage des rayons lumineux. — Ces obstacles sont : les taies centrales de la cornée, les membranes intra-pupillaires, les dépôts fibrineux sur la capsule cristalline.

1° *Taies centrales de la cornée* (34, *b*). — Ces taies ou taches de la cornée sont consécutives à une inflam-mation, le plus souvent intérieure, de cette membrane transparente. Elles constituent une opacité plus ou moins prononcée, opacité que l'on désigne sous les noms de *néphélion* quand elle ressemble à un nuage, d'*albugo* quand elle est constituée par une tache épaisse, de *leucoma* quand c'est une sorte de plaque d'un blanc laiteux ou nacré. — Plus elles sont rapprochées du centre dé la cornée et plus elles obscurcissent la vue : quand c'est un néphélion, il semble au Malade qu'il y ait un brouillard répandu sur tous les objets ; quand c'est un albugo, la vue est fort troublée, presque perdue ; quand c'est un leucoma, à peine le Malade peut-il distinguer le jour de la nuit, si l'opacité est un peu étendue.

2° *Membranes intra-pupillaires* (37). — Elles succèdent à une Iritis, ou inflammation de la cloison dont l'ouverture mobile, ou pupille, est chargée de graduer l'intensité de la lumière qui pénètre dans nos yeux. Sous l'influence de l'inflammation, l'iris sécrète de la *lymphe plastique*, matière visqueuse et gluante qui bave sur les parties environnantes, c'est-à-dire sur la face postérieure de la cornée et surtout sur la face antérieure de la capsule cristalline qui est plus proche (*fig*. 3). Il se forme ainsi des adhérences entre l'iris et la capsule cristalline. Les bords de la pupille, déjà resserrés par le fait même de l'inflammation qui a gonflé le tissu de l'iris, ne tardent pas à être collés les uns aux autres par la lymphe plastique qui se dépose dans l'orifice pupillaire ; cette lymphe finit même très-souvent par s'y condenser en un dépôt plus ou moins épais, qui oblitère complétement l'orifice de la pupille. — Cette membrane fibrineuse constitue ainsi, en avant du cristallin, une opacité plus ou moins épaisse et résistante, qui empêche plus ou moins complétement le passage des rayons lumineux et simule ainsi une opacité du cristallin.

3° *Dépôts fibrineux* sur la capsule du cristallin. Ils se produisent pendant le cours et à la fin d'une *Iritis* (36) ou inflammation de l'iris. Chez tout le monde, la face postérieure de l'iris est recouverte d'une couche assez épaisse de *pigment* (4, *d*), matière noire qui a pour mission d'absorber les rayons lumineux inutiles, disposition que les Opticiens ont imitée en colorant en noir les diaphragmes des instruments d'optique. A l'état normal (M, *fig*. 3), cette face postérieure de l'iris est très-peu éloignée de la face antérieure de la capsule cristalline T. Or, par le fait de l'inflammation, l'iris se gonfle, comme tous les organes enflammés, et se rapproche, par conséquent, du cristallin ; en même temps, son orifice central ou pupille se resserre ; il y a en outre sécrétion de lymphe plastique, ainsi que nous venons de le voir quelques lignes plus haut. Il résulte de ce quasi-contact entre l'iris et la capsule cristalline, que la lymphe plastique sécrétée par l'iris, lymphe gluante et visqueuse, se dépose et s'accole sur la face antérieure de la capsule cristalline, sous forme de taches plus ou moins larges, recouvertes en grande partie de matière noire, de pigment. Quand l'inflammation disparaît, quand l'Iris se guérit et que cette cloison colorée revient à son épaisseur et à sa forme normales, l'iris laisse ces taches fibrineuses noirâtres sur la capsule cristalline. Ces taches, qui constituent autant de plaques opaques, sont souvent reliées par des filaments fibrineux à la face postérieure de l'iris qui leur a donné naissance ; c'est comme de la glu, qui colle entre elles l'iris et la capsule cristalline.

Diagnostic. — Il est assez facile, ainsi que je l'ai déjà dit (47), de distinguer ces fausses Cataractes de la véritable Cataracte et même de les diagnostiquer les unes des autres. Les antécédents et le développement de la maladie ; *l'éclairage latéral* de l'œil et l'examen avec une forte loupe ; la recherche des trois images ; enfin l'ophthalmoscope ; ces divers moyens, dis-je, indiqueront avec netteté et précision le degré et l'étendue des altérations survenues dans chacune des parties et montrera ce qu'il convient de faire.

Traitement. — Il est évidemment subordonné à la

cause de la maladie et à la nature de l'opacité. — Les *épanchements de sang*, traités comme les coups et blessures de l'œil (20), se résorberont peu à peu comme le sang extravasé dans les autres organes. — Les *épanchements de pus* disparaîtront de même, avec l'inflammation qui leur a donné naissance et par les mêmes moyens (35). — Les *taies centrales de la cornée*, qui ont résisté au traitement ordinaire dirigé contre elles, et qui masquent la pupille; les oblitérations de la pupille; le dépôt de pigment sur le centre de la capsule cristalline;..... ne peuvent se guérir que par une opération qui consiste à créer une *pupille artificielle*, c'est-à-dire une nouvelle ouverture à travers l'iris, pour permettre aux rayons lumineux de pénétrer dans l'intérieur de l'œil et rendre ainsi la vue au Malade.

Pupille artificielle. — C'est une ouverture artificielle, que l'on pratique à travers l'iris, pour remplacer la pupille naturelle oblitérée : elle s'établit de quatre manières différentes, par des méthodes et procédés opératoires qui varient selon que la cornée, l'iris, ou la capsule cristalline, sont le siége de l'opacité et selon que cette opacité affecte telle ou telle disposition.

Indications. — En général, on pourra et on devra pratiquer une pupille artificielle toutes les fois que la cornée, l'iris, le cristallin ou sa capsule, ont éprouvé des altérations matérielles capables d'empêcher les rayons lumineux de pénétrer jusqu'à la rétine,... mais seulement quand ces altérations matérielles sont les *seules* causes qui empêchent le Malade de voir et qu'il n'y a pas d'autre moyen de traitement. — Les cas qui réclament la création d'une pupille artificielle sont de quatre espèces : 1° l'oblitération de la pupille, sans synéchie et sans opacité de la cornée; 2° l'opacité centrale de la cornée, sans altération de la pupille, ni

adhérences de l'iris ; 3° l'occlusion de la pupille, avec
synéchie postérieure, avec cataracte, avec ou sans leuco-
come ; 4° l'atrésie de la pupille, avec synéchie antérieure, ou antérieure et postérieure à la fois, avec ou
sans cataracte, et leucome plus ou moins étendu.

Contre-indications. — On ne devra pas pratiquer de
pupille artificielle : 1° Quand la rétine est insensible,
c'est-à-dire dans les cas d'Amaurose complète ou presque complète ; 2° quand la cornée est tellement opacifiée dans toute son étendue, que les rayons lumineux
auraient peine à traverser la pupille artificielle ;
3° quand il existe des granulations de la conjonctive,
ou une vascularisation de la cornée, ou un staphylome,
ou une hydrophthalmie, ou un glaucome ; 4° enfin
quand la personne que l'on doit opérer est sous le coup
de quelque maladie générale.

Opération. — On peut établir dans l'épaisseur de
l'iris une nouvelle ouverture, une pupille artificielle,
de quatre manières différentes : — 1° par *Iridotomie, ou
incision de l'iris,* d'après Cheselden. On introduit à
travers la sclérotique, comme pour l'abaissement de
la cataracte, un petit couteau à double tranchant ;
arrivé derrière l'iris, on fait d'arrière en avant une
incision simple ou double. Cette incision se refermant
assez souvent, cette méthode est généralement abandonnée ; — 2° par *Iridectomie, ou excision de l'iris,*
d'après Wenzel. On fait, comme pour l'extraction de la
cataracte, une ouverture à la cornée ; par là, on introduit un petit crochet qui saisit l'iris, puis de très-petits
ciseaux coudés avec lesquels on excise sur place un
lambeau de l'iris. Cette excision est très-difficile à
faire et exige une grande docilité de la part du Malade ;
mais, bien faite, elle donne de très-bons résultats ; —
3° par *Iridodialyse, ou décollement de l'iris,* d'après
Scarpa. On introduit une aiguille à cataracte, comme

13

pour l'abaissement du cristallin, et on déchire les adhérences de la circonférence ou du bord adhérent de l'iris, en arrière de la circonférence de la cornée. Ce décollement détermine souvent une rupture d'artérioles et un épanchement sanguin ; en outre, la nouvelle pupille est située un peu loin de l'axe optique ; — 4° par *Iridectopie, ou déplacement de la pupille*, d'après Himly. On pratique une petite incision à la cornée, très-près de sa circonférence ; on saisit avec un petit crochet le bord de la pupille, puis on l'attire et on le fixe entre les lèvres de la plaie que l'on a faite. Cette méthode ne blesse pas l'iris, dont elle respecte les fibres radiées et circulaires ; en outre, elle détermine beaucoup moins d'inflammation que les autres procédés et donne d'assez bons résultats.

49. TRAITEMENT. — Tout d'abord je dois dire ceci : 1° La Cataracte est une maladie grave, puisque rien ne peut en arrêter la marche envahissante et qu'elle conduit fatalement à la perte complète de la vue. — 2° Elle ne peut guérir que par une opération opportune et bien faite. — 3° Cette opération quoique opportune et bien faite, ne réussit pas *toujours :* d'après les statistiques les plus dignes de confiance, elle donne de très-bons résultats dans les deux tiers des cas, des résultats satisfaisants dans les huit dixièmes, des résultats nuls dans les deux dixièmes et détermine des accidents une fois sur vingt. — 4° Quand elle réussit, elle ne rend pas à l'opéré une vue aussi bonne que celle qu'il avait jadis : il peut se passer de lunettes pour aller et venir, mais il en a besoin pour lire, écrire et travailler à de menus objets.

a. **Traitement médical.** — De tout temps on a cherché à guérir la Cataracte sans opération, c'est-à-dire à dissoudre l'opacité [qui existe dans l'épaisseur du cristallin. D'innombrables essais ont été tentés ; de nombreuses et très-ingénieuses expériences ont été faites sur des animaux rendus cataractés : mais tous ces essais ont échoué. Le Congrès ophthalmologique, c'est-à-dire la réunion annuelle de tous les Médecins qui s'occupent de maladies d'yeux en Europe et en Amérique, a examiné à fond cette importante question; voici son avis : « Si, par le mot Cataracte, on entend l'opacité spontanée qui se produit plus ou moins rapidement dans l'épaisseur du cristallin ou de sa capsule, on peut répondre sans hésiter : non, il n'existe dans les annales de la Science aucun fait authentique, propre à démontrer qu'aucune Cataracte ait jamais rétrogradé, ou se soit jamais arrêtée dans sa marche, ou ait été guérie, sous la seule influence d'un traitement médical quelconque, c'est-à-dire sans opération. »

b. **Traitement chirurgical.** — Il a pour but de débarrasser l'œil de l'obstacle matériel qui empêche les rayons lumineux de pénétrer jusqu'à la rétine. On arrive à ce résultat par deux moyens : par *l'abaissement,* qui consiste à renverser le cristallin dans l'humeur vitrée, où il se fond à la longue ; par *l'extraction,* qui consiste à retirer de l'œil le cristallin. — Mais avant de décrire ces deux opérations, il me semble nécessaire de parler de diverses circonstances dont on doit tenir compte et d'indiquer les cas où l'on peut opérer et ceux où l'on ne doit pas tenter l'opération.

c. **Indications et contre-indications.**—*Maturité de la Cataracte.*—On a l'habitude de n'opérer que lorsque la Cataracte est *mûre,* c'est-à-dire quand il ne reste plus au Malade la faculté et la possibilité de se conduire seul dans les rues ; ce précepte est très-ancien et l'on doit en tenir compte. Mais, arrivée à ce point, la Cataracte doit être opérée ; car la rétine, longtemps soustraite à l'action de la lumière, devient extrêmement impressionnable et les accidents inflammatoires, consécutifs à l'opération, sont bien plus à craindre. — De l'avis de la plupart des Chirurgiens spécialistes, la Cataracte parvient à sa *maturité* en deux ans, en moyenne ; chez certains Malades, elle ne devient mûre qu'au bout de quatre ou cinq ans ; chez d'autres six mois seulement après son apparition, et même moins encore dans certains cas, surtout quand elle est due à une vive irritation des yeux. C'est donc en examinant avec soin le Malade que l'on peut apprécier le degré de maturité de la Cataracte.

Complications. — La Cataracte se présente presque toujours accompagnée d'autres affections de l'œil qui sont, ou purement locales, ou sous la dépendance d'un état général de l'organisme. Il importe donc que le Chirurgien examine et pèse les questions suivantes : Les yeux que je dois opérer sont-ils dans une condition telle qu'ils puissent reprendre leurs fonctions après l'opération, pas parfaitement et comme jadis, bien entendu, mais au moins d'une façon utile ? N'y a-t-il rien dans la santé générale qui puisse faire échouer l'opération ? N'y a-t-il aucune affection locale qui puisse réagir sur les parties opérées et en déterminer l'inflammation ?

Faut-il opérer quand un seul œil est perdu et que l'autre est sain ? Oui et non : oui, si le Malade n'a pas plus de 45 à 50 ans, s'il est bien portant, si l'œil à opérer est dans de bonnes conditions de succès ; non, si le Malade a plus de 50 à 60 ans, et si l'on a quelques doutes sur les résultats de l'opération.

Faut-il opérer un seul œil quand l'un est perdu et que l'autre commence à se troubler ? Oui, car on met le Malade à l'abri d'une perte complète de la vue et, pendant que l'opacité se complète dans l'œil trouble, l'œil opéré lui assure l'usage de la vue.

Quand les deux yeux sont perdus, faut-il les opérer le même jour ? Non, car deux opérations entraînent des suites plus sérieuses qu'une ; si l'on réussit sur un œil, on pourra plus tard opérer l'autre ; si l'on échoue, on laisse au Malade la possibilité de tenter une nouvelle opération auprès d'un autre Chirurgien, s'il n'a plus confiance en celui qui a échoué la première fois.

Dans quels cas ne doit-on pas opérer ? On n'opérera pas un œil actuellement atteint d'une Ophthalmie (31), ou d'un Glaucome (41), ou d'une Amaurose (65) ; on n'opérera pas si le Malade est sous le coup d'une affection aiguë ou chronique un peu sérieuse, ou s'il a actuellement des quintes de toux ; on n'opérera pas les Femmes pendant la période de la grossesse et de l'allaitement, ni pendant leurs époques ; enfin on n'opérera que quand la Cataracte sera *mûre*, c'est-à-dire quand le Malade ne pourra plus distinguer les objets ou les personnes.

Quelle est l'influence de l'âge ? L'âge avancé des Malades et l'ancienneté de la Cataracte ne s'opposent nullement à l'opération : on opère et on guérit journellement des personnes qui ont dépassé l'âge de 80 ans : il faut seulement que la santé soit suffisamment bonne.

En quelle saison faut-il opérer ? La saison n'exerce aucune influence sur l'opération ; on peut opérer dans toutes les saisons, excepté pendant les épidémies, les très-mauvais temps, les froids rigoureux et les très-grandes chaleurs.

50. PRÉCAUTIONS AVANT L'OPÉRATION. — Il est inutile de suivre un véritable traitement préparatoire. Il suffira, pendant les huit jours qui précèdent l'opération, d'être aussi sobre que possible, de supprimer le vin pur, le café ou le thé, et les liqueurs ; en outre, on prendra tous les deux jours un verre d'eau de Pullna et, la veille au matin, deux verres. Dans certains cas, la veille de l'opération, le Chirurgien fera avec le Malade une sorte de *répétition*, afin d'habituer l'œil au contact des instruments et éviter ainsi les mouvements intempestifs qui pourraient compromettre le succès de l'opération.

Préparation de la chambre et du lit. — La chambre où devra coucher le Malade après l'opération sera, autant que possible, éloignée du bruit et de l'ébranlement que détermine le roulement des voitures ; les fenêtres en seront garnies de rideaux de percaline verte, simples ou doubles, assez épais pour entretenir dans la chambre une obscurité complète. On y entretiendra une chaleur modérée de 15 à 16 degrés centigrades, pas davantage. On fera en sorte que la pièce, qui donne accès dans cette chambre à coucher, soit éclairée le moins possible, afin que la chambre ne soit pas inondée de lumière quand on ouvrira la porte d'entrée. On n'ouvrira les fenêtres sous aucun prétexte, tant que le Chirurgien ne l'aura pas permis : on renouvellera l'air par la porte de communication avec la pièce voisine qui sera alors, je le répète, maintenue dans l'obscurité. — Le lit doit être garni de rideaux, de façon à pouvoir mettre à volonté le Malade complétement à l'abri de l'air et de la lumière. La couche sera aussi basse que possible, afin que le Malade puisse y monter et s'y étendre sans le moindre effort, comme sur un divan. Il faudra supprimer toute espèce de lit de plumes, parce qu'il n'offre pas assez de consistance et qu'il serait échauffant pour y rester couché plusieurs jours de suite. La couche ne sera composée que d'un sommier élastique et d'un matelas ; du côté de la tête du lit, on placera sous le matelas trois ou quatre couvertures ployées de façon à lui donner une inclinaison ou une pente notable. Sur le traversin, un peu gros et bien ferme, on posera un seul oreiller de *crin*, afin que la tête du Malade soit toujours élevée, qu'elle ne s'échauffe pas et qu'elle ne se déplace pas, ce qui arriverait avec plusieurs oreillers de plume. Enfin, le lit sera tiré assez loin du mur, pour que l'on puisse aisément passer à la droite et à la gauche du Malade.

Le jour de l'opération, le Malade restera à la diète et ne prendra, le matin de bonne heure, qu'un potage ou bien son café au lait, s'il ne peut s'en passer. Cinq heures avant l'opération, on instillera dans les deux yeux, et cela toutes les heures, deux gouttes d'un col-lyre que prescrira le Chirurgien.

51. **OPÉRATION.** — Deux méthodes principales sont en usage pour l'opération de la Cataracte: 1° l'*Abaissement*, qui consiste à déplacer le cristallin opacifié de derrière la pupille et à l'abaisser, c'est-à-dire le plonger dans la partie inférieure du fond de l'œil, au milieu de l'humeur vitrée ; 2° l'*Extraction*, qui consiste à extraire le cristallin opacifié à l'aide d'une incision faite à la cornée : cette incision peut avoir la forme d'un *lambeau* ou d'une entaille demi-circulaire, ou bien consister seulement en une simple fente *linéaire*.

Ce livre n'est pas un Traité de médecine opératoire ; je ne puis donc décrire tout au long les nombreux détails de chaque procédé, ce que l'on doit faire et ce que l'on doit éviter, ainsi que les diverses complications qui peuvent survenir pendant l'opération. J'y consacrerais, d'ailleurs, une trentaine de pages, que cela ne suffirait pas encore. Il faut, en effet, avoir souvent vu opérer des Cataractes, et avoir fait soi-même beaucoup d'opérations sur le cadavre, sur les animaux et sur des Malades. — Je me contenterai donc de donner une idée générale des divers procédés opératoires.

a. **Abaissement**. — L'instrument dont on se sert est une *aiguille à cataracte* : c'est une petite tige d'acier, longue de 3 centimètres, dont l'extrémité a la forme d'un fer de lance légèrement courbé, à pointe aiguë, à bords tranchants ; elle est montée sur un manche à huit pans, marqué d'un point noir sur le pan qui correspond à la concavité du fer de lance. — Les paupières du Malade sont maintenues écartées ; le Chirurgien tient l'aiguille dirigée transversalement ; il pique la sclérotique à 4 millimètres du bord temporal de la cornée et à 2 millimètres au dessus du diamètre transversal de l'œil ; il pénètre ainsi derrière le ligament ciliaire, au dessous de l'artère ciliaire longue et du grand nerf ciliaire ; il enfonce doucement l'aiguille, dont il tourne la convexité en avant, entre la capsule cristalline et la face postérieure de l'iris, jusqu'à ce qu'il la voie derrière la pupille ; alors, il incise la capsule cristalline avec la pointe de l'aiguille ; quand la capsule est déchirée, il appuie la partie concave du fer de lance sur la partie supérieure du cristallin ; alors, ramenant le manche en haut et un peu en avant, il fait exécuter à l'aiguille un mouvement de bascule ; il déprime ainsi ou abaisse le cristallin opacifié, et le précipite vers la partie inférieure du globe oculaire au milieu de l'humeur vitrée ; il le retient là pendant deux minutes, puis il dégage l'aiguille et la retire doucement de l'œil.

b. **Extraction à lambeau**. — L'opération s'exécute avec : un petit couteau triangulaire nommé *kératotome*, destiné à faire à la cornée une entaille par où sortira le cristallin ; une petite *pique*, destinée à fixer et à immobiliser l'œil pendant que l'on fait l'entaille ; un *kystitome*, analogue à l'aiguille à Cataracte, pour déchirer la capsule cristalline. La pupille est préalablement dilatée par un collyre à l'atropine ; les paupières du Malade sont maintenues écartées par un aide. Le Chirurgien, avec sa main gauche, fixe l'œil à l'aide de la *pique ;* de la main droite, il tient le *kératotome* dirigé transversalement, de telle sorte que le bord inférieur est dans la direction du diamètre transversal de l'œil ; il en pousse la pointe dans la cornée, à un millimètre du bord de cette membrane transparente et exactement sur le diamètre transversal de l'œil ; dès que la pointe du kératotome a pénétré dans la chambre antérieure, il l'y fait marcher transversalement, avec lenteur et d'une façon continue ; puis il pique la cornée intérieurement et fait sortir l'extrémité du kératotome par le point diamétralement opposé au lieu d'entrée ; il continue à pousser doucement le kératotome jusqu'à ce que, par la seule progression de ce couteau triangulaire, les ouvertures d'entrée et de sortie se confondent en une incision demi-circulaire, ou en forme de croissant ; à ce moment, il s'écoule une partie de l'humeur aqueuse ; il abandonne les paupières et le globe oculaire, pour éviter une compression qui pourrait déterminer l'issue de l'humeur vitrée. Après quelques minutes de repos accordées au Malade pour qu'il se remette de son émotion, le Chirurgien introduit par la plaie un kystitome, avec lequel il déchire en plusieurs sens la capsule cristalline ; cela fait, il retire cet instrument ; puis, par une pression légère exercée sur la partie inférieure du globe oculaire, il expulse doucement le cristallin de sa capsule : celui-ci s'engage à travers la pupille dilatée, puis dans la chambre antérieure, puis à travers la plaie faite à la cornée, et il est enfin extrait de l'œil. S'il reste quelques lambeaux de la capsule cristalline, on les extrait avec des pinces fines ; les débris de cataracte seront extraits avec une curette.

c. **Extraction linéaire.** — Les instruments néces-

13.

saires sont : un couteau en forme de fer de lance à bords tranchants, un kystitome recourbé, une curette, une pique et une pince très-fine. La pupille est préalablement dilatée ; les paupières sont maintenues bien écartées ; le globe oculaire est fixé et immobilisé par la petite pique. Le Chirurgien tient le couteau lancéolaire dirigé transversalement ; il en enfonce la pointe dans la cornée, à un millimètre de son bord et exactement sur le diamètre transversal de l'œil ; il en pousse la lame dans la chambre antérieure, jusqu'à ce que la plaie de la cornée aie 6 millimètres de largeur ; il retire alors brusquement le couteau de l'œil, pour empêcher l'humeur aqueuse de sortir ; prenant alors le kystitome, il l'introduit par la plaie dans la chambre antérieure ; il déchire en divers sens la capsule cristalline, puis retire cet instrument ; cela fait, il exerce une légère pression sur le côté de l'œil opposé à la plaie, tandis qu'avec la curette il écarte légèrement les lèvres de celle-ci : le cristallin ne tarde pas alors à s'engager dans l'ouverture pupillaire, dans la chambre antérieure, puis à travers les lèvres de la plaie, et enfin à être expulsé de l'œil. S'il reste des débris de cataracte ou des lambeaux de capsule, on les extraira avec la curette ou avec de petites pinces.

d. **Extraction linéaire, avec iridectomie.** — Cette opération, que pratique presque toujours de Græfe, consiste à faire à la cornée une incision linéaire à travers laquelle on coupe un lambeau de l'iris, de façon à constituer une pupille artificielle. Après avoir disposé convenablement le Malade et écarté ses paupières, on saisit avec une pince un pli de la conjonctive, de façon à immobiliser l'œil. Prenant un petit couteau à lame très-étroite, on l'enfonce transversalement au niveau de la circonférence de la cornée ; on pénètre ainsi dans la chambre antérieure ; on en ressort, par une contre-ponction pratiquée à 4 lignes de la ponction ; dirigeant alors le couteau obliquement en avant, on tranche la cornée. L'iris vient tout aussitôt faire hernie à travers les lèvres de la plaie ; on le saisit avec des pinces et on l'excise, comme dans le cas de pupille artificielle par iridectomie. On introduit alors, par la plaie, le kystitome et on incise la capsule cristalline. On retire le kystitome et, exerçant une légère pression, on voit tout aussitôt le cristallin s'engager dans la plaie linéaire et sortir de l'œil.

52. SOINS CONSÉCUTIFS. — L'opération faite, tout n'est pas fini. Il faut maintenant, pendant une dizaine de jours en moyenne, faire en sorte de maintenir le Malade dans un état de repos, de calme, de tranquillité et de bien-être physique et moral ; de diriger son régime et les soins médicaux consécutifs ; de surveiller les suites de l'opération et de combattre dès leur apparition les diverses complications qui pourraient survenir.

a. **Pansement.** — Dès que le Malade est opéré, on lui ferme les *deux yeux* avec des bandelettes agglutinatives qui s'entrecroisent et empêchent complétement les paupières de s'ouvrir. Ce très-simple pansement fait, on débarrasse le Malade, avec précaution et sans secousses, des quelques vêtements qu'il avait gardés et on le conduit à son lit où il se couche bien doucement, ayant grand soin de ne pas remuer ni pencher la tête.

b. **Précautions diverses.** — Une fois couché, le Malade devra rester complétement *immobile* et surtout ne pas remuer la tête : le succès de l'opération est en grande partie à ce prix ; il ne devra, sous aucun prétexte, porter la main à ses yeux, quoi qu'il y éprouve : c'est pour prévenir ces attouchements, qui ont souvent lieu sans qu'il y pense ou involontairement en dormant, qu'il est prudent de lui attacher les mains croisées avec un mouchoir. — Il restera couché *sur le dos*, jusqu'à la levée de l'appareil, et il aura surtout très-grand soin de *ne pas incliner la tête* à droite ou à gauche. — Il satisfera ses besoins sans se lever, sans bouger : un vase spécial, de forme plate et disposé à cet effet, sera passé sous lui avec précaution. S'il se passe un jour sans garde-robe, un lavement émollient lui sera donné. — Une garde-malade intelligente sera jour et nuit à côté de lui ; elle le surveillera attentivement, surtout pendant qu'il dormira, et elle veillera surtout à ce qu'il ne remue pas la tête et ne se retourne pas dans le lit. — Le repos et le calme complet de l'esprit et du corps étant absolument nécessaires, *personne* ne devra causer avec le Malade, ni même lui parler ou lui faire la lecture : ces distractions agitent l'œil ; il faut le *calme absolu* autour de lui. — On maintiendra dans sa chambre une douce chaleur, 15 à 16 degrés centigrades seulement. — Il y régnera *constamment* une demi-obscurité ; juste assez de lumière pour les soins à donner au Malade. — On n'ouvrira pas les rideaux, ni les fenêtres, et on ne fera pas le ménage de cette chambre pendant les trois premiers jours ; on n'y fera aucun bruit, non plus que dans les pièces voisines.

c. **État du Malade.** — Le premier jour, le Malade sent sous ses paupières comme un grain de poussière : c'est la petite plaie qui cause cette sensation, et cela d'autant plus qu'il remue les yeux : il doit donc tenir ses yeux immobiles sous ses paupières fermées. — Il y éprouve de temps en temps une compression légère, une gêne progressive, qui cessent chaque fois qu'un flot de larmes s'échappe de ses paupières : ce larmoiement dépend de la légère irritation de la conjonctive et ne doit pas préoccuper. — Il ne faut pas non plus se préoccuper du léger gonflement des paupières, du sentiment de gêne plus grande que dans les premières heures, de la sensation de corpuscules ressentie dans les yeux, et de l'écoulement de larmes mélangées de mucosités quelquefois noirâtres : tout cela est naturel. — Une fièvre légère se déclare toujours dans les vingt-quatre heures qui suivent l'opération et se continue pendant deux ou trois jours : peau plus ou moins chaude ; pouls plein et un peu fréquent ; langue blanche ; bouche pâteuse ; haleine forte ; soif assez vive. Cet état fébrile accompagne toute espèce d'opération et n'offre rien d'inquiétant.

d. **Prescriptions et régime.** — Le premier jour, le Malade prendra toutes les heures deux cuillerées à café d'une potion calmante. Pour calmer sa soif, il boira de l'orangeade autant qu'il voudra : il boira, non pas dans un verre ou avec une cuillère, mais avec un biberon ou une théière, afin d'éviter tout mouvement de la tête. — Il prendra, par le même procédé, une tasse de très-bon bouillon. — On entretiendra à ses pieds une chaleur constante, à l'aide d'un cruchon rempli d'eau chaude.

Le lendemain, si tout va bien, s'il ne survient ni douleurs, ni gonflement, on continuera de même ; le Malade pourra prendre deux potages aux heures habituelles de ses repas et boire du bon bouillon, chaud ou froid, dans le courant de la journée. — Le surlendemain, ou bien le troisième jour quelquefois, le Chirurgien lève les bandelettes, après qu'on les a ramollies au moyen d'une compresse imbibée d'eau tiède appliquée sur les yeux deux heures auparavant ; il les décolle avec

précaution et nettoie les bords des paupières agglutinés
entre eux. Le Malade ouvre alors les yeux : à ce moment il voit, mais il voit encore confusément et comme
à travers un brouillard, les personnes qui l'entourent ; il
faut alors éviter avec grand soin toute émotion, quelque naturelle et légitime qu'elle soit. Après avoir examiné l'état de l'œil opéré, les yeux sont refermés comme
auparavant et le Chirurgien fait les prescriptions qu'il
juge nécessaires. — Le cinquième ou sixième jour, on
enlève définitivement l'appareil et on le remplace par un
bandeau de soie noire flottant. Le régime devient de plus
en plus substantiel. On fait arriver progressivement un
peu de lumière dans la chambre. — Le septième ou
huitième jour, ordinairement, le Malade peut se lever
pendant une heure ou deux, qu'il passera, assis dans
un fauteuil, dans la pièce voisine ; ses yeux seront
abrités par des lunettes à verres foncés et garnies de
taffetas. Pendant ce temps, on renouvellera l'air de sa
chambre, on refera son lit, etc. ; mais on laissera toutes choses disposées de même. — Enfin, le douzième
ou quinzième jour, ordinairement, le Malade pourra
sortir, faire une petite promenade, et reprendre à peu
près son régime habituel et ses occupations ordinaires : il devra seulement s'astreindre à porter, pendant
une quinzaine encore, des lunettes à verres foncés et
garnies de taffetas. — Plus tard, il portera des *lunettes à cataracte :* l'opération a enlevé en effet le cristallin, c'est-à-dire une lentille bi-convexe, qui faisait
puissamment converger les rayons lumineux ; il en résulte par conséquent une forte Presbytie, que l'on cor-
rigera, comme ce trouble de la vue, par des lunettes
bi-convexes ou convergentes. Mais le Malade ne devra porter de ces lunettes que deux ou trois mois après
l'opération, alors seulement que sa vue se sera fortifiée
par l'exercice : s'il y avait recours avant que son œil ne

se fût habitué à l'action de la lumière, dont il a été longtemps privé, les lunettes à verres très-convergents pourraient causer à la rétine une surexcitation fâcheuse.

LOUCHERIE.

On donne le nom de *Strabisme* ou de *Loucherie* à un défaut d'harmonie dans la direction des deux yeux. Pour bien comprendre ce qui va suivre, j'engage le lecteur à vouloir bien relire attentivement la description des *Muscles de l'œil* (6) et l'explication des mouvements qu'ils impriment aux globes oculaires : la Loucherie résulte en effet, ainsi que nous le verrons bientôt, soit d'une paralysie, soit d'une rétraction de ces fibres charnues. Je l'engage, en outre, à relire l'explication de la *Vue simple avec les deux yeux* (16, *c*), afin de se rendre compte des troubles de la vue qui résultent du défaut de concordance entre les deux axes optiques.

53. MÉCANISME DE LA LOUCHERIE. — Lorsque nous regardons (*fig.* 35) un objet X placé devant nous et un peu à notre gauche, l'axe optique OA (ligne idéale qui passe par le centre de la rétine, le centre du cristallin et le centre de la cornée) de notre œil droit D, et l'axe O'A' de notre œil gauche G, se dirigent et convergent vers cet objet ; ils s'entrecroisent en ce point et l'objet X vient peindre son image sur des points *identiques* (17) de chaque rétine. Il résulte, de cette identité des points de contact des rayons lumineux sur chaque rétine, que ces deux sensations s'iden-

tifient et se confondent en une seule et unique sensation ; aussi, malgré qu'il se soit peint deux images de
l'objet dans nos yeux (une dans chaque œil), n'en
voyons-nous qu'une seule et qu'un seul objet.

Si l'objet X (*fig*. 37), au lieu d'être placé en face de
nous et un peu à notre gauche, est placé à notre droite,
en X′, il faudra que les muscles fassent mouvoir les
yeux dans leur orbite, de telle façon que leurs axes
optiques se dirigent et convergent vers l'objet X′;
il faudra donc que les muscles de l'œil droit et ceux
de l'œil gauche se contractent dans une certaine
mesure. Or, pour l'œil droit, c'est le muscle droit *externe* E qui se contracte, et pour l'œil gauche, c'est
le muscle droit *interne* I. (On considère la racine du
nez comme étant un centre fictif, de telle sorte que les
muscles I et I sont internes par rapport aux muscles E et E qui sont externes.), Mais si le muscle
droit externe E de l'œil droit est paralysé ; ou bien si
le muscle droit interne I de cet œil est contracturé ;
ou bien si une autre cause l'empêche de se mouvoir
dans le sens de X′, où se trouve maintenant l'objet X,
cet œil droit continuera à regarder dans la direction X,
pendant que l'œil gauche regardera dans la direction X′;
il n'y aura pas harmonie dans la direction des yeux ; il
y aura *loucherie* [ou *strabisme*, et, dans ce cas, loucherie *convergente*, c'est-à-dire en dedans.

Outre cette loucherie, il y aura encore de la *diplopie*
ou vue double (63, *e*). En effet, les rayons lumineux
qui partent de l'objet X′ peignent l'image de cet objet
au point R de l'œil gauche et au point S de l'œil droit;
mais, dans l'œil droit, c'est le point R qui est *identique*
au point R de l'œil gauche et non pas le point S ; il en
résultera, dans chaque œil, une image placée sur des
points non identiques de la rétine et, pour le cerveau,
deux impressions différentes qui ne se fondront pas

en une seule : on verra double, par conséquent. Cependant, quand la loucherie existe depuis longtemps, le Strabique s'habitue à ces deux images : comme celle qui est fournie par l'œil dévié, toujours plus ou moins affaibli, est pâle et imparfaite, le cerveau n'en tient pas compte et s'habitue à ne voir que l'image nette et parfaite donnée par l'œil mobile ou sain.

Ce même raisonnement s'appliquerait à toute autre espèce de Loucherie.

54. CAUSES. — La Loucherie est due à trois causes principales : la paralysie musculaire, le spasme musculaire, et les obstacles mécaniques.

1° *Paralysie musculaire.* — Les six muscles qui font mouvoir l'œil (6) peuvent être paralysés isolément, ou bien plusieurs ensemble, presque jamais tous à la fois. — On sait que les muscles ou fibres charnues ne se contractent, c'est-à-dire ne se raccourcissent et s'allongent alternativement pour produire des mouvements, que sous l'influence du fluide nerveux (espèce d'électricité engendrée par le cerveau) qui leur est transmise par les nerfs ; or, une congestion cérébrale ou une apoplexie locale peuvent désorganiser la portion du cerveau d'où naissent les nerfs de l'œil ; une tumeur intra-cranienne ou intra-orbitaire (23) peut comprimer et même détruire ces nerfs et gêner plus ou moins ou supprimer la transmission du fluide nerveux. Si donc, par exemple, le muscle droit externe E (*fig.* 6) de l'œil droit est paralysé, cet œil sera entraîné en dedans, ou du côté du nez, par la tonicité du muscle droit interne I resté sain ; en outre, ne pouvant se porter en dehors, c'est-à-dire du côté temporal, quand il s'agira de regarder un objet placé à droite, il y aura défaut d'harmonie dans la direction des deux yeux, c'est-à-dire loucherie.

2° *Spasme musculaire.* — C'est la cause la plus fréquente. Chacun des six muscles de l'œil peut être atteint de spasme ou de contracture ; neuf fois sur dix, c'est le muscle droit *interne* de l'œil gauche ou de l'œil droit, qui est atteint. — Le spasme musculaire est une contraction prolongée et involontaire des fibres charnues, contraction qui finit souvent par se transformer en contracture, c'est-à-dire en rétraction permanente de ces fibres. Il se développe souvent chez les enfants, à la suite de convulsions, de fièvres cérébrales, de congestions occasionnées par le travail de la dentition, ou par la présence de vers dans les intestins ; il se produit alors, dans la partie du cerveau où plongent les racines des nerfs qui animent les muscles de l'œil, quelque altération morbide qui détermine le trouble de l'innervation.

3° *Obstacles mécaniques.* — En faisant l'histoire des tumeurs de l'orbite (23), nous avons vu que ces tumeurs, enfermées avec le globe oculaire dans la cavité osseuse et résistante de l'orbite, produisent sur lui une compression et une déviation : une *compression*, puisqu'il se développe dans une cavité osseuse, remplie en totalité par l'œil, une tumeur qui grossit peu à peu, qui tient de la place et qui serre son voisin ; une *déviation*, parce que si c'est la glande lacrymale qui s'hypertrophie, comme cette glande est située sur le côté temporal des parois orbitaires et tout près du sourcil, elle refoulera l'œil vers le nez, déviera la prunelle en dedans et causera une loucherie convergente ou en dedans.

55. DIVERSES ESPÈCES. — Il existe diverses espèces de Loucherie, espèces qui se distinguent l'une de l'autre par la direction de la déviation, sa cause ou sa nature, et son intensité.

Sous le rapport de la direction, il y a quatre espèces de Loucherie qui sont, d'après leur ordre de fréquence:

l'interne ou *convergente*, ou nasale ; l'externe ou *diver-gente*, ou temporale ; l'inférieure ou *descendante* ; la supérieure ou *ascendante* ; l'*oblique* ou horrible, parce qu'elle donne à la physionomie une expression très-dis-gracieuse. L'interne, ou convergente, est de beaucoup la plus fréquente. — Sous le rapport de la cause, la di-vision est plus importante, parce qu'elle est en harmo-nie avec les symptômes et avec le traitement ; il y a les loucheries *paralytique*, *spasmodique* et *mécanique*, selon qu'elles sont dues à une paralysie, ou à un spasme musculaire, ou bien à un obstacle mé-canique. — Sous le rapport de l'intensité, on divise la Loucherie en trois degrés, selon que la pru-nelle de l'œil est plus ou moins déviée dans tel ou tel sens. Ces divers degrés se mesurent à l'aide d'un ins-trument. — Sous le rapport de la persistance, il y a : une Loucherie *permanente,* qui consiste en ce que l'œil se dévie constamment dans tel ou tel sens, mais se re-dresse quand on ferme l'œil sain : c'est là le cas le plus ordinaire ; une Loucherie *fixe,* qui consiste en ce que l'œil dévié ne peut, d'aucune façon, se redresser ; une Loucherie *alternative,* qui consiste en ce que la dévia-tion a lieu tantôt dans un œil, tantôt dans l'autre.

De toutes ces variétés, celle qui s'observe presque toujours est la Loucherie spasmodique convergente ; la Loucherie spasmodique dévergente, quoique rare, se rencontre quelquefois ; quant aux autres variétés, pa-ralytiques et mécaniques, elles sont plus rares.

La Loucherie se révèle par un symptôme essentiel qui la distingue de toute autre maladie : c'est la déviation d'un des yeux dans tel ou tel sens, ou, en d'autres termes, le défaut d'harmonie dans la direction des deux yeux ; quand le Malade regarde un objet, l'œil sain est dirigé vers cet objet et l'œil louche est dirigé dans un autre sens.

Ordinairement, la vision ne s'exerce qu'avec l'œil demeuré sain ; l'œil dévié n'y concourt nullement, ou du moins le cerveau s'est habitué à ne pas tenir compte de l'image pâle et imparfaite fournie par cet œil dont la rétine est généralement affaiblie. On reconnaît aisément l'existence de la Loucherie ; mais il est souvent difficile de trouver la raison de la déviation, d'en reconnaître les caractères et la nature, d'en apprécier les complications et d'arriver ainsi à savoir au juste si le mal peut être guéri et ce qu'il convient de faire pour arriver à ce but. — C'est pourquoi je vais décrire séparément les signes distinctifs des diverses espèces de Loucherie.

56. LOUCHERIE SPASMODIQUE. — *a.* **Loucherie spasmodique convergente.** — Un des yeux est constamment dirigé du côté du nez ; c'est le cas le plus fréquent, et, en même temps, le moins grave et le plus guérissable.

Examinons *les mouvements* des yeux et supposons que ce soit l'œil *droit* qui soit dévié en dedans ou du côté du nez. Si l'on invite le Malade à tenir la tête immobile et à suivre du regard un objet que l'on promène devant ses yeux, voici ce que l'on constatera : l'œil gauche, qui est sain, suit l'objet dans tous ses déplacements, à droite, à gauche, en bas, en haut. L'œil droit, qui est louche ou dévié, suit aussi tous ces mouvements ; quand l'objet est placé juste en face du Malade, l'œil dévié regarde du côté du nez, et l'œil sain juste en face ; quand l'objet est placé à droite, l'œil dévié regarde juste en face, et l'œil sain regarde à droite du côté du nez ; quand il est placé à gauche, la prunelle de l'œil dévié disparaît en tournant du côté du nez, pendant que l'œil sain regarde à gauche. Il y a donc association de mouvements. — Quand le Malade regarde attentivement un objet, si on lui ferme alors l'œil sain, l'œil dévié se redresse, se dirige et se fixe dans la direction de l'objet. A ce moment, si le Malade conserve à ses yeux la position qu'ils ont actuellement et que l'on ouvre l'œil sain, on reconnaît que cet œil sain a éprouvé une déviation égale au redressement de l'œil louche. — Pour fixer nos idées, supposons l'œil droit atteint de loucherie convergente, et que sa prunelle soit déviée en dedans, du côté du nez, de 10 millimètres ; l'œil sain regarde un objet placé juste en face, et sa prunelle est alors au milieu de la fente des paupières ; à ce moment, on ferme cet œil gauche et l'on commande à l'œil droit, le louche, de regarder cet objet, ce qui a pour résultat d'amener la prunelle de cet œil louche au milieu de la fente des paupières ; si alors, pendant que l'œil louche continue à regarder l'objet et que sa prunelle est située au milieu de la fente palpébrale, on ouvre l'œil gauche, le sain, on constatera, à l'aide du Strabotomètre, qu'il s'est dévié en dedans, du côté du nez, de 10 millimètres ; l'œil droit s'est donc tourné de dedans au milieu, de la même quantité que l'œil gauche s'est tourné du milieu en dedans. — Cet effet est le résultat de la loi des mouvements associés, en vertu de laquelle les muscles *internes* de l'œil droit se contractent en même temps et dans la même mesure que les muscles *externes* de l'œil gauche, et les muscles externes de droite que les muscles internes de gauche. — Quelquefois, la Loucherie n'existe que lorsque les Malades fixent des objets situés à quelques mètres de distance, et disparaît presque complétement quand ils fixent des objets plus ou moins rapprochés ; dans beaucoup de cas, la déviation augmente sous l'influence de causes morales, telles que la colère et les vives émotions. — A l'aide de ces épreuves et d'autres analogues sur les mouvements des yeux, nous pourrons savoir : si les mouvements associés s'exécutent dans toutes les directions ; si les mouvements de l'œil dévié, fonctionnant seul, sont parfaitement libres en tous sens. Nous pourrons en outre mesurer au juste la déviation de l'œil louche pour les diverses distances.

Cela fait, il faut maintenant examiner dans quel état se trouve l'œil dévié ; on regarde si la cornée n'offre aucune taie ; si l'iris est normal, et si la pupille fonctionne régulièrement sous l'influence de la lumière et de l'ombre ; si le cristallin est parfaitement transparent ; si l'intérieur de l'œil n'offre aucune altération. En admettant que tout soit en bon état, on mesure la puissance de la vue de cet œil dévié (70) et l'on s'assure s'il n'est pas myope ou presbyte, ou bien, ce qui est très-fréquent, s'il n'est pas atteint d'Asthénopie (53), ou d'un commencement d'Amaurose (57).

b. **Loucherie spasmodique divergente.**—Les symptômes et les caractères distinctifs sont exactement les mêmes que ceux de la Loucherie convergente ; il n'y a qu'une seule différence, c'est que l'œil louche est constamment dévié en dehors du côté de la tempe. — Cette espèce de loucherie est beaucoup plus rare.

57. LOUCHERIE PARALYTIQUE. — Cette espèce de Loucherie ou de strabisme est beaucoup plus rare que la spasmodique ; mais elle offre ceci de remarquable, c'est qu'à la suite d'une paralysie d'un muscle quelconque, on voit très-souvent le muscle antagoniste ou opposé subir une rétraction, qui constitue une loucherie spasmodique ; ainsi, par exemple, si le muscle droit externe E (*fig.* 6) est frappé depuis longtemps de paralysie, le muscle droit interne I, qui a attiré le globe oculaire et la prunelle de son côté, finit par se contracturer. Par conséquent la Loucherie *paralytique* se complique à la longue de Loucherie *spasmodique.* — J'expliquerai bientôt comment cela se produit.

a. **Effets de la paralysie.** — Etudions d'abord les caractères généraux ou distinctifs de la paralysie.

Causes. — La paralysie peut dépendre : soit d'une congestion cérébrale, ou d'une méningite ; soit d'un épanchement de sang, à la suite d'une apoplexie dans la portion du cerveau où prennent racine les nerfs moteurs de l'œil ; soit d'un ramollissement de cette portion ; soit d'une tumeur encéphalique, telle qu'une exostose ; soit d'une fracture de la base du crâne ; soit, plus souvent, d'une tumeur développée dans l'orbite (23), tumeur de nature syphilitique ou autre, et comprimant un ou plusieurs des nerfs moteurs de l'œil. Quelquefois, un courant d'air froid, déterminant une sorte de rhumatisme aigu analogue au torticolis, peut produire une paralysie momentanée d'un des muscles de l'œil. Enfin, la syphilis, qui détermine si souvent des exostoses ou des tumeurs gommeuses , est une cause fréquente de paralysie oculaire.

Symptômes. — Toutes les fois qu'un muscle est paralysé, il perd la faculté de ramener de son côté l'organe qu'il est destiné à faire mouvoir ; et cela d'une façon absolue ou relative, selon que la paralysie est complète ou incomplète : c'est là une loi générale, à laquelle sont soumis tous les muscles de la machine humaine.

On sait, en effet, que des muscles ou fibres charnues font mouvoir nos doigts, nos membres, nos yeux, etc.; or, les muscles ou fibres charnues produisent ces mouvements en *se contractant,* c'est-à-dire en se raccourcissant et en reprenant alternativement leur longueur, comme un ressort en forme de boudin dont on rapprocherait les deux extrémités. Mais cette contraction, c'est-à-dire ce raccourcissement ou ce rapprochement des deux extrémités du muscle d'où résulte le mouvement, n'a lieu qu'autant que ce muscle reçoit du cerveau, par l'intermédiaire des nerfs, le fluide nerveux nécessaire pour se contracter ;... absolument comme l'électricité qui, sur les lignes télégraphiques, fait mouvoir à de grandes distances les pièces de l'appareil qui imprime la dépêche ; si l'on coupe les fils, l'électricité ne peut plus passer et ne peut plus, par conséquent, transmettre la dépêche. Il en est de même dans la machine humaine : si, par exemple, faisant une plaie au bras, on met à nu les nerfs qui animent les muscles moteurs des doigts et si on les coupe, instantanément les doigts seront paralysés. — Si donc une congestion ou une apoplexie cérébrale désorganise la portion du cerveau d'où partent les nerfs ou fils électriques qui vont aux muscles de l'œil ; si une tumeur située dans l'orbite comprime et désorganise ces nerfs dans leur trajet ; si le froid modifie la texture ou la vitalité de ces cordons électriques ;..... les muscles où ils se rendent seront paralysés, seront inertes.

Lorsqu'un des muscles de l'œil est paralysé, il ne peut plus attirer la pupille ou prunelle de son côté ; et cela d'une façon absolue ou relative, selon qu'il est à moitié ou complétement paralysé, selon qu'il y a obstacle complet ou incomplet au passage du fluide nerveux. Si, par exemple, le muscle droit externe E (*fig.* 6) est paralysé, ce muscle ne pourra plus faire mouvoir l'œil du côté de la tempe et porter dans ce sens la pupille ou prunelle.

Mais ce n'est pas tout ; la paralysie a encore une autre conséquence. Le muscle antagoniste du muscle paralysé ramène de son côté, par le seul fait de sa tonicité, l'organe auquel son tendon mobile est attaché. Ainsi, par exemple, dans le cas précédent de paralysie du muscle droit externe E (*fig.* 6), le muscle droit interne I fera tourner l'œil et attirera la prunelle de son côté ; et cela, parce que le muscle droit externe E est paralysé, c'est-à-dire mou et flasque, tandis que le droit interne I est plein de vitalité et de tonicité. Il en serait, bien entendu, de même si le muscle droit interne était à son tour paralysé et que le droit externe eut conservé toute sa vitalité : l'œil regarderait alors du côté de la tempe.

Quand un muscle est paralysé depuis longtemps, il survient des modifications dans la vitalité et même dans la structure du muscle antagoniste : ce muscle se contractant constamment sans être sollicité à s'allonger par les contractions en sens opposé du muscle paralysé qui ne se contracte plus finit par se rétracter, par se raccourcir d'une façon permanente. Il en résulte que la Loucherie *paralytique*, telle qu'elle existait au début de la maladie, est alors compliquée d'une Loucherie *spasmodique*. Ainsi, par exemple, si le muscle droit externe E (*fig.* 6) est paralysé depuis longtemps, le muscle droit interne I subira une rétraction, un raccourcissement permanent et il y aura Loucherie convergente *paralytique* et *spasmodique* tout à la fois : paralytique, par rapport au muscle droit externe E paralysé ; spasmodique, par rapport au muscle droit interne I contracturé. Dans ce cas, par conséquent, l'œil ne pourra plus regarder du côté de la tempe, puisque le muscle droit externe, qui fait mouvoir l'œil dans ce sens, est paralysé ; l'œil sera entraîné en sens opposé et il regardera en tout temps du côté du nez, puisque le muscle droit interne, antagoniste du droit externe, est contracturé et raccourci.

En outre, il y aura *diplopie*, c'est-à-dire que le Malade verra doubles les objets qu'il regardera. La diplopie s'observant dans plusieurs maladies des yeux et de la vue, j'ai cru devoir en faire le sujet d'un paragraphe spécial (63, *e*) auquel je renvoie le lecteur.

Enfin, il existera un trouble spécial de la vue, auquel on donne le nom de *vertige visuel* (Meyer). Cet état est produit par l'impossibilité ou la difficulté qu'éprouve le Malade de s'orienter dans le champ visuel, c'est-à-dire dans l'espace qu'embrassent ses regards. Si, par exemple, le Malade regarde un objet situé dans la direction du muscle paralysé, il croit voir cet objet dans une position plus éloignée; il le croit situé plus loin de lui; aussi, quand il veut le saisir, porte-t-il sa main trop loin.

Diagnostic. — La paralysie d'un des muscles des yeux se reconnaît à ce que l'œil est notablement dévié dans un sens ou dans un autre et qu'il est absolument impossible au Malade de le tourner en sens opposé. Quand ce symptôme est très-prononcé, très-accentué, on le constate et on le distingue aisément : mais il n'est quelquefois appréciable qu'autant que l'on compare les mêmes mouvements dans les deux yeux. — Si la paralysie est incomplète, le muscle est seulement paresseux et faible ; il imprime à l'œil des mouvements lents et tardifs; il ne peut pas maintenir longtemps l'œil tourné de son côté, parce qu'il est trop faible pour contrebalancer la tonicité du muscle antagoniste qui tend à tirer l'œil en sens opposé. Ainsi, par exemple, si le muscle droit externe E (*fig.* 6) de notre œil droit est incomplétement paralysé et si nous tournons fortement nos yeux vers notre droite, notre œil droit ne pourra pas regarder longtemps dans ce sens : le muscle droit externe E étant trop faible pour maintenir l'œil tourné de son côté, cet œil droit sera peu à peu redressé par la tonicité du muscle droit interne I ; de sorte que, tandis que notre œil gauche sera encore fortement tourné vers notre droite, l'œil droit malade se redressera et regardera en face.

On peut confondre la paralysie d'un des muscles de l'œil avec la contracture, ou avec la rétraction du muscle antagoniste. En cas de *contracture,* l'œil peut encore être porté, par intervalles, du côté opposé à la déviation ; la contracture survient lentement, la paralysie a une marche rapide. La *rétraction* d'un des muscles de l'œil simule également la paralysie du muscle opposé ; mais elle a une marche très-lente, elle ne permet pas de mouvement de l'œil en sens opposé au muscle rétracté (Fano).

Maintenant que nous connaissons les effets généraux que produit la paralysie, étudions successivement ceux que produit la paralysie de chacun des nerfs qui animent les muscles de l'œil. — Le plus souvent atteint est le nerf *moteur oculaire commun ;* vient ensuite le nerf *moteur oculaire externe ;* puis enfin le nerf *pathétique.*

b. **Paralysie du nerf moteur commun.**—Les nerfs moteurs oculaires communs (3ᵉ paire), au nombre de deux, un pour chaque œil, naissent de la base du cerveau, au niveau de la face interne des pédoncules, un peu en arrière des tubercules mamillaires : ils pénètrent dans le sinus caverneux, puis traversent la fente sphénoïdale, le tendon commun des muscles droits et pénètrent dans la cavité orbitaire. Dans l'orbite, ce nerf se divise en plusieurs branches, qui se ramifient dans cinq muscles de l'œil (6, *c*) : le *releveur de la paupière*, le droit *interne*, le droit *supérieur*, le droit *inférieur* et le *petit oblique ;* en outre, il fournit un rameau au ganglion ophthalmique et constitue ainsi les nerfs moteurs du *ligament ciliaire* (4, *c*) qui détermine les mouvements d'accommodation de l'œil, ainsi que les nerfs des *fibres circulaires de l'iris* qui déterminent le resserrement ou l'occlusion de la pupille.

Symptômes. — Les connaissances anatomiques précédentes nous indiquent quelles seront les parties paralysées : sachant quelles sont les fibres charnues auxquelles ce nerf porte le fluide nerveux; connaissant les fonctions des muscles de l'œil (6, *e*), celles du ligament ciliaire (4, *c*) et celles des fibres circulaires de l'iris (4, *d*), nous pouvons d'avance savoir quels seront les troubles fonctionnels qui résulteront de la paralysie de ce nerf. Ces troubles fonctionnels seront, bien entendu, plus ou moins accentués, selon que la paralysie sera complète ou incomplète.

La paupière supérieure *recouvre le globe oculaire* plus ou moins et le Malade ne peut, malgré les plus grands efforts, ouvrir l'œil tout à fait : le muscle élévateur de la paupière est en effet paralysé. — Si on relève avec le doigt cette paupière, on reconnaît que la prunelle est plus ou moins déviée *en dehors ;* des six muscles de l'œil, le droit externe E et le grand oblique GO (*fig.* 6) sont les seuls qui ont conservé leur vitalité : ils tirent par conséquent la prunelle de leur côté. (On se rappelle (6, *d*, *e*) que le tendon réfléchi du grand oblique est enroulé sur le globe oculaire et qu'il porte la prunelle en bas et en dehors, c'est-à-dire du côté de l'oreille.) — Si l'on engage le Malade à regarder en dedans ou du côté du nez, son œil éprouve *quelques oscillations*, mais la prunelle ne dépasse pas le centre de la fente palpébrale : le muscle droit interne I est en effet paralysé. — Si on l'engage à regarder en haut, puis en bas, l'œil subit encore quelques oscillations, mais la prunelle se porte à peine dans l'une ou l'autre direction : les muscles droit supérieur et droit inférieur sont en effet paralysés. — La pupille *est plus dilatée* du côté de l'œil paralysé que du côté de l'œil sain ; si, plaçant une bougie allumée devant le Malade, on ouvre et l'on ferme tour à tour les paupières de l'œil paralysé, on voit que la pupille ne subit pas des alternatives de dilatation et de resserrement sous l'influence de la lumière ; du moins, le resserrement est bien moins prononcé que pour l'œil sain : les fibres circulaires de l'iris sont en effet paralysées. — L'œil malade est devenu presbyte ; tandis que l'œil sain lit aisément le numéro 8 de Jæger à 11 pouces, l'œil malade le lit mieux à 15 ou 18 pouces, et mieux encore si l'on place au devant un verre convexe : les fibres charnues du ligament ciliaire (4, *c*), qui président à l'accommodation, c'est-à-dire qui augmentent la courbure du cristallin et le rendent plus convexe ou plus réfringent, sont paralysées. — Enfin il existe de la *diplopie* (63, *e*) ; quand le Malade regarde la flamme d'une bougie placée devant ses yeux à 2 ou 3 mètres, il voit deux flammes : ces deux flammes lui semblent d'autant plus éloignées l'une de l'autre, que la Loucherie, c'est-à-dire la déviation de l'œil malade, est plus prononcée.

c. **Paralysie du nerf moteur externe.** — Les nerfs moteurs oculaires externes (6ᵉ paire), au nombre de deux, un pour chaque œil, naissent de la face inférieure du cerveau, au niveau du sillon qui sépare le bulbe rachidien de la protubérance annulaire. De là, ils se dirigent en avant, traversent le sinus caverneux et chacun d'eux pénètre, par la fente sphénoïdale, dans la cavité orbitaire : là, ce nerf se ramifie exclusivement dans le muscle droit externe E (*fig.* 6) ; il s'anastomose avec la branche ophthalmique et le grand sympathique.

Symptômes. — Connaissant la disposition anatomique et les fonctions du muscle droit externe (6, *c*, *e*), il est facile de prévoir quels seront les troubles fonctionnels résultant de la paralysie de ce muscle.

L'œil paralysé louche *en dedans*, ou du côté du nez ; la prunelle est d'autant plus déviée dans ce sens et regarde d'autant plus du côté de l'angle nasal, que la paralysie est plus complète : le muscle droit externe E (*fig.* 6) est en effet paralysé et l'œil est entraîné du côté

du nez par la tonicité du muscle droit interne I. — Si
l'on engage le Malade à diriger son œil paralysé en dehors ou du côté de la tempe, c'est à peine si la prunelle de cet œil arrive au milieu de la fente palpébrale.
Si on l'engage à porter ses regards en haut, on constate que l'œil sain regarde directement en haut, tandis
que l'œil paralysé regarde *en haut et en dedans*, c'est-
à-dire en haut et du côté du nez. Si on l'engage à les
diriger en bas, l'œil paralysé regarde *en bas et en dedans*. Si on l'engage à regarder en dedans, c'est-à-
dire du côté du nez, la prunelle de l'œil paralysé disparaît presque dans le grand angle de l'œil. — Le Malade voit double ; il y a de la *diplopie* (63 *e*) : si l'on
place devant lui une bougie allumée, il voit deux flammes ; ces flammes lui semblent d'autant plus éloignées
l'une de l'autre, que la bougie est placée davantage du
côté de l'œil paralysé ; plus au contraire on rapproche
la bougie du côté de l'œil sain, plus les deux flammes
lui semblent se rapprocher. Aussi le Malade corrige-
t-il cette diplopie, quand il regarde un objet, en plaçant
cet objet *du côté de l'œil sain* et en tournant légèrement la tête. — La pupille conserve ses dimensions
normales ; elle se resserre et se dilate régulièrement
comme celle de l'œil sain.

d. **Paralysie du nerf pathétique.** — Ces nerfs
(4e paire) naissent de la base du cerveau, au niveau de la
valvule de Vieussens, au dessous des tubercules quadrijumeaux ; puis, contournant la protubérance annulaire, ils se dirigent en avant, traversent le sinus caverneux et chacun d'eux pénètre par la fente sphénoïdale
dans la cavité orbitaire, où il se ramifie dans le muscle
grand oblique GO (*fig.* 6). — La paralysie de ce muscle
est beaucoup plus rare que les deux précédentes.

Symptômes. — Ils sont moins nets que ceux qui résultent de la paralysie des nerfs moteur externe et moteur commun : cela tient à ce que le muscle grand oblique, qui se trouve seul paralysé, est en partie remplacé par les muscles droits externe et inférieur. Nous savons, en effet (6, *e*), que le grand oblique fait éprouver à l'œil un mouvement de rotation, en vertu duquel la prunelle est portée *en bas et en dehors* ou du côté de la pommette : mais les deux muscles droits, inférieur et externe, peuvent produire un effet analogue en agissant simultanément ; il en résulte que le grand oblique, paralysé ou impuissant, sera en partie remplacé par les muscles droits externe et inférieur.

Néanmoins, l'œil paralysé est ordinairement dirigé *en haut et en dedans* par le muscle petit oblique, antagoniste du grand oblique : les objets situés dans la moitié inférieure du champ de la vision, tels que les chaises, les escaliers, sont vus moins nettement et semblent doubles. Si l'on engage le Malade à regarder la flamme d'une bougie placée un peu haut, il suivra parfaitement du regard tous les déplacements imprimés à cette bougie ; dès que la flamme est au même niveau que les yeux, et surtout plus bas que les yeux, l'œil paralysé ne peut plus fixer cette bougie et se dévie légèrement *en haut et en dedans* ou du côté du nez ; la différence entre la hauteur des prunelles des deux yeux et leur déviation latérale décroissent, quand la bougie est portée du côté de l'œil paralysé. — Si l'on ferme l'œil sain, l'œil paralysé se portera avec facilité, horizontalement à droite et à gauche, verticalement en haut et en bas, et diagonalement en haut : mais il se portera avec peine *diagonalement en bas et en dehors* (Donders).

58. **DIAGNOSTIC.** — Après l'exposé des symptômes des deux grandes espèces de Loucherie, et des signes

distinctifs de chaque variété, il est inutile de s'appesantir beaucoup sur leur diagnostic : il ressort de la connaissance des symptômes de chaque espèce et de chaque variété. Cependant, pour résumer la question, rappelons les signes distinctifs essentiels et caractéristiques :

1° Dans le cas de *Loucherie spasmodique,* la prunelle est déviée du côté du muscle atteint de spasme ou de contracture, puisque cette déviation est due à la contraction exagérée et même au raccourcissement de ce muscle, qui fait tourner ainsi l'œil de son côté. Dans ce cas, si nous fermons l'œil sain avec notre main et si nous engageons le Malade à suivre, avec l'œil louche, un objet que nous promènerons en divers sens devant lui, nous verrons l'œil louche *se mouvoir librement en tous sens ;* sa mobilité sera seulement un peu plus facile dans le sens de la déviation et un peu plus difficile dans le sens contraire. — Si, pendant que l'œil louche se promène ainsi en tous sens, nous regardons l'œil sain derrière notre main, nous le voyons *s'associer* intimement aux mouvements de l'œil louche et *loucher lui-même* quand l'œil louche regarde directement en face. En tous cas, le degré de divergence dans la direction des deux yeux reste toujours le même, ainsi que le constate le strabotomètre.

2° Si la *Loucherie* est *paralytique,* la prunelle est déviée dans le sens opposé au muscle paralysé, puisque ce muscle a plus ou moins perdu la force de se contracter, ou de tirer la prunelle de son côté, et que celle-ci est alors tirée et déviée en sens contraire par le muscle opposé. Ainsi, quand la Loucherie convergente ou nasale est de nature paralytique, c'est que le muscle droit externe E, opposé au muscle droit interne I, est paralysé. — Si l'on ferme avec la main l'œil sain, et que l'on isole ainsi l'action de l'œil paralysé, on verra que cet œil paralysé *ne se meut pas en tous sens*, ainsi que le faisait tout à l'heure l'œil atteint de Loucherie spasmodique agissant tout seul. Le degré de divergence dans la direction des deux yeux n'est pas toujours le même : il varie selon la direction des regards ; en cas de paralysie du muscle droit externe du côté droit, et, par conséquent, en cas de Loucherie convergente de cet œil droit, la divergence augmentera quand on engagera le Malade à regarder un objet que l'on portera vers sa droite, et elle diminuera quand on portera cet objet vers sa gauche, c'est-à-dire dans le sens où louche l'œil droit.

3° En cas de *Loucherie mécanique*, c'est-à-dire due à un obstacle matériel à la rotation de l'œil dans l'orbite, la prunelle est déviée du côté où se trouve l'obstacle, ou bien du côté opposé. Ainsi, quand la Loucherie convergente ou nasale est mécanique, c'est que : ou bien il existe, du côté de la déviation, des adhérences entre l'œil et les tissus organiques environnants, qui maintiennent l'œil et dévient la prunelle en ce sens ; ou bien, il existe dans le fond de l'orbite, et du même côté que la déviation, une tumeur qui comprime le globe oculaire et le fait basculer, de telle sorte que la prunelle est déviée dans le même sens que la pression ; ou bien, il existe, dans la partie la plus antérieure de l'orbite, une tumeur qui comprime l'œil et fait dévier la prunelle dans le sens opposé à la pression. En outre, il existe les autres symptômes des tumeurs de l'orbite (23), symptômes qui éclairciront tous les doutes que l'on pourrait avoir.

Mesure exacte de la déviation. — Quand un Malade se présente, atteint d'une Loucherie plus ou moins prononcée, il est important de mesurer *exactement* le degré de déviation de l'œil strabique ; nous verrons en effet, en nous occupant du traitement, que les débridements, que l'on opère autour du tendon du muscle rétracté, sont proportionnels à cette déviation. — Dans ce but, on se sert du *strabotomètre* de M. Meyer. Cet utile instrument, que j'ai légèrement modifié, consiste en une tige métallique, bifurquée en forme d'Y; les deux branches sont écartées, de façon à correspondre exactement au centre de chacun des deux yeux. L'extrémité de chaque branche est munie d'une plaque d'ivoire, sur laquelle sont tracées des divisions millimétriques : le zéro est au milieu de la plaque. Enfin, chaque division est percée d'un petit trou, dans lequel on peut piquer un petit bouton noir suspendu à la plaque par un fil : ce bouton sert à indiquer la position de la prunelle de chaque œil.

Soit un individu atteint de loucherie convergente. On lui fait regarder attentivement un objet placé exactement devant lui à 3 mètres de distance. Prenant alors le strabotomètre, on le place au-dessous de ses yeux, de façon que les plaques situées à l'extrémité des branches de l'Y affleurent le bord de la paupière inférieure. On note alors, avec chaque bouton noir, le point précis qui correspond au centre de chaque pupille. Comparant alors la situation des deux boutons, on lit sur les plaques, graduées en millimètres, la différence *exacte* qui existe entre la direction des deux yeux. On voit exactement, par conséquent, de combien il faudra débrider l'insertion du tendon que l'on coupera pour redresser l'œil dévié.

59. TRAITEMENT. — Il varie selon les diverses espèces de Loucherie, selon la cause qui leur a donné naissance.

1° Dans le cas de *Loucherie paralytique*, on s'attaque tout d'abord à la cause première, à la paralysie. Comme elle résulte presque toujours, soit d'une affec-

'on du cérveau, soit de la syphilis arrivée à sa seconde
u troisième période, soit d'un rhumatisme local, on
ura tout d'abord recours à un *traitement médi-
al* (59, *a*) qui s'attaquera à la cause du mal ; puis, on
fera porter au Malade des *lunettes à verres prismatiques* (59, *b*), qui l'empêcheront de voir double et
seront ainsi un palliatif de la diplopie ; on donnera des
orces au muscle paralysé, en le soumettant à une
ymnastique oculaire (59, *c*) ; plus tard, enfin, on aura
ecours à l'*opération (d)* de la strabotomie, pour rendre
complétement aux yeux leur direction normale et
régulière.

2° En cas de *Loucherie spasmodique*, on essayera
d'abord de *lunettes à verres prismatiques (b)* ; on sou-
mettra l'œil dévié à une sorte de *gymnastique (c)*, afin
d'allonger le muscle rétracté et augmenter la tonicité
de son antagoniste ; si ces moyens échouent, on aura
recours à l'*opération (d)*, qui consistera à reculer
le tendon du muscle rétracté afin d'en diminuer la
traction.

3° En cas de *Loucherie mécanique*, c'est-à-dire due
à des adhérences qui maintiennent l'œil fixé dans tel
u tel sens, ou bien à une tumeur qui le comprime et le
refoule dans telle ou telle direction, il faudra : ou bien
détruire ces adhérences, à l'aide du bistouri, ou bien
enlever la tumeur intra-orbitaire (23). Si on ne le peut,
on fera porter au Malade des *lunettes à verres prismatiques (b)* pour l'empêcher de voir double.

a. **Traitement médical.** — Si la paralysie a eu une
invasion brusque ou même seulement rapide, si elle a
été complète dès le début, il y a tout lieu de présumer
qu'elle est due : soit à une congestion cérébrale,
soit à une méningite, soit même à une légère
hémorrhagie cérébrale. — Dans ces cas, on com-

mence par pratiquer une *saignée* assez copieuse, en rapport avec les forces et l'état général du Malade ; puis, on applique sur la tempe voisine de l'œil paralysé deux *sangsues,* que l'on remplace par de nouvelles à mesure qu'elles tombent, et cela pendant trois heures consécutives. Le lendemain et les jours suivants, un *purgatif léger,* afin de déterminer vers les intestins une dérivation permanente. — Au bout de quinze ou vingt jours de ce traitement, qui a pour but de faciliter la résorption du sang, on a recours à une médication locale *excitante :* onctions sur les paupières et les régions voisines, avec une *pommade à la strychnine* (axonge, 10 grammes ; sulfate de strychnine, 10 centigrammes) ; instillation, trois fois par jour, d'un *collyre à la strychnine* (eau distillée, 30 grammes ; sulfate de strychnine, 10 centigrammes) ; alterner les onctions de pommade, après quelques jours, avec un *baume excitant* (huile d'olives , 120 grammes ; ammoniaque, 8 grammes ; baume de Fioraventi, 15 grammes ; strychnine , 30 centigrammes) ; fumigations *d'éther* sulfurique ; etc. — L'*électricité* rend quelquefois de très-grands services ; mais elle est difficile à appliquer. On pose l'un des conducteurs électriques sur le tendon sous-conjonctival du muscle paralysé et l'autre conducteur au niveau de l'échancrure sus-orbitaire , par où passe le nerf sus-orbitaire : le courant s'établit ainsi à travers le muscle paralysé. — Si la paralysie est de nature syphilitique , on prescrit la médication usitée en pareils cas : une *pilule de Dupuytren,* de 1 centigramme, par jour ; une cuillerée à potage, par jour, de *potion iodurée* (eau distillée, 300 grammes ; iodure de potassium, 10 grammes ; sirop d'écorces d'oranges, 30 grammes), etc.

b. **Verres prismatiques ; louchettes.** — 1° *Verres*

prismatiques. — Nous savons que la Loucherie s'accompagne toujours de *diplopie* (63, *e*), c'est-à-dire que toujours le Malade voit doubles les objets qu'il regarde ; cependant, quand la Loucherie existe depuis longtemps, les yeux s'habituent à cette vision double, parce qu'une des deux images, peintes sur la rétine, est beaucoup plus faible et plus pâle que l'autre, et que le cerveau finit par ne plus tenir compte que d'une seule image, de la plus nette ; en outre, le Malade corrige instinctivement cette diplopie, en inclinant la tête de côté pour voir les objets qu'il regarde. — La diplopie cependant est presque toujours un sujet de gêne; on corrige cette gêne, sans toutefois en modifier la cause, par l'usage de *lunettes à verres prismatiques.* J'indique, au chapitre de la Diplopie (63, *e*), tout ce qui est relatif au choix et à l'usage de ces appareils.

On se sert aussi des verres prismatiques comme d'un moyen de *gymnastique oculaire.* On place devant l'œil louche un verre prismatique, le numéro 15, par exemple, qui rapproche exactement l'image de l'œil dévié de celle de l'œil sain et qui les fusionne en une seule. Au bout de quelques jours, on remplace ce numéro 15 par le 14, qui est moins prismatique : l'image est alors un peu déviée et il faut que l'œil malade fasse un certain effort, se redresse un peu, pour corriger cette diplopie. Quand l'œil s'est habitué à se redresser suffisamment, on remplace le numéro 14 par le 13 ; et ainsi de suite, en diminuant lentement a force du prisme.

2° *Louchettes.* — Ce sont des lunettes qui portent, au lieu de verres, deux coquilles percées chacune à leur centre d'un petit trou, qui correspond à la place que doivent occuper les prunelles à l'état normal. En prescrivant ces lunettes, on espère que chacun des deux yeux se mettra exactement en rapport avec chaque petit trou des deux coquilles et qu'ainsi l'œil dévié finira par se redresser; mais, presque toujours, l'œil sain regarde seul à travers le trou de la coquille placé en face de lui, pendant que l'œil dévié ne fait aucun effort pour regarder à travers le trou de sa coquille, pour se redresser; le Malade ne regarde qu'avec un œil, le bon, et non avec les deux yeux. Si on bouche le trou percé en face l'œil sain, l'œil dévié se redresse et regarde à travers son trou; mais l'œil sain se dévie, en sens opposé, de la même quantité que l'œil dévié s'est redressé : on peut aisément le constater.

c. Gymnastique oculaire. — Avant que Taylor eût inventé la strabotomie, divers exercices étaient en usage pour tenter d'obtenir le redressement de l'œil louche ou dévié. On doit les essayer successivement et avec persévérance, avant d'avoir recours à l'opération ; et même quand celle-ci est pratiquée, il faut encore soumettre l'œil opéré à cette gymnastique, afin de rétablir l'harmonie des mouvements avec son congénère.

Saint-Yves fait placer, deux fois par jour et pendant quinze minutes, le Malade devant une glace : chaque œil doit s'efforcer successivement de voir la prunelle de l'autre œil, le droit celle de gauche, le gauche celle de droite.

On place une bougie allumée sur une table ; le Malade se place de profil auprès de cette bougie, de façon à 'avoir à sa gauche, si c'est l'œil gauche qui louche en dedans ou du côté du nez ; il s'efforce alors, pendant dix ou quinze minutes et deux ou trois fois par jour, de regarder cette bougie, ce qui nécessite de la part du muscle droit externe gauche de puissants efforts pour contre-balancer la déviation de la prunelle du côté du nez.

Pâris fait placer le Malade en face d'une fenêtre ; il

lui commande de fermer les yeux pendant quelques secondes; puis, quand il lui dit : *ouvrez*, le Malade doit
ouvrir brusquement et largement les yeux, comme s'il
voulait les projeter hors de l'orbite ; après quelques
secondes, il lui dit : *fermez*, et le Malade les ferme
brusquement ; après quelques secondes, il lui dit : *ouvrez*, etc. Cet exercice, ouvrez et fermez, doit durer
progressivement pendant 5, 10, 15 minutes, et cela deux
ou trois fois par jour. Ensuite, on lui fait regarder en
face, puis de côté, la tête restant toujours immobile :
ouvrez *fixe*, fermez ; ouvrez *droite*, fermez ; ouvrez
gauche, fermez ; ouvrez *fixe*, fermez, etc. Ce second
exercice doit durer 5, 10 ou 15 minutes et être répété
deux ou trois fois par jour.

d. **Traitement chirurgical.** — Quand la Loucherie
existe depuis longtemps ; quand elle a résisté à un traitement médical rationnel, dirigé contre la cause qui l'a
occasionnée ; quand les exercices gymnastiques n'ont
produit aucun résultat satisfaisant ; quand le Malade,
enfin, ne veut pas se contenter de lunettes à verres prismatiques et qu'il désire faire disparaître la difformité
qui imprime à ses regards et à sa physionomie un aspect disgracieux.... ; dans ce cas, dis-je, on doit pratiquer une opération, la *strabotomie*, qui détruit l'infir-
mité et qui restitue aux yeux leur harmonie habituelle.
1° *Principes de l'opération.* — Dans le cas de *Loucherie spasmodique*, l'opération a pour but de couper le
tendon du muscle contracturé, le plus près possible de
son attache à la sclérotique, et de *reculer* son insertion
nouvelle, proportionnellement à la déviation qu'il impri-
mait à la prunelle. En reculant ainsi l'insertion du muscle contracturé, on *diminue son action* sur le globe oculaire et l'on augmente d'autant le pouvoir du muscle antagoniste ; en reculant cette insertion d'une quantité

proportionnelle à l'écart entre les deux axes optiques; on rétablit ainsi l'harmonie dans la direction des deux yeux.

Dans le cas de *Loucherie paralytique*, nous avons vu (57, *a*) que lorsqu'un des muscles de l'œil est paralysé, l'œil est entraîné en sens opposé par le muscle antagoniste. Le globe oculaire est en effet comme soutenu dans la cavité orbitaire par des espèces de cordes élastiques légèrement tendues : ce sont les quatre muscles droits et les deux obliques, doués d'une certaine tonicité. Or, si l'une de ces cordes élastiques perd de sa contractilité, si l'un des muscles perd de sa tonicité et devient flasque et inerte, la corde élastique située en sens opposé, c'est-à-dire le muscle antagoniste, tirera à lui le globe oculaire, et cela en vertu de sa tension, de sa contractilité, de sa tonicité;... et l'œil, ou la prunelle, sera dévié de son côté. — Mais, au bout d'un certain temps, ce muscle antagoniste, dont la tonicité et la traction ne sont plus contre-balancées par le muscle paralysé, subira une modification dans sa structure : il se rétractera, il se raccourcira, et maintiendra ainsi de plus en plus l'œil fixe et immobile dans sa situation nouvelle. — Or l'opération consiste, dans ce cas, à détacher le tendon du muscle ainsi rétracté et raccourci et à en *reculer* l'insertion ou les attaches au globe oculaire : on diminuera ainsi la traction qu'il exerce sur ce globe et, par conséquent, la déviation qu'il imprime à la prunelle ; le muscle paralysé, n'ayant plus à lutter contre un antagoniste trop fort, pourra être soumis à une sorte de gymnastique orthopédique (*c*) qui lui donnera insensiblement des forces et lui permettra de ramener la prunelle de son côté.

Mais il existe quelquefois des cas, très-rares d'ailleurs, où l'on a seulement affaire à une paralysie d'un des muscles de l'œil, sans que l'antagoniste de ce muscle se soit rétracté ou raccourci ; l'œil a seulement subi une perte de mobilité de 3 à 6 millimètres et le Malade se plaint beaucoup de voir les objets doubles, c'est-à-dire de diplopie. Dans ce cas, on modifie l'opération : au lieu de diminuer la puissance du muscle antagoniste, qui n'en a réellement pas trop, et de reculer le point d'attache de son tendon...., *on augmente* la puissance du muscle paralysé *en avançant* le point d'attache de son tendon : un muscle, en effet, est d'autant plus puissant que son point d'insertion est plus près du fardeau qu'il doit faire mouvoir.

Dans le cas de *Loucherie mécanique*, c'est-à-dire due à des adhérences qui maintiennent l'œil fixé dans tel ou tel sens, ou bien à des tumeurs qui le compriment et le refoulent à droite ou à gauche, ce n'est pas évidemment l'opération de la strabotomie qu'il faudra pratiquer : ou bien, on détruira les adhérences qui unissent le globe oculaire aux parties voisines et qui l'empêchent de se mouvoir librement en tous sens ; ou bien, si c'est possible, on enlèvera la tumeur orbitaire (23) qui comprime l'œil et le dévie.

2° *Règles à suivre*. — L'opération a pour effet de reculer plus ou moins l'insertion ou l'attache à la sclérotique, du tendon du muscle contracturé. Ce recul a évidemment le même résultat qu'aurait l'allongement de ce muscle : on diminue ainsi la puissance ou plutôt l'étendue des mouvements auxquels il donne naissance et cela tout en conservant sa longueur. — Ce résultat s'obtient en sectionnant le tendon du muscle *le plus près possible* de son insertion à la sclérotique ; le muscle subit alors en arrière un retrait modéré et contracte de nouvelles insertions, ou une nouvelle soudure, avec la sclérotique. — L'insertion se fera sur un point d'autant plus reculé, que l'on aura séparé davantage le muscle de ses adhérences cellulaires avec la sclérotique, transformée ainsi en une surface avivée, et que l'on aura incisé plus largement la capsule de Ténon.

L'effet du recul d'une insertion tendineuse est de diminuer la mobilité première d'une étendue circonférentielle égale à l'arc qui mesure ce déplacement. — Pour utiliser cette donnée et la mettre en pratique, il faut d'abord mesurer *exactement* la déviation qui existe entre les axes optiques des deux yeux ; puis, il faut pouvoir mesurer le recul que l'on fait subir au tendon du muscle que l'on coupe. — On mesure exactement la déviation de l'œil louche, au moyen du *strabotomètre* de M. Meyer, dont j'ai décrit ailleurs le but et l'emploi (58). On mesure le recul que l'on veut faire subir au tendon, en suivant les règles suivantes, formulées par de Græfe : la section *simple* du tendon, ras son insertion à la sclérotique, donne un effet moyen de une ligne et demie à 2 lignes ; on obtient 2 lignes à 2 lignes et demie, en ouvrant plus largement le tissu cellulaire, en découvrant complétement le tendon et passant sous lui un crochet plus gros ; on obtient 3 à 4 lignes, en incisant la conjonctive transversalement et en faisant regarder du côté opposé quelques heures après l'opération ; on obtient de 4 à 5 lignes en pratiquant deux opérations successives, analogues aux précédentes, à un intervalle de quatre ou six semaines ; on coupe, la seconde fois, l'insertion nouvelle et les brides celluleuses (Mackensie).

On n'opérera pas un œil louche, quand il est atteint : soit de taies de la cornée, ou de dépôts fibrineux intra-pupillaires, qui pourraient s'opposer au passage des rayons lumineux ; soit de Cataracte, ou de Glaucome, ou d'Amaurose.

Il ne faut pas non plus opérer les enfants avant l'âge de 6 à 8 ans, parce qu'il est nécessaire qu'ils aient assez de raison pour comprendre ce qu'ils doivent faire pendant et après l'opération. L'âge avancé n'offre aucun inconvénient, car Diffenbach, le vulgarisateur de la strabotomie, opérait et guérissait des Malades âgés de 60 ans, atteints de Loucherie depuis leur naissance.

3° *Opération*. — Supposons que l'on opère le muscle droit interne de l'œil gauche, Le Malade étant assis sur une chaise basse, la tête appuyée sur la poitrine d'un aide, — ou bien, si c'est un jeune enfant, étant solidement attaché sur une planche et couché sur un lit, afin de prévenir ses mouvements désordonnés, — on commence par masquer l'œil sain avec un bandeau. L'Aide écarte largement les paupières de l'œil dévié. Le Chirurgien implante une petite érigne dans la sclérotique, à 2 millimètres de la cornée, et attire l'œil transversalement du côté temporal ; l'Aide maintient, avec cette érigne, l'œil immobile dans cette position. Le Chirurgien saisit un repli de la conjonctive scléroticale et il pratique une petite section verticale, une boutonnière, dans cette mince membrane qui recouvre comme une doublure le globe de l'œil (4, *e*). Il met ainsi à nu, par cette boutonnière pratiquée à la conjonctive, le tendon par lequel le muscle droit interne s'attache à la sclérotique (6, *d*) à 4 millimètres de la cornée ; il passe alors sous ce tendon un petit crochet qui le soulève et l'écarte du globe oculaire, et il le coupe au niveau de son attache. Cela fait, il retire le crochet, ferme les paupières du Malade et lui accorde quelques instants de repos. Il les lui fait de nouveau ouvrir, et l'engage à porter l'œil dans le sens opposé à la déviation : si la prunelle n'arrive pas d'elle-même au milieu et même au-delà de la fente des paupières, il repasse le crochet sous le tendon du muscle opéré et il divise les brides qui gênent les mouvements de l'œil. — Telle est l'opération pour *reculer* l'attache du tendon ; pour l'*avancer*, il suffit, quand on en est arrivé à ce point de l'opération, de passer un fil à travers le tendon, d'exercer une traction suffisante sur le muscle et de le maintenir appliqué 48 heures contre le point indiqué de la sclérotique.

4° *Soins consécutifs.* — L'opération finie, on applique sur l'œil des compresses imbibées d'eau fraîche, compresses que l'on renouvelle tous les quarts d'heure pendant 48 heures consécutives : cette précaution est de toute nécessité, car si on laissait les compresses s'échauffer, il surviendrait de l'inflammation et le résultat de l'opération en serait compromis. En outre, on appliquera, trois fois par jour, des sinapismes aux mollets et à la partie interne des cuisses ; tous les matins on fera prendre un verre d'Eau de Pullna. Le Malade ne prendra, pendant 48 heures, que trois potages par jour ; il restera couché, la tête élevée et reposant sur des oreillers de crin, comme les opérés de Cataracte (52) ; comme eux, il devra rester *immobile*, et ne pas remuer la tête ; il ne portera pas les mains à ses yeux, et même, pour prévenir ces attouchements, on fera bien, surtout si c'est un enfant, de les lui lier avec un mouchoir. Il n'est pas nécessaire que la chambre où est couché le Malade soit dans l'obscurité ; mais on évitera avec un très-grand soin tout courant d'air et, pour cela, on n'ouvrira les fenêtres sous aucun prétexte : l'œil étant constamment humide, il en ressentirait facilement de funestes effets.

5° *Résultats de l'opération.* — Dire que l'opération réussit toujours, ce serait de l'exagération : huit fois sur dix environ, on obtient un résultat satisfaisant. J'entends par là que l'œil dévié a repris sa position normale et qu'il regarde dans le même sens que l'œil sain, surtout quand les regards sont dirigés de face ; mais, sur ces huit dixièmes de résultats que je dis être satisfaisants, il s'en trouvera trois ou quatre qu'il n'y aura pas une concordance *absolue* dans la direction des yeux, surtout quand ils se porteront dans tel ou tel sens. Il n'en est pas moins positif que, huit fois sur dix, on obtiendra une très-notable amélioration, si ce n'est une guérison complète ou presque complète.

MALADIES DE LA VUE

60. MYOPIE (vue courte). — C'est un trouble fonctionnel des yeux, consistant en ce que les objets ne peuvent être vus nettement qu'à une petite distance et en deçà des limites de la vue normale : ainsi, par exemple, un Myope qui lit un journal le tiendra à 20, ou 15, ou même 10 centimètres de ses yeux, au lieu de 30 ou 33 centimètres comme le font ceux qui ont une vue normale.

a. **Causes.** — Il y a deux espèces de causes : les unes *anatomiques*, qui dépendent de changements survenus dans la disposition anatomique de l'œil; les autres *physiologiques*, qui ont déterminé ces modifications. Je vais d'abord examiner les causes anatomiques, malgré qu'elles surviennent plus tard, parce que l'on comprendra mieux comment agissent celles-ci.

1° Causes anatomiques. — Les yeux des Myopes offrent quatre modifications, plus ou moins prononcées, dans leurs dispositions anatomiques (*fig.* 30).

Convexité trop grande de la cornée. — Nous avons vu (15) que les rayons lumineux qui pénètrent dans nos yeux subissent, en traversant la cornée (L, *fig.* 3), une réfraction très-prononcée qui les rapproche du centre du cristallin ; or, comme la cornée est un ménisque convergent (*fig*. 15, C), bi-convexe, et que plus une lentille est convexe, plus elle est convergente (10, *c*), une cornée trop convexe fera trop converger les rayons lumineux et ils formeront leur foyer, c'est-à-dire l'image de l'objet d'où ils partent, *en avant* de la rétine (*fig*. 30).

Excès de convexité du cristallin. — Le cristallin (U, *fig*. 3) est une lentille vivante, bi-convexe (*fig*. 15, A), chargée de faire converger les rayons lumineux, afin qu'ils puissent peindre l'image des objets sur le très-petit écran que représente la rétine ; or, à la suite d'une accommodation forcée et longtemps continuée, accommodation nécessitée par un travail minutieux, il peut se produire une augmentation permanente dans les courbures du cristallin qui devient ainsi plus convergent ; le cristallin, à force d'avoir été rendu plus convexe par les contractions circulaires du ligament ciliaire (4, *c*), a fini par devenir trop convexe : il fera dès lors trop converger les rayons, et l'image se formera encore *en avant* de la rétine.

Allongement du globe de l'œil (*fig*. 30), déterminé par l'habitude de travailler sur de petits objets, de lire et d'écrire longtemps de suite et, par conséquent, de fixer attentivement les caractères relativement petits d'un livre ou de son écriture. Nous avons vu, en effet (10. *b*), que plus un objet est rapproché en avant d'une lentille, plus il forme loin son image en arrière de cette lentille ; il faut donc, quand nous lisons ou que nous regardons attentivement de petits objets, que notre œil s'allonge comme une lorgnette pour que l'image, reculée en arrière, se dessine nettement *sur* notre rétine. Or, c'est cette habitude, longtemps continuée, qui finit par rendre l'œil trop allongé : dans ce cas, l'image des objets situés à une distance de 30 à

35 centimètres se forme alors *en avant* de la rétine, et il faut que le Myope rapproche l'objet de ses yeux, c'est-à-dire de la lentille cristalline, pour que l'image de cet objet recule dans son œil et aille se dessiner nettement sur sa rétine qui s'est éloignée.

2° *Causes physiologiques.* — Toute habitation où règne une certaine obscurité habituelle est une cause très-fréquente de Myopie, surtout si les personnes qui les habitent sont forcées d'y lire, d'y écrire, ou d'y travailler sur de menus objets demandant une grande attention et une grande fixité du regard.

L'usage des loupes, des appareils d'optique, favorise puissamment le développement de la Myopie : aussi les graveurs, les horlogers, les dessinateurs d'étoffes, etc., deviennent-ils myopes. Cela tient à l'inertie à laquelle ces instruments d'optique condamnent la pupille, en disséminant les rayons lumineux : ces rayons nécessitent et déterminent moins de contraction pupillaire et rendent ainsi l'iris paresseux.

Sont aussi causes de Myopie toutes les professions où l'on travaille sur des objets peu éclairés, ou sur des objets très-fins, surtout quand ce travail nécessite une très-grande fixité du regard. Aussi, la Myopie est-elle beaucoup plus fréquente dans les rangs élevés de la société, que parmi les classes pauvres, parce que les enfants et les jeunes gens appartenant aux classes riches, ou seulement aisées, fatiguent généralement leurs yeux par le travail scolaire auquel les oblige leur future position sociale. Ce système actuel d'éducation, auquel sont soumis ces jeunes gens ; cette nécessité impérieuse d'apprendre vite, et tant bien que mal, une foule de connaissances exigées par les divers examens de nos Facultés et de nos Écoles ; cette éducation hâtive et en serre-chaude, dis-je, que je n'apprécie d'ailleurs qu'au point de vue de ma spécialité, est certainement la cause la plus fréquente de la Myopie. Aussi, voit-on une grande quantité de jeunes hommes qui ont travaillé et qui, par conséquent, ont fatigué leur vue, qui ont traversé plus ou moins brillamment nos Colléges, nos Facultés des lettres ou des sciences, nos Écoles spéciales, être atteints de Myopie et porter des lunettes ; on ne voit pas semblable chose dans les campagnes et dans la classe ouvrière.

Sous l'influence des causes anatomiques et physiologiques précédemment étudiées, les yeux se sont modifiés plus ou moins dans leur conformation générale et offrent une disposition nouvelle qui est la cause réelle des troubles fonctionnels de la vue, auxquels on donne le nom de Myopie. — Cette modification consiste en ce que le globe oculaire, au lieu de rester sphérique comme un verre de lampe, *s'est allongé* (*fig.* 30) dans le sens des deux ouvertures ; la cornée est *plus convexe* qu'à l'état normal ; le cristallin, par suite des contractions fréquemment répétées du ligament ciliaire, offre aussi une *courbure plus prononcée*. Mais le trait caractéristique est la saillie que forme en arrière la totalité de l'hémisphère postérieur du globe oculaire : toute la moitié postérieure de l'œil est devenue plus profonde, de sorte qu'il existe un intervalle plus grand qu'à l'état normal entre la face postérieure du cristallin et la papille du nerf optique qui se dessine à la surface de la rétine. En d'autres termes et au point de vue de l'Optique, l'écran, ou la plaque de verre sensibilisée de l'appareil photographique (*fig.* 28), s'est éloigné de l'objectif ou de la lentille LL′ ; l'écran, ou la rétine, ne se trouve donc plus *au point*.

b. **Symptômes.** — La Myopie existe à divers degrés : au début, on distingue de moins en moins nettement

les objets éloignés, mais on voit très-bien sans lunettes les objets très-rapprochés ; plus tard, on voit
confusément les objets éloignés et l'on ne peut lire,
sans lunettes, un livre placé à 30 ou 35 centimètres
(11 à 12 pouces : en Optique, on se sert encore de ces
anciennes mesures ; le pouce vaut 27 millimètres) ;
mais on le lit très-facilement et sans lunettes à 18 à
20 centimètres ; enfin on finit par ne plus pouvoir lire
qu'à 5 pouces et même à 3 pouces, c'est-à-dire tellement près qu'on ne peut lire qu'avec un seul œil.

Les yeux des Myopes sont assez souvent un peu
proéminents et leur cornée offre une convexité exagérée : la chambre antérieure de l'œil est plus profonde ;
la pupille est généralement dilatée ; le globe de l'œil
est résistant. — Les Myopes amènent les objets qu'ils
veulent voir à la distance de 12, 10, 8, 6, 4 pouces de
leurs yeux, selon le degré du mal ; ils voient plus ou
moins confusément les objets très-nettement visibles
pour des yeux ordinaires ; ainsi, ils ne peuvent voir
nettement la physionomie des acteurs sur la scène, ni
distinguer tout aussitôt les personnes de connaissance
en entrant dans un salon, ni voir les sujets des petites
gravures, ni lire les noms des rues. Quand ils causent avec
une personne, ils ne la regardent généralement pas,
parce qu'ils ne peuvent distinguer les mouvements de la
physionomie, mais ils l'écoutent attentivement. Quand
ils lisent, ils tiennent leur livre ou leur journal obliquement, afin que la page soit mieux éclairée. Quand ils
veulent voir un objet éloigné, ils ferment presque complétement leurs paupières, et leur pupille se resserre, afin
de ne laisser pénétrer dans leurs yeux que les rayons
qui traverseront le *centre* de la cornée et du cristallin,
c'est-à-dire la portion la moins réfringente de ces lentilles oculaires. Ils voient mieux à une lumière un peu
vive qu'à une lumière faible, parce que la vive lumière

fait resserrer leur pupille et que les rayons lumineux sont alors forcés de passer par le centre de la cornée et du cristallin, où ils se réfractent très-peu puisqu'ils passent tout près de l'axe optique de l'œil. Les Myopes ont une écriture petite et fine ; ils préfèrent lire des livres imprimés en petits caractères, parce qu'*ils rapprochent* beaucoup le livre de leurs yeux et que l'image de ces caractères *s'éloigne* dans le fond de leur œil et tombe ainsi sur la rétine qui s'est elle-même éloignée.

Les Myopes voient plus nettement les objets, lorsqu'ils les regardent à travers un diaphragme quelconque, soit une carte de visite percée d'un trou avec une grosse épingle, soit un tube sans verre, soit le poing fermé de façon à laisser au milieu une petite ouverture, etc. C'est d'ailleurs pour créer à leurs yeux un diaphragme, que les Myopes *clignent* habituellement, surtout quand ils regardent au loin: en rapprochant ainsi leurs paupières l'une de l'autre, en ne laissant pénétrer les rayons lumineux qu'à travers une fente étroite, ils constituent pour leurs yeux une petite ouverture analogue à celle de la carte percée.—Dans tous ces cas, voici ce qui se passe. Nous savons (60, *a*) que, chez les Myopes, il y a excès de convexité de la cornée et du cristallin ; nous savons (10, *c*) que plus une lentille est convexe, plus elle est forte, plus aussi elle fait converger les rayons lumineux ; enfin, nous savons (9, *b*) que tous les rayons lumineux qui passent au centre des lentilles, aussi bien qu'au centre optique du cristallin (15), les traversent *sans se dévier* de leur direction primitive, et que plus les rayons passent près des bords de la lentille plus ils se dévient, plus ils convergent. Or, en regardant à travers une carte percée d'un trou, ou bien en clignant ou en fermant à moitié les paupières, il n'arrive plus au fond de l'œil, sur la rétine, que des rayons lumineux qui ont presque passé par *le centre* de la cornée et du cristallin, et qui, par conséquent, *se sont très-peu déviés :* ces rayons ont échappé ainsi à l'excès de convexité de ces deux membranes et, au lieu de former leur foyer *en avant* de la rétine, ils vont le former *sur* cette membrane.

Les Myopes voient confusément les objets éloignés, parce que l'image, se formant alors à une certaine distance *en avant de la rétine* (19 et *fig*.30), chaque point de l'image y forme des points de diffusion, c'est-à-dire s'étale sur elle, comme le ferait une tache d'encre sur du papier buvard : elle constitue ainsi une image confuse, brouillée ; plus l'image se formera loin de la rétine, plus l'image sera troublée et confuse.

Quand la Myopie devient un peu forte et que la limite extrême de la vue distincte est alors de 6 à 8 pouces, le Myope peut encore regarder fixement et lire ou écrire à cette distance avec ses deux yeux : mais ses yeux se fatiguent vite et ne peuvent regarder longtemps et attentivement, car les efforts d'accommodation déterminent promptement une grande gène oculaire ; il arrive même souvent que l'œil le plus fort continue seul à lire, à fixer attentivement la page que l'on écrit, pendant que l'autre se repose. — Quand la limite extrême de la vue distincte arrive à 4 ou 6 pouces, la vue binoculaire, ou avec les deux yeux à la fois, est alors presque impossible : le Myope prend alors l'habitude de ne se servir que d'un seul œil et sa tête s'incline, en lisant ou en fixant un objet, du côté de cet œil ; l'œil inactif s'affaiblit dès lors de plus en plus et perd, dans l'inaction, le peu de qualités visuelles qui lui restaient.

La Myopie paraît, en général, s'améliorer avec l'âge : cela s'explique aisément. Le cristallin, par suite des progrès de l'âge, devient de plus en plus dense ; par la même raison, le ligament ciliaire perd de sa tonicité et de sa puissance constrictive ; l'appareil lenticulaire, que représente le cristallin, devient moins convexe et, par cela même, moins convergent ; en outre, la cornée a une tendance, avec l'âge, à s'aplatir par suite de la diminution de l'humeur aqueuse et de l'humeur vitrée et par la moindre tonicité du globe oculaire. Cela a lieu assez souvent pour la Myopie faible : mais la Myopie forte, loin de s'améliorer et même de rester stationnaire, suit en général une marche envahissante, et il se forme une *Scléro-choroïdite* (38) ; la rétine se distend, s'amincit au niveau de cette dilatation et perd de sa sensibilité ; l'humeur vitrée, dont la nutrition dépend de la choroïde, devient trouble et prend une teinte glauque.

c. **Myopie asthénopique.** — La Myopie se complique assez souvent d'Asthénopie (62) et constitue ainsi une variété très-importante à bien connaître, car elle s'observe fréquemment. Elle survient surtout chez les Myopes dont la vue a été beaucoup fatiguée par un travail assidu et par un rapprochement excessif des objets, surtout lorsque le travail a eu lieu à la lumière d'une lampe ou du gaz.

Le Malade constate que sa vue se raccourcit insensiblement ; qu'il doit se pencher davantage pour écrire, ou pour travailler, ou bien rapprocher davantage des yeux son livre ou son journal. Il ne peut plus se livrer à un travail de longue durée, sans éprouver une fatigue des yeux, sans y ressentir des picotements et quelquefois un sentiment de pression intérieure, accompagnés d'un léger larmoiement. La vue n'a plus la même netteté, ni de près ni de loin. Pendant le travail, le Malade voit quelquefois comme un brouillard s'étendre entre ses yeux et les objets qu'il regarde : il est forcé de s'interrompre de temps en temps, pour laisser sa vue se reposer et revenir à son état normal : ce qu'il obtient d'autant plus difficilement, que l'affection est plus ancienne et que les symptômes sont plus prononcés. Il ne distingue plus les gros objets, ni d'aussi loin, ni avec la même netteté ; quand il fixe quelque temps ces gros objets éloignés, il éprouve dans les yeux une fatigue plus ou moins prononcée et qui survient plus ou moins vite.

A force de trop rapprocher les objets de ses yeux et, par conséquent, d'ajuster ces organes à de très-petites distances ; à force de se servir de verres de plus en plus forts, on augmente la Myopie de plus en plus et l'on finit par donner naissance à une congestion plus ou moins prononcée de la choroïde et de la rétine. — Un des effets les plus fréquents de cette congestion chez les Myopes est l'apparition de *mouches* dans le champ de la vision : ces mouches, dont je décris ailleurs (63, *d*) la nature et les formes, se montrent surtout à la suite d'un travail assidu et longtemps prolongé, à la lumière d'une lampe ou du gaz, ainsi que lorsqu'ils se servent de verres trop forts et qu'ils les conservent en tout temps devant les yeux, pour travailler et pour voir de loin.

Si les mêmes causes continuent à agir ; si l'on continue à se livrer à un travail trop assidu et trop prolongé, surtout pendant la soirée et la nuit ; si l'on porte des verres trop puissants et qu'on les conserve pour travailler ; les yeux continuent aussi à s'affaiblir, l'irritation oculaire augmente, et il apparaît alors divers troubles de la vue qui dénotent une altération de la choroïde et de la rétine : tantôt c'est une difficulté plus ou moins prononcée à supporter un jour un peu vif, ou l'éclat des lumières d'un bal ou d'un théâtre ; tantôt c'est une persistance des images sur la rétine, de sorte que le Malade croit voir encore un objet pendant quelques secondes, alors qu'il ne le regarde plus ; tantôt les objets sont confus, leurs contours sont moins nets, et cela malgré qu'on les regarde attentivement, même à une faible distance : cette confusion est quelquefois si prononcée, que le Malade ne peut presque plus lire, écrire, travailler, malgré le secours de ses lunettes ; tantôt c'est une sensation de picotements dans l'intérieur de l'œil, ou bien des élancements, ou bien un sentiment de tension intérieure, sensations diverses qui s'accompagnent très-souvent de larmoiement ; tantôt, enfin, ce sont des lueurs subites, des étincelles, des gerbes lumineuses, qui se produisent dans l'intérieur de l'œil et qui apparaissent surtout quand on s'est un peu plus fatigué les yeux que de coutume (Sichel).

d. **Diagnostic.** — Il est assez facile de reconnaître la Myopie : il suffit que le Malade soit obligé de rapprocher son livre à 20, 15, 10 centimètres quand il veut lire, et qu'il cesse de voir les lettres au delà de 20 à 25 centimètres. Les verres concaves éclairent encore ce premier signe différentiel : en plaçant devant les yeux du Malade des verres concaves n° 20 par exemple, il verra les lettres du livre plus nettement, tandis que s'il n'était pas myope, il les verrait plus confusément encore.

Mais, ce premier fait une fois établi, il faut rechercher à quelle cause est due la Myopie. Si elle est due à une trop grande réfringence des milieux transparents de l'œil (cornée, humeur aqueuse, cristallin, humeur vitrée), la vue des petits objets sera nette, même dans un demi-jour, et, au moyen de la *carte percée*, les objets éloignés seront vus distinctement ; si elle est consécutive à une Scléro-choroïde (38), on constatera par l'ophthalmoscope les lésions caractéristiques de cet allongement du globe de l'œil et la vue des objets éloignés, à travers la carte percée, sera moins nette ; enfin, si elle dépend d'une Amaurose commençante, ce qui est beaucoup plus rare, elle s'accompagnera des autres symptômes qui caractérisent cette affection (65).

On distinguera l'Amblyopie (64) de la Myopie aux signes différentiels que voici : un Amblyopique, comme un Myope, rapproche beaucoup les petits objets de ses yeux, mais c'est pour produire sur sa rétine de plus grosses images qu'il verra plus facilement ; les lunettes à verres concaves, loin d'améliorer sa vue comme pour le Myope, n'y jettent que de la confusion, parce que ces verres diminuent la grandeur des images ou font voir les objets plus petits. Si un Amblyopique voit nettement à 6 pouces le caractère 4 de Jæger, il voit aussi nettement à 12 pouces le caractère 8 : il n'en sera pas de même du Myope.

Si la Myopie s'accompagne d'Amblyopie, ainsi que cela se voit si souvent, les verres concaves seront insuffisants pour corriger le trouble de la vue : ainsi le caractère 20 de Jæger, qui est lu à 20 pieds de distance par un œil normal, ne pourra pas, même avec le verre concave le plus convenable à la vue du Myope, être lu à cette distance ; il ne sera lu qu'à 15 pieds, par exemple, et toute la différence entre 15 et 20 pieds est à la charge de l'Amblyopie. Il existera en outre les autres symptômes qui caractérisent cette affection (64).

e. **Traitement.** — Malgré de nombreuses tentatives et de fallacieuses promesses de guérison, le véritable traitement de la Myopie simple, ou non compliquée, consiste exclusivement dans le choix judicieux et dans l'usage intelligent de bonnes *lunettes à verres bi-concaves* (73, *b*). Je renvoie le lecteur, pour tous les détails nécessaires, au chapitre des Lunettes où j'ai traité avec soin cette importante question, et aux Conseils pour l'emploi des lunettes (74). Si la Myopie, ainsi que cela arrive assez souvent, se complique d'Asthénopie, c'est-à-dire de fatigue de la vue, on aura recours aux divers moyens que j'ai indiqués (62) pour le traitement de cette affection.

61. PRESBYTIE. — C'est un trouble fonctionnel des yeux, consistant en ce que les objets ne peuvent être vus distinctement qu'à une certaine distance et au delà des limites de la vue normale : ainsi, par exemple, un Presbyte qui lit un journal le tiendra à 40, 45 et même 50 centimètres de ses yeux, au lieu de le tenir à 30 ou 33 centimètres (11 à 12 pouces), comme le font ceux qui ont une vue normale. La Presbytie est donc le contraire de la Myopie.

a. **Causes.** — Les *progrès de l'âge* sont la cause principale de la Presbytie : le point le plus rapproché de la vision distincte (19) s'éloigne de plus en plus et d'une manière progressive, à mesure que l'on avance en âge. — Il y a plusieurs raisons de cette difficulté à voir de près qu'éprouvent la plupart des personnes âgées :

1° La *cornée* (4, *b;* L, *fig.* 3) s'aplatit à mesure que l'on avance en âge, par suite de la diminution de l'*humeur aqueuse* qui remplit les chambres de l'œil (4, *h*) et de l'*humeur vitrée* qui remplit la cavité de l'œil : de cette double diminution résulte une tonicité et une fermeté moindres du globe oculaire, un brillant de l'œil moins prononcé et une convexité moindre de la cornée. Or, nous savons (10, *c*) que moins une lentille est convexe ou bombée, moins elle est convergente, puisque sa forme se rapproche davantage de celle d'un corps transparent à surface plane. Par conséquent, l'image se formera plus *en arrière*.

2° Le *cristallin* devient, avec l'âge, de plus en plus dense (4, *g*) ou consistant : le ligament ciliaire (4, *c*), qui exerce sur le cristallin une constriction ou resserrement circulaire qui a pour but de le faire renfler, de le rendre plus ou moins convexe ou bombé afin de le rendre plus ou moins convergent et *accommoder* (18, a) ainsi l'œil aux diverses distances,......... ce ligament, dis-je, perd aussi avec l'âge de sa puissance. Il en résulte une *diminution de puissance* de la part de ce ligament et une *augmentation de résistance* de la part du cristallin devenu plus dense ; la force de constriction du ligament s'affaiblit, à mesure que la consistance du cristallin augmente. Il en résulte que le cristallin n'offrira plus une courbure, ou une convexité, suffisante pour que le Presbyte puisse voir nettement et distinctement les menus objets ou les lettres de ce livre à une distance normale de onze pouces, parce que l'image de ces lettres se formera à une distance plus grande du cristallin qu'à l'état normal (*fig.* 31).

3° Le globe oculaire *s'aplatit*, avec l'âge, d'avant en arrière : au lieu de constituer un globe régulier comme une orange (*fig.* 29), il revêt peu à peu la forme d'un oignon, ainsi que le représente la figure 31. Il en résulte un raccourcissement plus ou moins prononcé du diamètre antéro-postérieur du globe oculaire : la rétine, par conséquent, se trouve plus rapprochée de la face postérieure du cristallin qu'à l'état normal ; la plaque sensitive de l'appareil photographique oculaire (*fig.* 28) se trouve donc trop rapprochée de l'objectif : aussi existe-t-il sur la rétine, ou plaque sensitive, des cercles de diffusion (*fig.* 31), puisque l'image se forme *en arrière* de cette membrane au point F.

4° Enfin la rétine, ou membrane sentante, perd avec l'âge de sa sensibilité, absolument comme la plaque sensibilisée de l'appareil photographique s'altère avec le temps. Il en résulte que non-seulement l'image est peinte sur cette membrane d'une façon plus ou moins confuse, parce que l'appareil n'est pas au point, mais l'image *vient* mal, parce que la plaque est moins bonne.

b. **Symptômes.** — C'est en général entre quarante et cinquante ans, quelquefois plus tard ou quelquefois plus tôt, que les Presbytes commencent à s'apercevoir qu'ils distinguent moins nettement les objets rapprochés. Ils commencent par ne plus aimer à lire les livres imprimés en petits caractères, livres que recherchent au contraire les Myopes et les jeunes gens ; ils omettent volontiers de lire les notes ou renvois au bas des pages, qui sont imprimés en caractères plus fins ; le soir, ils cessent plus tôt qu'autrefois leur lecture ou leurs écritures. S'ils font un peu attention, ils remarquent que le livre, pour pouvoir être lu facilement, a besoin d'être un peu plus éloigné des yeux et que, pour lire, ils ont besoin d'un jour plus vif, d'y voir plus clair. Tels sont, en général, les débuts de cette altération de la vue.

Les Presbytes voient très-nettement et sans fatigue les objets éloignés ; ils voient beaucoup moins bien les objets petits et rapprochés : aussi, leur vue se fatigue-t-elle facilement lorsqu'ils sont forcés de les fixer longtemps et attentivement. Mais s'ils regardent ces objets avec des lunettes munies de verres bi-convexes convenables, ils les voient *plus nettement* sans les trouver sensiblement grossis et sans avoir besoin de les tenir aussi éloignés de leurs yeux, que s'ils n'avaient pas leurs lunettes : une personne ayant une vue normale et essayant de voir ces mêmes objets avec ces mêmes lunettes les verrait plus ou moins grossis et ne pourrait les regarder attentivement pendant quelque temps, sans éprouver dans ses yeux une certaine fatigue.

Les Presbytes, avec des lunettes convenables, se fatiguent beaucoup moins à lire, à écrire ou à travailler, que s'ils n'avaient pas leurs lunettes. Mais s'ils veulent, avec ces mêmes lunettes qui leur permettent de voir nettement les objets rapprochés, regarder des objets très-éloignés, ils les voient plus ou moins troubles, plus petits, et moins nettement qu'avec leurs yeux. — Plus les verres des lunettes sont forts, sont bombés, plus ces deux effets différents sont notables.

S'ils lisent le soir, ils placent la bougie entre leurs yeux et le livre qu'ils tiennent très-éloigné ; à l'inverse des Myopes, ils recherchent les livres imprimés en gros caractères ; ils aiment à se vanter de leur longue vue, en lisant l'heure aux horloges de loin, en reconnaissant une personne à deux ou trois cents mètres. — Lorsqu'ils essayent d'examiner un objet très-rapproché, les contours en paraissent obscurs et il leur semble qu'ils l'aperçoivent à travers un brouillard ; les lettres d'un livre, l'écriture, ne sont pas vues nettement et leur paraissent brouillées ; s'ils persévèrent à lire quelque temps, ils ressentent promptement de la fatigue dans les yeux. — Ils distinguent les objets éloignés comme auparavant : ils peuvent lire les noms des rues, voir l'heure aux horloges des églises ou des monuments publics, alors qu'ils ne peuvent pas lire sans lunettes leur journal, ni distinguer l'heure à leur montre qu'ils tiennent à la main. S'ils lisent un livre, ils l'écartent de leurs yeux à une distance plus grande que celle de la portée de la vue ordinaire, et souvent portent la tête en arrière. Ils sont avides de lumière et recherchent les endroits très-éclairés, parce qu'ils ne voient bien qu'à une vive lumière, tandis que les Myopes peuvent, à la rigueur, voir à une faible lumière. — A mesure que l'âge avance, le mal augmente, de sorte que les Presbytes se voient forcés de renoncer à toute occupation exigeant l'examen attentif d'objets rapprochés ; s'ils font usage de lunettes, ils sont obligés d'en changer les verres de temps en temps et d'en prendre de plus en plus forts ; bien entendu, cette puissance décroissante suit une marche plus ou moins rapide selon les personnes.

Les Presbytes se fatiguent beaucoup plus vite que les Myopes à lire, à écrire, à travailler sur de menus objets : cela se comprend aisément, car ils sont forcés, pour voir nettement de près, de faire de très-grands efforts d'accommodation auxquels les Myopes ne sont pas contraints puisqu'ils voient facilement de près.

c. **Presbytie changée en Myopie.** — Comme les Presbytes ne peuvent lire, écrire, ou travailler à de menus objets, qu'en contraignant leurs yeux à agir à une distance trop courte pour leur vue, il arrive assez souvent que ce travail fait perdre à ces organes la faculté de s'accommoder (18, *a*) pour la vision des objets éloignés : il raccourcit même leur foyer visuel, jusqu'à leur faire contracter une *Myopie acquise* ou secondaire. Le fait d'un semblable travail longtemps prolongé, pendant de longues heures, et principalement le soir à la lumière d'une lampe et surtout du gaz, tend à augmenter insensiblement cette Myopie.

Cette modification de la vue est même souvent aidée par le choix intempestif des lunettes que les Presbytes choisissent : dans l'ignorance de la cause qui l'a déterminée, et pour parer à la gêne qu'ils éprouvent dans leur travail, ils se servent alors de lunettes à verres négatifs, ou bi-concaves, dont l'usage ne fait qu'aggraver le mal.

16

Cette Myopie acquise offre plusieurs degrés et présente diverses variétés.

Au début, la Myopie est plutôt apparente que réelle : c'est une vue longue, ou presbyte, qui a été forcée par les exigences du travail à s'accommoder peu à peu à des distances trop petites. La vue se raccourcit lentement et insensiblement ; le Malade s'aperçoit peu à peu qu'il devient myope ou du moins qu'il est forcé de placer les objets qu'il regarde de plus en plus près de ses yeux. Toutefois, sa vue ne perd pas d'abord, ou au moins ne perd pas au même degré, la faculté de voir plus ou moins nettement les objets éloignés ; mais peu à peu il constate une diminution de la portée de sa vue ; il voit moins nettement les objets éloignés, qui s'entourent d'un nuage, perdent de leur netteté et ne sont bien reconnus que lorsqu'il s'en approche bien au delà de ce qu'il avait l'habitude de faire. Plus cet état dure, et plus il est forcé de se placer près des objets pour les voir distinctement, quelles qu'en soient les dimensions et la distance.

Dans le commencement, les lunettes à verres négatifs, ou bi-concaves, lui rendent les objets éloignés plus petits et plus troubles et lui produisent une sensation de gêne et d'éblouissement ; les verres positifs, ou bi-convexes, modérément forts, au contraire, lui facilitent la lecture, l'écriture et le travail sur de menus objets, tout en lui permettant de se placer à peu près à la même distance qu'à l'œil nu.

Lorsque l'affection est plus avancée, l'état des choses change. Il ne peut plus lire, ni écrire, ni travailler à de menus objets, avec l'aide de lunettes à verres positifs ou convexes, qu'en se baissant beaucoup sur son ouvrage ou en le rapprochant beaucoup de ses yeux ; en revanche, il commence à bien mieux distinguer les objets éloignés avec des lunettes à verres négatifs ou concaves modérément forts, et les objets ne lui paraissent plus ni troubles ni rapetissés : il est devenu plus ou moins Myope.

D'ordinaire, ces changements, ces transformations de la vue ont lieu lentement et s'observent surtout chez des personnes qui travaillent beaucoup et qui ont la mauvaise habitude de se trop pencher sur leur ouvrage, ou de le trop rapprocher de leurs yeux. C'est là la *Myopie acquise* dans toute sa simplicité ; mais il arrive très-souvent, par suite de l'excès de travail qui lui a donné naissance, qu'il survient peu à peu un degré plus ou moins prononcé d'Asthénopie : on observe alors les divers symptômes de cette affection (62).

Traitement. — Lorsque cette Presbytie transformée en Myopie n'est ni très-ancienne ni très-développée, il suffit, pour l'enrayer et même pour lui imprimer une marche rétrograde, de faire éloigner peu à peu les objets sur lesquels on travaille et d'exercer beaucoup la vue sur des objets éloignés ; seulement, une surveillance très-sévère est nécessaire. Le travail doit être interrompu très-fréquemment, toutes les 15 ou 20 minutes, et ces intervalles doivent être employés à porter les regards sur des objets éloignés. On disposera même ses occupations de telle façon, que l'on puisse sortir plusieurs fois pendant la journée, ne serait-ce même que pendant quelques instants : ces promenades au grand air reposent beaucoup les yeux. L'usage des lunettes à verres négatifs, ou concaves, doit être interdit d'une façon absolue, car elles raccourcissent de plus en plus le foyer visuel et rendent les yeux de plus en plus myopes. L'emploi des lunettes à verres positifs, ou convexes, sera limité au strict nécessaire : on prendra les verres les plus faibles et l'on s'en servira le moins possible. On parviendra ainsi, dans bien des cas, à rendre à la vue sa portée naturelle.

Outre ces moyens oculistiques, on fera usage, surtout s'il existe quelques complications d'Asthénopie, de lotions et de collyres appropriés à l'état des yeux (Sichel).

d. **Presbytie asthénopique.** — La plupart des Presbytes qui exercent une profession qui les oblige à lire, ou à écrire beaucoup, ou bien à travailler sur de menus objets, et cela surtout à la lumière d'une lampe ou du gaz, finissent presque toujours par être atteints d'Asthénopie (62). En effet, sous l'influence des efforts considérables d'accommodations (18, *a*), auxquels leurs yeux sont contraints pour distinguer nettement les lettres du livre qu'ils lisent, ou celles qu'ils tracent sur le papier, ces organes finissent par se fatiguer : la choroïde et la rétine se congestionnent, et il survient un trouble plus ou moins prononcé de la vue.

Les symptômes se manifestent lentement, sont peu appréciables, au début, et durent très-peu de temps : ils n'apparaissent souvent alors que par intervalles. Ainsi, le soir en travaillant, ils éprouvent une fatigue des yeux, un trouble de la vue, quelques picotements ou une légère sensation de cuisson dans le fond du globe oculaire : il leur semble qu'un brouillard plus ou moins épais est interposé entre leurs yeux et les objets qu'ils regardent. Dans les commencements, la vue recouvre toute sa netteté en éloignant un peu les objets sur lesquels ils travaillent ; plus tard, il est nécessaire de suspendre tout travail pendant quelques instants. Ce trouble de la vue ne se manifeste qu'après un temps de travail plus ou moins long : en commençant à lire, à écrire, ou à travailler, ils voient très-nettement et sans fatigue ; ce n'est qu'après un certain laps de temps, après une demi-heure ou une heure par exemple, que la vue s'obscurcit. Au début, c'est seulement le soir, à la lumière d'une lampe ou du gaz, que survient cette fatigue de la vue ; ou bien la journée, quand le jour est sombre.

Si les causes qui ont produit cette Asthénopie persistent, la fatigue de la vue survient après un temps de travail de plus en plus court : elle est plus prononcée, se prolonge davantage et exige, pour se dissiper, un intervalle de repos de plus en plus long ; souvent même, on est forcé de suspendre toute espèce de travail exigeant un peu d'attention et de fixité du regard.

Il est caractéristique que cette Asthénopie survient dans les cas où le Presbyte s'est livré à un travail assidu et fatigant, surtout à la lumière d'une lampe ou du gaz ; qu'elle survient d'autant plus promptement, qu'il avait la vue plus longue, et qu'il avait besoin de verres plus convexes pour voir distinctement de près ; enfin, qu'en se mettant au travail, il voit facilement et nettement et que le trouble de la vue ne survient qu'après un temps plus ou moins long.

Quelquefois les Presbytes, sans cesser de voir assez bien les objets éloignés, ne peuvent plus ni lire, ni écrire, ni travailler à de menus objets, sans éprouver immédiatement une certaine fatigue oculaire, parce qu'ils voient trouble, et cela malgré qu'ils aient des lunettes convenables. En recherchant les causes de cette inefficacité de bonnes lunettes, on trouve que ces Presbytes ont recouru trop tard à l'emploi des lunettes ; qu'ils ont continué pendant trop longtemps à lire, à écrire, à travailler à l'œil nu, soit par ignorance, soit par insouciance, soit par coquetterie et par crainte de se vieillir. Forcés de mettre continuellement en jeu la puissance accommodatrice de leurs yeux, naturellement plus faible chez eux, ils ont fini par affaiblir cette puissance, par fatiguer leurs yeux. Leur vue est dès lors plus ou moins trouble, insuffisante pour lire, écrire

16.

et travailler à de menus objets, même avec le secours des lunettes.

Quand ces Presbytes sont atteints d'Ophthalmie (31), affection dont un des caractères constants est de s'exaspérer le soir et de donner lieu à de la photophobie, la faiblesse et la fatigue de la vue qui en résultent sont assez prononcées pour les mettre hors d'état de se livrer à aucun travail. Cet affaiblissement de la vue, joint aux divers symptômes de l'Ophthalmie, inquiète beaucoup les Malades et même quelquefois les Médecins peu familiers avec les diverses altérations de la vue. Mais un examen attentif, qui fait voir une injection superficielle de la conjonctive, le collement des paupières le matin au réveil, une légère cuisson, du larmoiement, une photophobie plus ou moins prononcée et enfin l'absence de toute altération de la choroïde et de la rétine vues à l'ophthalmoscope, tous ces symptômes, dis-je, permettent de rattacher cet affaiblissement de la vue à sa véritable cause.

e. **Traitement.** — Aucun traitement, de quelque nature qu'il soit, ne peut faire disparaître la Presbytie, parce que cette altération de la vue dépend de modifications survenues dans la conformation intrinsèque du globe oculaire, modifications au-dessus des ressources de l'art. Mais, si l'on ne peut faire disparaître le mal, on peut du moins en arrêter ou tout au moins en retarder la marche envahissante, en observant les règles de l'Hygiène oculaire générale et spéciale (74); on peut surtout en pallier les effets, en atténuer beaucoup les inconvénients, au moyen du choix judicieux et de l'usage intelligent de lunettes bi-convexes (73).

Je ne dirai rien ici des lunettes, croyant préférable de réunir en un seul chapitre tout ce qui est relatif à cet important sujet (71).

Nous avons vu (d) que la Presbytie se complique très-souvent d'Asthénopie, c'est-à-dire de fatigue de la vue. Il faudra, dans ce cas, appliquer le traitement que réclame cette affection (62).

62. ASTHÉNOPIE (fatigue de la vue). — On donne le nom d'Asthénopie à une fatigue et à un affaiblissement plus ou moins prononcés de la vue. On ne peut continuer longtemps, sans une fatigue notable, à lire, à écrire, à travailler à de menus ouvrages qui demandent une grande tension du regard ; cependant, pendant les premiers quarts d'heure du travail, les yeux lisent et voient très-nettement et sans fatigue ; enfin, cette fatigue ne survient que lorsqu'on lit, qu'on écrit, ou que l'on fixe attentivement et plus ou moins longtemps de menus objets, car on peut regarder très-longtemps et sans fatigue des objets éloignés.

a. **Causes.** — L'Asthénopie paraît souvent résulter d'un excès d'exercice de la vue : les hommes de lettres, le nombreux personnel des Ministères et de l'Administration, les employés aux écritures, les commis, les graveurs, les horlogers, les tailleurs, les couturières, tous ceux enfin qui passent leur journée et souvent même leur soirée à lire, à écrire, ou à travailler sur de menus objets..... fatiguent progressivement leur vue ; ils la réduisent parfois à un tel état de faiblesse, qu'ils ne peuvent plus travailler un certain laps de temps, sans éprouver dans les yeux de la fatigue et des picotements. — Le fait de lire, d'écrire, de travailler sur de menus objets, à la lumière artificielle d'une lampe et surtout du gaz, fatigue beaucoup plus les yeux que le même travail exécuté de jour. Cela est dû à trois causes : la lumière artificielle des lampes et du gaz est moins incolore que la lumière diffuse naturelle ; elle s'accompagne de rayons plus calorifiques, qui se réfléchissent du papier ou de l'étoffe dans les yeux ; enfin, elle s'accompagne de dégagement de gaz carbonique, qui agit tout à la fois sur les yeux, le cerveau et les nerfs. — Le travail prolongé pendant la nuit et le défaut de sommeil sont souvent la cause de l'Asthénopie : le sommeil, en suspendant pour un certain temps les facultés sensitives des yeux, les repose et en répare la puissance, comme celle d'ailleurs de tous nos organes : si on prolonge le travail des yeux, malgré la fatigue qu'ils éprouvent, si on leur refuse le repos réparateur et calmant du sommeil, ils s'affaiblissent inévitablement. — Quant aux jeunes filles, les travaux à l'aiguille trop longtemps prolongés sur des étoffes blanches, éclairées par la lumière d'une lampe ou du gaz ; pour les jeunes filles plus riches, les longues études au piano, le soir, qui forcent à déchiffrer d'assez loin un cahier de musique, souvent mal éclairé ; .... fatiguent rapidement la vue. — L'Asthénopie est due assez souvent à une Ophthalmie, ou à une maladie quelconque des yeux, dont on a été atteint dans sa jeunesse ou à un âge plus avancé. — Enfin elle reconnaît quelquefois pour cause des excès de tout genre, dont l'influence débilitante l'a aggravée, tout au moins, si elle ne l'a pas produite.

b. **Symptômes.** — Les Malades ne peuvent lire, écrire, dessiner, coudre..... pendant un certain temps, sans être obligés, par la confusion et l'obscurité qui s'étend sur les objets ainsi que par la fatigue et la cuisson qu'ils éprouvent dans les yeux, de suspendre leur travail. Pour la plûpart des Malades, c'est d'abord une gêne, que quelques clignements font cesser ; d'autres accusent dans les yeux une sensation de tension et de pesanteur ; d'autres y éprouvent de légers picotements, ou une très-légère cuisson, et un peu de larmoiement ; s'ils persistent à continuer leur travail, malgré la lassitude et la confusion de la vue, il survient de la lourdeur de tête et une légère douleur dans les yeux, les orbites, les tempes et le front. S'ils regardent alors des objets volumineux placés à une certaine distance, ils les voient nettement sans la moindre fatigue ; s'ils ferment surtout les yeux pendant quelque temps, ils y éprouvent une sorte de détente et un sentiment de bien-être. Après ces quelques moments de repos, la faculté de lire, d'écrire, de travailler, se rétablit ; puis, après un laps de temps qui varie selon la gravité de l'Asthénopie, les picotements reparaissent et les objets se couvrent d'un brouillard. Si les Malades, forcés par leurs occupations, continuent à lutter contre cette fatigue des yeux, les attaques de faiblesse ou de fatigue deviennent de plus en plus fréquentes et de plus longue durée ; ou bien, en d'autres termes, leurs yeux se fatiguent de plus en plus rapidement, ont plus souvent besoin de repos et ce repos doit durer de plus en plus longtemps.

Quand l'Asthénopie existe à un faible degré et que l'on peut éloigner ou atténuer les causes qui l'ont produite ou qui l'entretiennent, on obtient la guérison. Mais si l'on persiste à vouloir travailler trop longtemps de suite, principalement le soir à la lumière d'une lampe et surtout à la vive clarté du gaz, la fatigue de la vue survient de plus en plus rapidement ; elle s'accompagne de picotements et même d'un sentiment de cuisson et de tension de plus en plus pénible ; il finit même par survenir un moment où l'on ne peut plus continuer son travail ordinaire.

Outre les symptômes précédents, dont j'ai exposé à grands traits la marche progressive, symptômes que le Malade *sent*, éprouve, il en est d'autres que l'on *voit*. Si en effet on examine à l'ophthalmoscope (66) dés yeux atteints d'Asthénopie, c'est-à-dire faisant éprouver les symptômes précédemment indiqués, on voit que ces yeux sont le siége d'une congestion et même d'une légère irritation de la choroïde et de la rétine : ces deux membranes sont un peu plus rouges qu'à l'état normal ; on voit qu'elles sont congestionnées et que les artères et les veines sont plus apparentes que d'ordinaire (39, *a*). C'est cette congestion qui explique l'excitabilité plus grande de la rétine.

c. **Traitement.** — On s'assurera d'abord, à l'aide de verres concaves ou de verres convexes, si le Malade est Myope ou Presbyte, et à quel degré ; puis, avec l'éclairage latéral (67) et surtout l'ophthalmoscope (66), on recherchera avec soin quel est l'état de la choroïde et de la rétine et à quel point ces membranes sont congestionnées. Après cet examen préalable, qui met quelquefois sur la trace de quelque affection commençante de la choroïde ou de la rétine, on prescrira un traitement en rapport avec la nature et les causes de l'Asthénopie.

La première chose à faire sera de *supprimer les causes du mal :* c'est-à-dire que le Malade renoncera aux occupations susceptibles de fatiguer ses yeux ; s'il ne peut complétement les abandonner, il devra du moins prendre des intervalles de repos nécessaires ; si cela lui est possible, il fera de fréquentes promenades, afin de reposer ses regards. Comme la vie sédentaire aggrave toujours le mal, il fera en sorte de prendre le plus d'exercice possible, tous les jours s'il le peut, le dimanche pour le moins. Il ne travaillera jamais longtemps de suite, sans donner à ses yeux quelques minutes de repos ; le temps consacré au travail ne sera jamais assez long, pour arriver jusqu'à la fatigue : ainsi, par exemple, s'il ne peut travailler une heure sans que ses yeux se troublent, eh bien ! il travaillera quarante minutes de suite et se reposera cinq minutes, pendant lesquelles il tiendra les yeux fermés ; en outre, de temps en temps, il se livrera à quelque occupation n'exigeant pas une grande fixité du regard. Il devra s'abstenir de lire, d'écrire, de travailler à de menus objets, le soir, à la clarté d'une lampe et surtout du gaz. Enfin, il se servira de *conserves* (72) ou lunettes à verres bleus pour atténuer l'impression pénible de la lumière sur ses yeux, ou bien de lunettes à *verres bi-convexes* ou *bi-concaves* (73), selon qu'il y aura Presbytie ou Myopie.

Outre ce *repos* imposé à l'organe malade, on prescrira divers remèdes appropriés à la nature de l'Asthénopie. On soulage momentanément les yeux, en les baignant avec de l'*eau froide*, ou avec une lotion légère de *sulfate de zinc*. Quelquefois, un *jet d'eau-de-seltz*, aussi fin et aussi peu fort que possible, procure un soulagement marqué. Dans d'autres cas où l'Asthénopie offre une certaine atonie, on se trouve très-bien, comme moyen révulsif, d'exposer les yeux à l'action de *vapeurs stimulantes :* dans une soucoupe, préalablement trempée dans l'eau bouillante pour l'échauffer, on verse de l'*éther sulfurique* et l'on tient cette soucoupe au-dessous de l'œil grand ouvert, afin que la vapeur de l'éther vienne agir sur la conjonctive ; on continue cette douche locale de vapeur, jusqu'à ce que les yeux pleurent, et on la renouvelle soir et matin. Ce moyen, bien entendu, serait mauvais en cas d'irritation. Si l'Asthénopie est plus prononcée, on fera des onctions sur les yeux, tous les soirs en se couchant, avec de la *pommade à la strychnine ;* tous les matins et le tantôt, on instillera entre les paupières une goutte de *collyre à la fève de Calabar.* En outre, on combattra en même temps l'état général : par de *légers purgatifs*, répétés de temps en temps ; par du *vin de quinquina*, avant les repas ; par des *révulsifs* appliqués derrière les oreilles; par des bains de rivière ou de mer, ou bien par l'*hydro-thérapie ;* enfin par le plus de promenades et *d'exercice* possible, surtout à la campagne et dans les bois.

63. ALTÉRATIONS DIVERSES DE LA VUE. — J'ai déjà dit plusieurs fois que l'œil est un appareil photo-graphique vivant. Pour que nous puissions *voir* les objets vers lesquels nous dirigeons nos regards, deux conditions sont indispensables ; 1° Il faut que les rayons lumineux, émanés de ces objets, viennent peindre leur image sur la rétine de nos yeux ; il faut donc qu'aucune blessure, aucun corps étranger, aucun déplacement, aucune opacité, ne détourne ou arrête ces rayons lumineux; il faut que l'appareil soit en bon état. 2° Il faut, en outre, que la rétine sente l'image peinte à sa surface, qu'elle la transmette librement au cerveau et que celui-ci la perçoive, la *voie;* or, le système nerveux optique est composé (5, *d*) de nerfs ganglionnaires, du nerf tri-jumeau, de la rétine, du nerf optique et des couches optiques du cerveau. Que de conditions nécessaires à la perfection de ce sens ! quelle délicatesse dans chaque élément de l'organe ! Il faudra donc, outre le parfait état *matériel* de l'appareil, que la partie *vivante* soit aussi dans un état d'intégrité absolue (19, *a*).

On voit, par conséquent, qu'il y a deux classes d'alté-rations de la vue : les premières, qui résultent d'une détérioration *matérielle* de l'appareil ; les secondes, qui sont dues à une perturbation dans la *vitalité* de cet appareil ; dans le premier cas, l'altération est matérielle; dans le second, elle est vitale ; dans le premier cas, c'est la lumière qui manque au système nerveux; dans le second, c'est le système nerveux qui fait défaut à la lumière.

Étudions donc ces altérations, ces perturbations de la vitalité de l'organe de la vue, et les diverses modifications de la vision auxquelles elles donnent lieu.

a. **Photophobie.** — On donne ce nom à l'impression plus ou moins pénible et quelquefois même douloureuse, que détermine la lumière. Elle peut être plus ou moins prononcée : quand elle existe à un faible degré, on éprouve des picotements dans les yeux et même un sentiment de légère cuisson, sensation qui disparaît en fermant les yeux pendant quelques instants ; quand elle est à son plus haut degré, la lumière du jour, et surtout celle du gaz, détermine dans les yeux une sensation de cuisson extrêmement vive, sensation qui est telle que le Malade ferme les yeux convulsivement, qu'il place sa main au devant des paupières et qu'il recherche l'obscurité la plus profonde. Quand la Photophobie n'existe que dans un seul œil, elle gêne plus ou moins l'exercice de l'autre œil, et cela à tel point qu'il faut un peu d'attention pour voir qu'un seul œil en est atteint : le Malade est en effet obligé de fermer l'œil sain, parce que la lumière que celui-ci reçoit détermine, par corrélation nerveuse, de la douleur dans l'œil irrité. Quand la Photophobie est très-prononcée, les paupières sont fermées d'une façon tellement convulsive, que le Malade ne peut volontairement les ouvrir, qu'il est forcé de s'aider de ses doigts et que le Chirurgien a beaucoup de peine à examiner le globe oculaire. Si le Malade se trouve dans une obscurité complète, il ouvre facilement les yeux : ce qui prouve que l'air n'exerce aucune influence et que la lumière seule produit cette sensation douloureuse.

La Photophobie est due à un état douloureux des nerfs du ligament ciliaire (*4, c*) et de l'iris, état développé par la congestion et surtout par l'inflammation des membranes de l'œil.

Traitement. — Le seul traitement est celui de la maladie qui détermine la Photophobie, c'est-à-dire celui de l'Ophthalmie, ou de la Slcérotite, ou des Ulcères de la cornée, ou de la Choroïdo-rétinite.

b. **Photopsie.** — C'est une illusion des yeux qui croient voir des éclairs, des étincelles, des corps lumineux, ... commé certaines oreilles qui sont affectées de bourdonnements et croient entendre le bruit des cloches. La Photopsie est la conséquence de toute irritation ou de toute commotion exercée sur la rétine et le nerf optique; aussi se produit-elle dans les cas de coup de poing sur l'œil ou de blessures de cet organe, dans les cas de choroïdite, de rétinite et d'inflammation des parties profondes du globe oculaire.

La Photopsie étant le symptôme d'une irritation de la rétine, c'est cette congestion rétinienne qu'il faudra combattre.

c. **Vue nébuleuse.** — Le fait de voir tous les objets comme à travers un brouillard plus ou moins épais peut résulter de trois états différents de l'œil : ou bien il y a un commencement de Cataracte, et cet aspect nébuleux est dû à un obscurcissement commençant du cristallin ; ou bien il y a un commencement d'Amaurose, et la rétine a déjà un peu perdu de sa sensibilité; ou bien il y a tout simplement de la Presbyopie ou de la Myopie, et alors cet aspect nébuleux disparaît par l'usage des lunettes.

L'Ophthalmoscope élucidera le diagnostic entre la Cataracte et l'Amaurose.

d. **Mouches et Scotômes.** — On donne le nom de

mouches volantes à l'apparition devant les yeux de filaments, de globules, de points noirâtres, ressemblant
vaguement à des mouches ou à des vermisseaux ou à
des colliers de perles. — Ces corpuscules qui flottent
ainsi devant les yeux, et dont la forme est extrêmement
variée, sont produits par une irritation de la rétine,
état qui a déterminé une sécrétion de lymphe plastique dont les débris floconneux nagent dans l'humeur
vitrée : à chaque mouvement de l'œil, ces corpuscules
s'agitent, comme le feraient des paillettes dans un flacon
rempli d'eau que l'on remuerait. Cette irritation, qui a
déterminé la formation de ces corpuscules, est due
elle-même à un excès de travail, à une fatigue excessive
de la vue, surtout à la lumière d'une lampe ou du gaz,
à l'usage de lunettes mal choisies et non proportion-
nées à la portée de la vue.

Ces corpuscules, ainsi que je l'ai dit, ont des formes
extrêmement variées : mouches ou insectes, vermisseaux, pattes ou ailes d'insectes, globules ressemblant
à des perles et ordinairement réunis en fragment de
collier, etc. Toujours multiples et souvent très-nom-
breux, ils voltigent devant les objets que l'on regarde
et se voient d'autant mieux que ces objets sont plus
blancs et plus éclairés : si quelquefois ils semblent immobiles, un léger mouvement brusque des yeux les déplace de suite et les rejette hors du champ de la vision.
Lorsqu'on porte les regards de bas en haut sur un objet
très-élevé, sur un mur blanc et bien éclairé par exemple,
elles suivent la même direction que les yeux ; mais
lorsque, arrivés au faîte du mur, les yeux s'arrêtent et
fixent leur regard sur le haut du mur pendant quelques
instants, les mouches redescendent lentement et finissent par disparaître ; si l'on agite brusquement les yeux,
elles reparaissent aussitôt, puis redescendent lentement.

Les *Scotômes* diffèrent des *mouches* sous plusieurs

rapports : ce sont des taches qui ressemblent aussi à des mouches, à des vermisseaux, à des pattes d'insectes, etc. ; mais les scotômes sont immobiles, fixes, et conservent toujours les mêmes rapports avec l'axe visuel. Lorsqu'on lit, ils apparaissent comme des taches noires ou grises sur le papier et masquent une partie des lettres : ils se voient très-nettement, si l'on regarde une feuille de papier blanc bien éclairée.

Si on lève les yeux, si on porte ses regards sur un mur blanc, on voit toujours ces taches noires et toujours elles occupent la même situation.— Ces scotômes sont dus à des exsudations de lymphe plastique (39, *b*) qui se sont déposées, sous forme de très-petites plaques, sur la rétine : ces petites plaques y constituent autant de places insensibles à l'action de la lumière et elles se traduisent au dehors par les taches noires ou scotômes, dont je viens de décrire les caractères distinctifs. Ils sont donc un symptôme de mauvais augure, puisqu'ils indiquent une Choroïdo-rétinite exsudative.

e. **Diplopie** ou *vue double.*— C'est un état particulier de la vue qui fait que les objets sont vus doubles. — Normalement, quand nous regardons *un* objet, nous n'en voyons qu'un (16, *c*), quoique cet objet produise son image, se photographie en même temps dans chacun de nos yeux. Mais, pour que ces deux images se confondent en une seule dans notre cerveau, il faut : que les deux images soient transmises simultanément ; que l'objet que nous regardons soit au point d'intersection des deux axes optiques prolongés ; enfin que l'image de l'objet se peigne sur des points identiques de la rétine dans chaque œil.

Lorsque les deux yeux regardent un objet situé extrêmement loin, une étoile par exemple, les axes optiques (ligne droite passant par le *centre* de la cornée, de la pupille, du cristallin et aboutissant à la tache jaune) sont presque *parallèles* ; tous les muscles de l'œil sont alors en équilibre. Les axes optiques convergent au contraire de plus en plus, à mesure que les yeux fixent des objets de plus en plus rapprochés : à mesure que les objets se rapprochent, les yeux subissent un mouvement de rotation autour de leur axe vertical, mouvement déterminé par le relâchement des muscles droits externes EE' (*fig*. 6) et la contraction des muscles droits internes II'.

Or, s'il existe, soit une atonie ou une paralysie d'un des muscles droits internes II' ; soit une atonie ou une paralysie d'un des muscles droits externes EE' ; soit une contracture ou raccourcissement d'un des muscles droits internes II' ; — si, en un mot, les deux axes optiques ne convergent pas vers l'objet que l'on regarde, parce que les deux yeux ne peuvent pas se mouvoir librement dans leur orbite, dans ce cas, dis-je, le Malade *voit double ;* il voit deux objets, au lieu d'un ; il y a *diplopie*.

La diplopie s'observe à des degrés divers et donne lieu, aux différentes phases de son développement, à des symptômes qu'il est important de bien connaître : elle explique, en effet, certains troubles de la vue que l'on pourrait confondre avec l'Asthénopie (62) due à une congestion oculaire.

Au début, il y a seulement un défaut d'action ou une paresse d'un des muscles droits : il y a, par conséquent, une certaine difficulté et une fatigue plus ou moins grande pour le muscle affaibli à faire mouvoir l'œil de son côté, de façon à faire converger les deux axes optiques sur l'objet que l'on regarde. Aussi, les Malades disent-ils qu'ils voient facilement et nettement quand ils regardent des objets éloignés (les muscles sont alors en équilibre et à l'état de repos) ; mais s'ils veulent lire, écrire ou travailler, c'est-à-dire fixer des objets très-rapprochés, ils éprouvent bientôt un sentiment de fatigue et de tension dans l'œil (les muscles se contractent alors pour faire converger les axes optiques, et le muscle affaibli se fatigue rapidement). Les Malades sont obligés de suspendre leur lecture à des intervalles plus ou moins rapprochés, et ce n'est qu'en fragmentant leur travail qu'ils peuvent continuer (pendant ce temps, en effet, le muscle affaibli se repose). Les Malades peuvent lire longtemps de suite, en se servant alternativement d'un seul œil et en fermant l'autre pendant ce temps (comme il n'est plus nécessaire de faire converger *les deux* axes optiques, le muscle affaibli n'a plus à agir). — Ces efforts, que fait le muscle affaibli, ont pour but de faire converger les deux axes optiques sur l'objet que regarde le Malade : quand la contraction est suffisante, ou bien quand ce muscle n'a plus la force de la soutenir plus longtemps, alors l'œil se dévie légèrement en sens opposé et le Malade voit trouble, ou même voit double.

Plus tard, quand la faiblesse du muscle a augmenté, alors apparaît la Diplopie : cette vue double des objets peut aussi exister quand un des muscles droits est contracturé ou raccourci. On arrive, en effet, au même résultat : le défaut d'ensemble dans les mouvements de l'œil et, par conséquent, le défaut de convergence des axes optiques. Cette sensation de vue double, qu'éprouv le Malade, s'accompagne en même temps d'un symptôme apparent pour tous : la *loucherie* (53), c'est-à-dire le défaut d'harmonie dans la direction des deux yeux ; c'est la *diplopie strabique*.

La Diplopie *strabique*, ou due à la Loucherie, résulte de ce que l'un des yeux étant plus ou moins dévié, les deux axes optiques ne convergent plus vers l'objet ; cet objet, étant situé sur deux axes optiques

différents, peint son image sur des parties *non identi-*
ques dans chacun des deux yeux : l'image peinte dans
l'œil droit et celle peinte dans l'œil gauche n'étant pas
senties par des parties identiques de chaque rétine,
elles ne se fondent pas en une seule et le cerveau sent
et voit deux images à la fois. Les Louches finissent cependant par ne voir qu'une seule image,
parce que l'image de l'œil dévié, généralement plus
faible, est instinctivement négligée et que la vue s'effectue en réalité avec un seul œil.

La Diplopie souvent n'est pas permanente : il arrive
quelquefois que l'on ne voit double qu'après une forte
fatigue des yeux, causée par une longue et minutieuse
application au travail, surtout à la lumière du gaz; quelquefois ce sont seulement les objets très-éloignés, ou
très-rapprochés, que l'on voit doubles. En tous cas, il
y a toujours une des deux images qui est bien plus distincte ; il y a une image véritable, qui est très-nette, et
une image fausse, située à côté de la vraie, qui est
trouble.

Traitement. — Il faudra d'abord essayer de s'attaquer à la cause : on guérira la contracture, ou le raccourcissement musculaire, qui détermine en même temps
de la Loucherie, par une opération (59) ; on combattra
les affections du cerveau, qui donnent quelquefois lieu
à la Diplopie ; si ce trouble de la vue est dû à des ulcères en facettes de la cornée, le mieux sera de ne rien
faire ; si la cause réside dans la rétine, on pourra essayer de vésicatoires volants autour de l'orbite, de révulsifs derrière les oreilles, de purgatifs légers souvent renouvelés ; enfin, quand il existe une simple paralysie musculaire, on pourra essayer de rendre au
muscle affaibli sa contractilité par l'électrisation.

Mais on pourra, en attendant les effets de cette médication générale, corriger le trouble de la vue, la di

plopie, par l'emploi de *verres prismatiques* (fig. 18, A).

Nous savons (9) qu'en regardant un objet quelconque à travers un prisme (*fig.*12), les rayons lumineux émis par cet objet arrivent à nos yeux après avoir subi une double réfraction. Or, comme nous voyons un objet dans la direction que les rayons lumineux, émis par cet objet, ont au moment où ils pénètrent dans nos yeux (8, *b*), nous verrons alors cet objet, non pas dans l'endroit où il est réellement, mais rapproché du côté de l'arête ou du sommet de ce prisme. Plus la base sera large, c'est-à-dire plus les deux faces latérales du prisme seront obliques sur la base, et plus l'image sera déviée vers le sommet ; plus le prisme sera mince, c'est-à-dire plus la base sera étroite et les faces latérales perpendiculaires, et moins l'image sera déviée. — En d'autres termes, si nous regardons un objet à travers un prisme dont la base est tournée *en bas*, l'objet paraît *relevé ;* si la base est tournée *en haut*, l'objet paraît *abaissé ;* si la base est tournée du côté du nez, l'objet paraît dévié du côté de la tempe, etc.

Ces faits d'optique étant bien établis, supposons un Malade affecté de diplopie parce que son œil gauche louche en dedans, c'est-à-dire est dévié du côté du nez. Dans ce cas, si ce Malade regarde un objet placé devant lui, il se formera dans son œil *droit* une image nette de l'objet ; mais comme l'axe de l'œil *gauche* ne converge pas alors sur le même point que celui de l'œil droit, l'image se formera dans cet œil gauche en dedans de la tache jaune, c'est-à-dire sur des points non identiques (53) à ceux de l'œil droit. Ces deux images, celle de l'œil droit et celle de l'œil gauche, n'étant pas senties par des points identiques ou des fibres nerveuses identiques de chaque rétine, le cerveau aura deux sensations visuelles différentes, et il verra *deux* images. — Plus les points de la rétine, où se peint l'image dans l'œil dévié, seront distants de la tache jaune et plus le Malade verra les deux objets, ou les deux images de l'objet, écartés l'un de l'autre.

Que faut-il faire? Il faut faire en sorte que l'image de l'objet se peigne, dans l'œil dévié, *sur* la tache jaune, c'est-à-dire sur des points identiques à ceux de l'œil sain.

On arrive à ce résultat, en plaçant devant l'œil-dévié un prisme plus ou moins fort, c'est-à-dire à base plus ou moins large, qui modifie la marche des rayons lumineux émis par l'objet que regarde le Malade. Dans l'exemple choisi précédemment, de Loucherie de l'œil gauche en dedans ou du côté du nez, on placera devant cet œil gauche un prisme dont la base sera tournée du côté de la tempe. — Il faudra seulement choisir un prisme plus ou moins fort, c'est-à-dire à base plus ou moins large : trop faible, l'image de l'objet ne serait pas suffisamment rapprochée de la tache jaune de la rétine ; trop fort, elle la dépasserait et se porterait du côté opposé.

Malheureusement, alors même que l'on a trouvé un prisme parfaitement convenable pour corriger la Diplopie lorsque le Malade regarde un objet situé en telle ou telle place, la Diplopie reparaît et le Malade voit double de nouveau quand il regarde des objets situés en d'autres places : en effet, l'image ne se forme plus dans l'œil dévié sur le même point de la rétine. — Il en résulte que, dans la pratique, les verres prismatiques sont loin de fournir des résultats très-satisfaisants : ils ne servent que pour voir dans telle ou telle direction.

f. **Astigmatisme.** — On désigne sous le nom d'Astigmatisme un trouble de la vue occasionné par une différence de réfraction des rayons lumineux qui traversent les divers *méridiens* de l'œil. — On appelle méridiens de l'œil, les plans qui passent en divers sens par l'*axe optique*, c'est-à-dire par le centre de la cornée, de la pupille, du cristallin et de la tache jaune de la rétine : le plan qui passe verticalement par cet axe optique est le méridien *vertical ;* celui qui passe horizontalement par cet axe est le méridien *horizontal.* — Or, si les rayons lumineux, émis par un objet que regarde un Astigmate, subissent une réfraction moins considérable en traversant les milieux transparents de son œil selon le méridien horizontal que selon le méridien vertical, les rayons verticaux convergeront *sur* la rétine et les rayons horizontaux *en arrière* de la rétine ; les rayons verticaux formeront une image nette, tandis que les rayons horizontaux formeront une image d'autant plus confuse qu'ils seront moins réfractés et qu'ils convergeront davantage en arrière de la rétine. En d'autres termes et pour me faire mieux comprendre, cet œil astigmate offre une conformation régulière selon le méridien vertical, tandis qu'il est atteint d'une Presbytie très-prononcée, qu'il offre une convexité amoindrie, selon son méridien horizontal.

On devine, par cette explication, que l'Astigmatisme dépend presque toujours d'une irrégularité dans la courbure de la cornée, par suite d'ulcères (34, *a*) qui ont guéri en laissant une facette transparente, mais *plane* et plus ou moins large ; cette facette étant plane ne réfracte pas autant la lumière que la surface convexe de la cornée restée saine ; les rayons lumineux, qui passeront par cette facette, seront donc moins réfractés que ceux qui passent par les parties saines ; ils convergeront donc *en arrière* de la rétine, donnant lieu ainsi à une image confuse de la partie de l'objet d'où ils sont émis.

Les Astigmates voient confusément les objets, soit de près, soit de loin ; les verres concaves et les verres convexes ordinaires n'améliorent pas leur vue ; les gros objets, les lettres d'enseigne, ne leur paraissent pas seulement confus, mais ils leur semblent déformés, entourés d'auréoles grisâtres ou irisées ; s'ils regardent un treillage, ils verront assez bien les barres verticales et ne verront presque pas les barres horizontales, ou réciproquement ; dans un cadran d'horloge ou de pendule, ils ne verront bien les aiguilles que lorsqu'elles seront sur certaines heures ; si on leur fait regarder un ensemble de lignes tracées sur du papier, les unes horizontales et les autres verticales, ils verront assez bien les unes et à peine les autres ; enfin, et ceci est important, si on leur fait regarder ces mêmes lignes à travers un petit trou percé dans une carte, ils verront aussi bien les lignes verticales que les lignes horizontales.

Ces divers symptômes s'expliquent parfaitement : ils dépendent tous de ce que la cornée est déformée et qu'elle offre des surfaces planes et d'autres convexes ; de sorte que les rayons lumineux, émis par l'objet que regarde l'Astigmate, subissent une négale réfraction et qu'ils convergent les uns *sur* la rétine, les autres *en avant* ou *en arrière* de cette menbrane sentante : de là le trouble de la vue auquel on donne le nom d'Astigmatisme.

Traitement. —Nous venons de voir que l'Astigmatisme résulte d'une inégalité de puissance réfringente entre les divers méridiens de l'œil. Si le méridien vertical est trop réfringent, c'est-à-dire si, à ce niveau, la cornée ou le cristallin sont trop convexes et comme bosselés, ce méridien sera myope : lorsque cet œil regardera des lignes ou des barres verticales, il les verra confusément, parce que l'image de ces barres se formera *en avant* de la rétine, tandis qu'il verra nettement à la même distance des barres horizontales. — Ainsi que je l'ai dit, l'Astigmatisme peut être myopique, ou presbytique, ou mixte.

Puisque, parmi les rayons lumineux qui arrivent à l'œil astigmate, les uns se réunissent normalement *sur* la rétine, tandis que les autres se réunissent *en arrière* ou *en avant*, c'est évidemment sur ces derniers qu'il faut agir. On commence donc, à l'aide d'un disque opaque traversé par une fente étroite, par constater l'état visuel des divers méridiens de l'œil : on peut aussi se servir (*fig.* 18) d'un verre cylindrique, convexe C ou concave B, selon la nature de l'Astigmatisme. Un *verre cylindrique* ne produit aucune déviation dans la marche des rayons qui passent par son axe, tandis que son action s'exerce sur les rayons qui passent par la courbure du verre. Ainsi, dans le cas précédent de méridien horizontal normal et de méridien vertical myope, on place devant cet œil un verre cylindrique dont on dirige l'axe horizontalement : la surface courbe, dirigée verticalement, sera d'un numéro tel que le Malade voie nettement les barres verticales, ce que l'on déterminera de la même façon que pour les lunettes ordinaires.

Il arrive quelquefois qu'aucun méridien n'est normal et que l'un est myope tandis que l'autre est presbyte : on prescrit alors des verres bicylindriques, ou sphéro-cylindriques. Ces verres bicylindriques ont deux surfaces, courbes cylindriques, dont les axes sont perpendiculaires l'un sur l'autre : l'une des surfaces est convexe, l'autre concave. Les verres sphéro-cylindriques ont une surface sphérique, convexe ou concave, et l'autre cylindrique.

Comme tel ou tel méridien oblique de l'œil peut être atteint, l'axe des verres doit être alors incliné en dedans ou en dehors. Aussi, quand on prescrit ces verres, doit-on avoir soin de l'indiquer ; ainsi, par exemple :

verre cylindrique concave, numéro 6 ; axe vertical, incliné en dehors de 10 degrés.

g. **Hémiopie.** — Le Malade ne voit qu'une partie seulement des objets, la moitié inférieure ou supérieure, la moitié droite ou gauche, la partie centrale ou seulement le contour : le reste de l'objet demeure dans les ténèbres, est invisible, ou n'est vu qu'à travers un épais brouillard. Elle dépend d'une paralysie partielle du nerf optique, ou d'un décollement limité de la rétine, et rentre ainsi dans le domaine de l'Amaurose.

h. **Héméralopie.** — C'est un affaiblissement considérable de la vue, ayant lieu dès que la nuit vient ; quelques Auteurs considèrent cette affection comme une Amblyopie intermittente et périodique, à accès quotidien. — L'accès commence au moment du coucher du soleil et dure toute la nuit : il semble qu'un brouillard grisâtre et épais masque les objets ; il est impossible de les distinguer, malgré qu'ils soient très-éclairés par de fortes lampes ou par la vive lumière du gaz ; dès que le jour commence, que le ciel soit nuageux ou que le soleil brille à l'horizon, la vue revient, l'œil a recouvré sa véritable lumière. — Si la maladie est abandonnée à elle-même, la vue pendant le jour finit aussi par s'affaiblir, ou bien il survient de la *Photophobie* ou de la difficulté et même de la douleur à supporter un jour un peu vif. Outre cette altération de la vue, il existe : une paralysie de l'iris et une dilatation de la pupille pendant la nuit ; des maux de tête et des signes de congestion tous les soirs.

Traitement. — On tiendra pendant quelque temps le Malade complétement à *l'abri du jour* ; on dirigera sur ses yeux des *vapeurs ammoniacales* ; on prescrira un *éméto-cathartique*, tous les deux jours, et l'usage des plantes *amères* ; on appliquera deux ou trois petits *vésicatoires* autour de l'orbite, vésicatoires que l'on pansera avec la *strychnine* ; enfin on emploiera l'*électricité*.

i. **Nyctalopie**. — C'est l'opposé de l'*Héméralopie* : ici l'accès commence avec le jour et c'est quand la nuit vient que le Malade y voit le mieux. Beaucoup plus rare que l'Héméralopie, la nature et les causes de cette affection sont très-obscures.

j. **Daltonisme**. — C'est une perturbation visuelle qui ne permet pas de distinguer certaines couleurs : tels Malades ne distinguent que le noir et le blanc et voient tous les objets comme autant de gravures animées ; d'autres confondent le rouge et le vert ; Dalton ne distinguait pas le rouge du bleu et ne voyait que le jaune et le bleu dans la nature. — Cette affection, inconnue dans sa nature et ses causes, est au-dessus des ressources de l'art.

64. AMBLYOPIE (vue trouble). — On désigne sous le nom d'Amblyopie un obscurcissement ou un trouble plus ou moins prononcé de la vue. Le Malade voit trouble d'une façon presque permanente, ce qui distingue cette affection de l'Asthénopie (62) où la vue ne se trouble que momentanément et par le fait d'un travail plus ou moins long imposé aux yeux ; il voit trouble, et les lunettes à verres concaves ou à verres convexes ne diminuent que très-peu cet obscurcissement de la vue, ce qui distingue encore cette affectio de la Myopie (60) et de la Presbytie (61), où la vue est trouble, mais que l'usage des lunettes améliore notablement.

Dans ce cas, il est de la plus haute importance d'examiner les yeux de ce Malade avec le plus grand soin, afin de savoir quelles sont les causes du mal. Ce n'est en effet que lorsqu'on aura trouvé ces causes, que l'on pourra instituer un traitement rationnel et que l'on aura quelque raison d'espérer de triompher du mal ou du moins de l'atténuer.

Or ces causes sont de deux espèces : ou bien on a affaire à une *Cataracte commençante*, et alors l'examen attentif de l'œil par l'éclairage latéral et par l'ophthalmoscope permet de reconnaître un commencement d'opacité du cristallin ou de sa capsule ; ou bien c'est une *Amaurose commençante*, et alors l'examen du fond de l'œil par l'ophthalmoscope y fait voir les signes caractéristiques d'une Choroïdo-rétinite (39), c'est-à-dire soit une congestion chronique, soit des exsudations, soit des taches sanguines, soit des taches atrophiques, ou bien les altérations du Glaucome chronique (41).

Lorsqu'un Malade se plaint de *voir trouble ;* lorsque cet obscurcissement de la vue est presque continu, ou permanent ; lorsque les lunettes ne font pas voir plus distinctement les objets et n'améliorent pas sensiblement la vue ; lorsque la cornée, l'humeur aqueuse, la pupille et le cristallin, examinés avec le plus grand soin, ne présentent aucune opacité, aucun obstacle visible qui puissent empêcher les rayons lumineux de pénétrer jusqu'à la rétine..... dans ce cas, dis-je, on a affaire à une *Amaurose commençante*, affection assez souvent guérissable quand elle est prise à temps et qu'elle est convenablement traitée.

Je dis que l'Amaurose *commençante* est assez souvent guérissable : cela tient uniquement à ce que, par l'examen de l'œil avec l'ophthalmoscope (66), on voit les causes immédiates de la maladie, c'est-à-dire la congestion ou l'inflammation de la rétine et les exsudations produites par cette inflammation ; on les voit aussi aisément que nous voyons la conjonctive ou la cornée, et l'on peut suivre pas à pas la marche de la maladie, les effets salutaires ou les insuccès du traitement. Il y a quelques années, avant la précieuse découverte de l'ophthalmoscope, le Chirurgien, en présence de cette Amaurose commençante, restait désarmé contre cet ennemi qu'il ne voyait pas, dont il ne connaissait ni la nature, ni la retraite, et dont il se bornait à constater les ravages.

Étudions donc les diverses modifications de la vue produites par les altérations organiques de la rétine, altérations que j'ai décrites à propos des Choroïdo-rétinites (39), et que l'on voit aisément à l'aide de l'ophthalmoscope ; les troubles fonctionnels qui en résultent ; les diverses médications susceptibles de les guérir ou de les atténuer.

a. **Causes.** — Ce sont absolument les mêmes que celles de l'Asthénopie (62, *a*) : seulement elles ont agi plus longtemps, ou avec plus d'intensité, et elles ont trouvé un organisme mieux préparé pour s'y développer ; il en est, en effet, de même pour l'œil que pour toutes les autres parties de notre corps, où les maladies acquièrent une gravité proportionnelle à l'intensité des causes et aux prédispositions individuelles.

b. **Symptômes.** — Les Malades éprouvent, au début, la plupart des symptômes de l'Asthénopie (62) : c'est ce qui a fait admettre par presque tous les Spécialistes que l'Asthénopie, ou fatigue de la vue, était le premier degré de l'Amblyopie.

Les Malades, au début, ont une vue assez bonne et distinguent nettement les objets, même dans leurs plus petits détails ; mais s'ils se mettent à lire, à écrire, ou à travailler sur de menus objets, et cela surtout à la lumière d'une lampe ou du gaz, ils ne tardent pas à éprouver dans les yeux une sensation de gêne, de fatigue, et en même temps un trouble de la vue, qui les forcent à interrompre leur travail ; cette fatigue et ce trouble surviennent, pour les uns, au bout de quelques quarts d'heure, pour les autres, après quelques minutes. Cette gêne consiste en une sensation de plénitude du globe oculaire ; les yeux sont un peu sensibles au toucher ; les paupières semblent lourdes et un peu raides. Si les Malades persistent à lire ou à travailler, leur vue se trouble, devient confuse : un brouillard semble s'interposer entre leurs yeux et les objets ; ceux-ci leur paraissent confus ; les lettres du livre qu'ils lisent sont embrouillées, irrégulières et semblent vaciller. Plusieurs éprouvent un soulagement momentané à se frotter les paupières : mais le trouble de la vue n'en augmente pas moins. Chez beaucoup d'entre eux, il survient : soit des élancements subits, plus ou moins douloureux, qui traversent brusquement les yeux ; soit une pesanteur et un mal de tête plus ou moins prononcés ; presque toujours un peu de larmoiement.

Ces divers troubles fonctionnels, au début de l'Amblyopie, cessent plus ou moins vite lorsque les Malades font trève à leurs lectures, à leur travail : mais ces troubles reparaissent, de plus en plus vite et de plus en plus prononcés, dès qu'ils reprennent leurs occupations.

Plus tard, lorsque les troubles précédents se sont manifestés à diverses reprises, pendant un certain temps, le mal s'aggrave : les Malades voient voltiger devant leurs yeux des points noirs ou grisâtres, des *mouches volantes* (63, *d*), ayant des formes très-variées.

Quelques-uns, après avoir fixé un objet bien éclairé, continuent à le voir encore pendant quelques secondes, malgré qu'ils aient fermé leurs yeux : l'image persiste pendant quelques secondes sur leur rétine.

Plus tard, les Malades ne peuvent plus lire les caractères un peu fins, leur journal par exemple; les objets un peu éloignés leur semblent couverts d'un brouillard plus ou moins épais. Le soir, la vue est encore plus mauvaise : ils ne peuvent ni lire, ni écrire, ni travailler; à peine peuvent-ils jouer aux cartes; leurs yeux sont souvent larmoyants.

Examen des yeux. — Les yeux sont brillants; la cornée est entourée d'une auréole rougeâtre, formée de très-fines artérioles, disposées en faisceaux rayonnants : cette rougeur est généralement légère. La pupille est ordinairement resserrée, — A l'ophthalmoscope, on constate une rougeur générale de tout l'intérieur de l'œil, rougeur analogue à celle que présente le blanc de l'œil au début d'une ophthalmie. Les artérioles et les veinules qui partent du centre de la pupille du nerf optique (*fig*. 36) sont beaucoup plus apparents : leurs nombreuses ramifications surtout forment un riche réseau, à mailles fines et serrées, qui tapisse tout le fond de l'œil; tous ces canalicules sanguins, presque invisibles à l'état normal, sont devenus apparents parce qu'ils sont congestionnés. La papille optique est la partie la plus rouge : cette rougeur est même quelquefois si prononcée, qu'elle masque celle-ci en partie. On voit quelquefois, sur les côtés de la papille, des taches d'un rouge jaunâtre. — Cette congestion de la rétine a exalté la vitalité et la sensibilité de cette membrane nerveuse, comme un coup de soleil exalte la vitalité et la sensibilité de la peau : de là les troubles visuels dus à cette irritation.

Outre cés symptômes qui s'observent chez la plupart

des Malades, il en est quelques-uns qui ne se rencontrent que chez tels ou tels : ce sont des altérations diverses de la vue, troubles auxquels j'ai consacré un paragraphe spécial (63), parce qu'ils n'existent que chez tels ou tels et qu'ils résultent d'une modification particulière survenue dans la structure ou dans la vitalité de la rétine.

c. **Traitement.** — Au début de l'Amblyopie, la première chose à faire est d'éviter la fatigue des yeux et spécialement la lecture et l'écriture, le dessin, les travaux d'aiguille, etc., à la lumière d'une lampe et surtout du gaz ; on évitera également les veilles prolongées, les fatigues et les excès de tout genre, enfin toutes les causes directes ou indirectes d'excitation ou d'affaiblissement de l'organe de la vue : en reposant la rétine, sa paralysie s'arrêtera ou tout au moins fera moins de progrès. — Quand l'ophthalmoscope indique que l'Amblyopie est due à une Scléro-choroïdite (38), ou bien à une Choroïdo-rétinite (39), on s'attaquera tout naturellement à ces maladies et on les combattra par des moyens appropriés. — Quand l'Amblyopie est de nature *sthénique*, c'est-à-dire due à des causes excitantes, on prescrira : des applications de sangsues derrière les oreilles, plus ou moins fréquemment répétées selon l'âge, la constitution et le tempérament du Malade ; des purgatifs légers, tous les deux ou trois jours ; une révulsion cutanée, au niveau de la nuque, par des vésicatoires volants renouvelés de temps en temps ; des onctions sur les yeux, tous les soirs, avec l'onguent belladoné. On insistera surtout sur le repos presque absolu des yeux : on fera porter au Malade des lunettes à verres teintés et garnies de goussets en tulle noir. — Quand l'Amblyopie est *asthénique*, c'est-à-dire due à des causes débilitantes, et que la constitution et le tempérament du Malade ne se prêtent pas aux saignées, on prescrira : des frictions sur le front et les tempes, matin et soir, avec l'huile essentielle de menthe et le baume de Fioraventi ; on stimulera la muqueuse du nez par des sternutatoires, tels qu'un mélange de bétoine, d'azaret et d'ellébore blanc ; des vapeurs d'ammoniaque, jusqu'à ce que le Malade ressente un léger picotement dans les yeux ; des collyres à la noix vomique, laquelle exerce une action spéciale sur le système nerveux ; enfin et surtout l'électricité, que l'on emploie au moyen d'un des conducteurs électriques placés sur les paupières pendant que l'autre est promené successivement sur le front, les tempes, le pourtour de l'orbite, l'occiput, la nuque. On insistera beaucoup également sur le repos des yeux, aussi complet que possible, et on fera porter des lunettes à verres colorés et à goussets.

65. AMAUROSE. — L'Amaurose est la perte plus ou moins complète de la vue, due à diverses maladies de l'appareil nerveux de l'œil, c'est-à-dire à des affections organiques ou vitales autres que la *Cataracte* et la *fausse Cataracte*. — Elle peut être *incomplète* ou *complète,* selon que la vue est seulement notablement affaiblie, ou bien entièrement perdue ; elle peut être *partielle* ou *totale,* selon que l'obscurcissement occupe le centre, la circonférence, ou l'un des côtés seulement du champ visuel, ou bien qu'il en affecte la totalité.

Le chapitre des Amauroses, dans lequel on rangeait jadis tous les affaiblissements et pertes de la vue qui n'étaient pas dus à une Cataracte, à une opacité de la cornée, ou à une oblitération de la pupille, est aujourd'hui considérablement restreint.

L'ophthalmoscope (66), en permettant aux regards du Chirurgien de pénétrer jusque dans les profondeurs de l'œil et d'y voir facilement les diverses affections qui s'y développent, a apporté une transformation complète dans cette façon de comprendre l'Amaurose : on a pu, en effet, ainsi que je l'ai montré au chapitre des Choroïdo-rétinites (39), constater l'existence de congestions plus ou moins vives de la choroïde et de la rétine, d'épanchements sanguins, d'exsudations de lymphe plastique sous forme de taches plus ou moins larges et épaisses, enfin de taches atrophiques dues à une ulcération et à une résorption spéciales de ces membranes. — Ce précieux instrument, cet admirable moyen d'examen de l'œil, qui permet d'arriver à un diagnostic aussi complet, a opéré dans le monde savant une transformation totale dans les opinions accréditées jusqu'à ce jour sur la plupart des maladies de la vue et spécialement sur l'Amaurose : aussi l'Amaurose n'est-elle plus aujourd'hui une maladie proprement dite, mais un symptôme de diverses maladies des yeux, un mot synonyme d'obscurcissement de la vue ou de cécité.

a. **Causes.** — L'Amaurose peut dépendre de trois espèces de maladies : maladies du globe oculaire ; maladies de l'appareil nerveux ; altérations diverses du sang.

1° *Maladies du globe oculaire.* — Les *Choroïdo-rétinites* sont de beaucoup la cause la plus fréquente de l'Amaurose ; j'en ai décrit assez longuement (39) les diverses formes, pour qu'il ne soit pas nécessaire d'y revenir en ce moment. Nous avons vu qu'elles produisent : soit une *congestion*, qui trouble la vitalité de la rétine ; soit des *exsudations* plastiques, qui recouvrent la surface sentante de cette membrane ; soit des *épanchements* ou taches de sang, qui en altèrent la texture ; soit enfin des ulcérations ou *atrophies* partielles, qui produisent des pertes de substance. — Les *Hydropisies choroïdo-rétiniennes*(40,3°)consistent en une infiltration de sérosité, entre la choroïde et la rétine, un décollement par conséquent de cette membrane sentante et un trouble notable de sa sensibilité. — Le *Glaucome* enfin (41), à l'état aigu ou chronique, résultant déjà lui-même d'une Irido-Choroïdite, détermine une augmentation notable de l'humeur vitrée et de l'humeur aqueuse ; il en résulte une augmentation notable de la tension intra-oculaire et une compression de la rétine, dont les fonctions sont ainsi profondément troublées.

2° *Maladies de l'appareil nerveux.* — L'*atrophie* du nerf optique est assez souvent cause d'Amaurose. Cette atrophie, ou dépérissement, peut résulter : soit d'une inflammation du nerf optique, causée par une Ophthalmie (31, *d*) violente, ou par un Phlegmon et un abcès de l'orbite (22) ; soit d'une compression, exercée sur ce nerf par une tumeur orbitaire (23) développée sur son trajet dans l'intérieur de l'orbite. Le fil électrique conducteur de la sensation, c'est-à-dire de l'image photographique, se trouve plus ou moins altéré. — Les diverses *affections du cerveau,* telles que congestion et apoplexie cérébrales, ou coups de sang ; les méningites, ou fièvres cérébrales ; le ramollissement du cerveau, etc., sont causes d'Amaurose, parce qu'elles altèrent plus ou moins profondément les parties du cerveau, dans lesquelles se rendent les nerfs optiques pour y porter la sensation sentie par la rétine.

3° *Altérations du sang.* — La diminution de la *quantité* du sang, comme à la suite d'hémorrhagies graves, ou de pertes régulières devenues excessives ; l'*appauvrissement* du sang, tel qu'il s'observe chez les jeunes filles et les jeunes femmes dites chlorotiques, ou chez les hommes que des causes de nature diverse ont profondément affaiblis ; l'*intoxication* spéciale qui résulte de l'abus habituel du vin et des liqueurs fortes ; la *composition anormale* du sang, telle qu'on l'observe chez les Diabétiques, dont les urines éliminent chaque jour une plus ou moins grande quantité de glycose ou sirop de sucre qui n'a pas été modifié par l'organisme, et telle aussi qu'on l'observe chez les Albuminuriques, dont les urines sont chargées d'une notable quantité d'albumine, etc. — Ces diverses affections générales, qui frappent l'organisme tout entier et qui altèrent les sources mêmes de la vie, retentissent sur les yeux d'une façon indirecte : ce ne sont pas les yeux qui sont malades, car l'ophthalmoscope n'y trouve d'ordinaire l'indice d'aucune altération ; mais c'est le cerveau qui est atteint dans sa vitalité, qui est troublé dans son fonctionnement régulier et qui n'a plus qu'une sensation confuse de l'image peinte sur la rétine.

b. **Symptômes.** — L'Amaurotique a un aspect caractéristique : il tient la tête haute et même un peu penchée en arrière ; ses regards sont vagues, indécis, sans expression, souvent louches et invariablement dirigés vers le ciel ou tout droit devant lui, jamais vers ses pieds. Lorsque l'on attire son attention, on voit ses paupières agitées de mouvements rapides ; s'il est paisible, il les tient demi-closes et immobiles. Sa démarche est incertaine : il ne traîne pas les pieds comme le Cataracté, mais les lève haut à chaque pas, comme s'il voulait passer par dessus des cailloux.

Si l'on examine l'extérieur de ses yeux (chaque œil doit être examiné isolément, l'autre étant tenu fermé), on trouve généralement diverses modifications de l'iris et de la pupille, auxquelles on attachait jadis une grande valeur : ordinairement, la pupille est dilatée ; les mouvements de l'iris sont lents, irréguliers ; l'ouverture pupillaire est le plus souvent d'un beau noir, excepté les cas où il existe un Glaucome; les bords de cette ouverture offrent assez souvent une légère saillie circulaire, ayant la forme d'un anneau qui encadre le petit cercle noir de l'iris. — Si un seul œil est atteint d'Amaurose et que l'autre soit bon, il survient un léger degré de Strabisme : l'œil faible se dévie, ou louche plus ou moins, selon qu'il est plus ou moins amaurotique.

Si l'on examine l'*intérieur* de l'œil, à l'aide de l'ophthalmoscope, on y voit l'une ou l'autre des diverses altérations que j'ai décrites à propos de l'Hydropisie choroïdo-rétinienne (40, 3°), des Scléro-choroïdites (38), des Choroïdo-rétinites (39), du Glaucome (41). — Quelquefois on n'y voit aucune altération.

L'Amaurose se développe et suit une marche très-irrégulière. Elle survient très-rarement d'une façon brusque. Le plus souvent, elle commence par l'Asthénopie (62) ou fatigue de la vue, dont j'ai indiqué les causes, le mode de développement et les symptômes. Puis, si les causes subsistent et entretiennent cette fatigue, il survient peu à peu de l'Amblyopie (64) : on observe alors une ou plusieurs des diverses Altérations de la vue (63) dont j'ai décrit séparément les signes caractéristiques. Les troubles de la vue éprouvent, en bien ou en mal, des oscillations remarquables, et cela pendant un temps très-long.

La guérison de l'Amaurose est d'autant plus douteuse, qu'elle existe depuis plus longtemps, d'une façon complète, et surtout qu'elle s'est développée très-lentement. Au contraire, quand elle s'est développée en quelques mois, qu'elle n'a pas déterminé une perte complète de la vue et qu'elle est due à des altérations du globe oculaire, ou de l'appareil nerveux, ou à des maladies générales influençables par un traitement rationnel.... dans ce cas, dis-je, il est permis de concevoir encore quelque espérance de rendre la vue au Malade.

c. **Traitement**. — Si l'on veut instituer un traitement rationnel de l'Amaurose, il faut tout d'abord déterminer la nature et le siége précis de la cause qui lui a donné naissance : l'Amaurose n'étant qu'un symptôme, qu'un trouble fonctionnel de la vue, dû lui-même à une affection du globe oculaire, ou de l'appareil nerveux, ou bien à une altération du sang, c'est évidemment contre cette affection locale ou générale qu'il faudra agir.

On a dû remarquer, surtout en ce qui concerne les Amauroses dues à des altérations oculaires et qui sont d'ailleurs de beaucoup les plus fréquentes, que ces altérations sont presque toujours de nature inflammatoire : j'en ai exposé avec soin tous les signes à l'article Choroïdo-rétinites (39). Or, lorsque l'on est en présence d'une Amaurose de cette nature, il y a quelques chances de guérison, surtout s'il n'existe pas encore d'exsudations plastiques trop abondantes. — Dans ces cas, relativement heureux, ou prescrira un *traitement antiphlogistique* modéré, mais longtemps prolongé : une *sangsue* appliquée sur la tempe voisine de l'œil malade, sangsue que l'on remplacera par de nouvelles à mesure qu'elle tombera, de façon à entretenir une petite saignée locale pendant trois, quatre ou cinq heures ; immédiatement après la chute de la dernière sangsue, appliquer sur les cuisses et les mollets des sinapismes ; tenir surtout alors le Malade dans une obscurité profonde, afin de prévenir la congestion réactionnelle qui suit d'ordinaire la chute des sangsues. Produire vers les intestins une dérivation douce, mais longtemps prolongée, au moyen de *purgatifs légers* fréquemment administrés. Instiller dans l'œil, plusieurs fois par jour, quelques gouttes d'une solution faible de sulfate neutre d'*atropine,* afin de maintenir la pupille dilatée et

18

d'activer, par son action constrictive sur les artérioles périphériques, la circulation des capillaires engorgés. Favoriser la résorption par des applications, faites tous les soirs en se couchant, d'*onguent mercuriel belladoné* sur les paupières et les régions environnantes.

Si l'on a affaire à une Amaurose occasionnée par une Hydropisie choroïdo-rétinienne (40, 3°), le cas est beaucoup plus grave, car le traitement de cette affection est rarement couronné de succès. Cependant, on essayera d'une *médication tonique* et corroborante, combinée avec les *diurétiques* et les *purgatifs*, et l'on pratiquera une *ponction* du globe oculaire afin d'évacuer une partie du liquide épanché.

Si le Glaucôme (41) est la cause des troubles visuels, nous savons que c'est encore par un traitement analogue à celui de l'Hydropisie qu'il faudra attaquer le mal : à l'exemple de de Grœfe, on pratiquera l'excision d'une partie de l'iris, de façon à débrider l'étranglement auquel est soumis l'intérieur de l'œil par suite de l'augmentation des humeurs intra-oculaires.

Si l'Amaurose est due à des maladies de l'appareil nerveux, ces affections sont beaucoup moins accessibles à nos moyens d'action, parce qu'elles s'attaquent à des organes profondément situés ; en outre elles sont le plus souvent le résultat d'une altération définitive de structure, soit du nerf optique, soit du cerveau, contre laquelle l'art est impuissant.

Quant aux Amauroses qui sont dues à une altération du sang, c'est-à-dire à un état général qui a porté une atteinte profonde à l'organisme tout entier, on comprend aisément que les chances de succès, que le traitement peut offrir, sont essentiellement variables et en rapport avec l'ensemble des symptômes qu'offre chaque Malade en particulier. En tous cas, le Traitement sera celui de l'affection générale à laquelle on aura affaire.

TRAITEMENT

EXAMEN DES YEUX.

Quand un Malade se présente, atteint d'une affection quelconque de la vue ou des yeux, le Chirurgien l'interroge tout d'abord sur les diverses sensations qu'il éprouve et sur les troubles de la vue dont il se plaint ; puis, à l'aide de l'*éclairage latéral* (67), de l'*épreuve des trois images* (68), de la recherche des *phosphènes* (69) et surtout de l'examen à l'*ophthalmoscope* (66), il voit quels sont les changements survenus dans la constitution des yeux et dans l'harmonie de leurs mouvements, dans la transparence de la cornée et du cristallin, dans la sensibilité de la rétine, dans la vitalité de l'organe ; il constate enfin, à l'aide du *visiomètre* (70), l'état de la vue et les modifications survenues dans son étendue et dans son acuité.

Ce n'est qu'après cet interrogatoire et cet examen complet des yeux et de la vue, que le Chirurgien peut reconnaître d'une façon positive la nature du mal et qu'il peut dès lors le combattre, avec l'espérance de guérir le Malade ou tout au moins d'améliorer sa vue.

66. **OPHTHALMOSCOPIE.** — Une découverte im-

portante vient de modifier complétement l'état actuel de la Science sur les maladies des yeux ou, pour être plus exact, sur les maladies de la Vue. Un professeur de physique de l'Université d'Heidelberg, M. Hellmholtz, a inventé un instrument d'optique qui, après plusieurs modifications et perfectionnements successifs, est arrivé aujourd'hui à un très-grand degré de perfection : c'est l'*Ophthalmoscope*, appareil à l'aide duquel on peut voir dans l'intérieur de l'œil.

Avant la découverte de M. Hellmholtz, le regard du Chirurgien, empêché par l'obscurité qui règne dans l'intérieur du globe oculaire, ne pouvait pas y plonger et y voir ce qui s'y passait. Aussi, ne connaissait-on que les maladies qui frappent les parties extérieures de l'œil et une partie seulement des opacités (Cataracte) du cristallin qui viennent faire tache derrière la pupille : on réunissait alors sous le nom vague et commode d'*Amaurose* ou de *goutte sereine* toutes les causes de trouble ou de perte de la vue, autres que la Cataracte ; en d'autres termes, toute personne aveugle ou presque aveugle avait une Cataracte, ou bien une Amaurose ou goutte sereine ; on opérait bien la Cataracte, mais comme on ne connaissait pas et qu'*on ne voyait pas* ce en quoi consiste l'Amaurose, l'art était impuissant vis-à-vis de cet être imaginaire.

Aujourd'hui que l'Ophthalmoscope éclaire vivement l'intérieur de l'œil ; que le regard explore aussi facilement le dedans que le dehors du globe oculaire ; que l'on voit dans leurs plus minimes détails la rétine, le nerf optique et sa papille, la choroïde et ses nombreux vaisseaux sanguins, l'humeur vitrée et le cristallin..., la classe des Amauroses, jadis si nombreuse, en est réduite, aujourd'hui, aux perturbations de la vue et aux cécités occasionnées par une altération de la rétine, du nerf optique, ou des couches optiques du cerveau. —

Ce n'est pas *parce que nous avons changé tout cela,* mais parce que l'on voit et que l'on constate aujourd'hui l'existence de lésions matérielles dans les profondeurs de l'œil, lésions auxquélles sont dus ces troubles visuels si variés et si fréquents, auxquels on donnait jadis le nom d'*Amaurose commençante* et que je désigne sous le nom d'*Amblyopie.* On voit si facilement ces diverses lésions, qu'on en apprécie aisément la nature et qu'on peut, par conséquent, diriger contre elles un traitement rationnel dont on voit et dont on suit pas à pas les effets.

a. **Ophthalmoscope-Follin.** — Je ne puis donner ici la description complète des divers ophthalmoscopes; cependant, je crois utile de donner une idée sommaire du meilleur de tous, de celui dont je me sers le plus souvent, celui de Follin (*fig.* 6). Il se compose d'un corps principal formé de deux tubes de cuivre A, qui se meuvent l'un sur l'autre à l'aide d'une crémaillère *f* et d'un pignon à engrenage *c*; à l'une des extrémités de ce corps, est placé un miroir concave *a*, en cristal étamé excepté à son centre et mobile autour de son diamètre vertical, de manière à pouvoir varier ses inclinaisons; à l'autre extrémité de ce corps est placée une lentille biconvexe *b*. Par suite du mouvement des deux tubes, le miroir *a* et la lentille *b* peuvent être éloignés ou rapprochés l'un de l'autre à volonté. Le corps de l'instrument, garni intérieurement de diaphragmes (écrans percés d'un orifice central, comme l'iris et sa pupille), peut tourner sur son axe, ce qui permet d'aller chercher la lumière dans toutes les directions. Ce corps de l'appareil est supporté par une tige *g g,* pouvant être élevée ou abaissée à l'aide d'une crémaillère *h* et fixée à un socle qui donne de la stabilité à l'appareil. De la partie inférieure de cette tige verticale part une tige

18.

horizontale *l l*, qui supporte à l'autre extrémité une seconde tige verticale *n n*, mobile, terminée par une plaque concave, sur laquelle le Malade pose son menton. Sur le corps de l'instrument, est adaptée une tige articulée *d*, mobile, terminée par une boule *e*, qui sert à diriger les regards de l'œil que l'on examine. Enfin, une lampe L est placée près de la tête du Malade : la flamme F, séparée par un écran E de la tête du Malade qui est alors dans l'ombre, envoie ainsi un puissant faisceau de lumière sur le miroir réflecteur *a*, à travers lequel regarde le Chirurgien.

b. **Examen du Malade.** — L'examen du Malade se fait dans une *chambre obscure*, afin d'empêcher la lumière diffuse du jour d'affaiblir les images. On instille préalablement dans l'œil du Malade, cinq minutes avant l'examen, une goutte d'une solution mydriatique, afin de dilater la pupille et d'agrandir ainsi le champ d'exploration. — Le Malade, assis devant le Chirurgien, reste dans une position immobile, le menton appuyé sur la plaque courbe *n*, l'œil fixe et dirigé constamment vers la boule *e* de la tige articulée *d* : cette boule, qu'il ne doit pas quitter des yeux, est destinée, par ses divers mouvements, à faire présenter successivement à la lumière tous les points de l'intérieur du globe oculaire. Le Chirurgien se place à un ou deux pieds du Malade; il dispose la lampe L de telle sorte, qu'elle envoie un faisceau de lumière sur le miroir réflecteur *a* ; de cette façon, la tête du Malade est complétement dans l'ombre et son œil seul est éclairé par le miroir *a*.

Toutes ces précautions étant prises, le Chirurgien peut examiner commodément les yeux du Malade. — La flamme F de la lampe envoie des rayons lumineux au miroir-lentille plan-concave *a*, derrière lequel est l'œil du Chirurgien : ce miroir concave réfléchit ces rayons, en les condensant en un faisceau lumineux, qui traverse l'appareil A et pénètre dans l'intérieur de l'œil du Malade, œil qui se trouve ainsi fortement éclairé. — Le miroir-lentille plan-concave *a* est partout étamé comme une glace, *excepté à son centre* où il offre un petit espace circulaire non étamé et par conséquent transparent, à travers lequel regarde le Chirurgien ; la lentille *b* est une lentille bi-convexe. Or, cette lentille bi-convexe *b* et la lentille-miroir *plan-concave a*, pouvant être éloignées ou rapprochées l'une de l'autre au moyen de la crémaillère *c*, constituent une véritable *lorgnette* très-grossissante. Le Chirurgien regarde par la partie non étamée de la lentille *a* et voit, dans ses moindres détails, l'intérieur de l'œil fortement éclairé par la réverbération de la flamme de la lampe, réverbération qui se fait au moyen de la partie antérieure concave de cette lentille *a*.

c. **Œil vu à l'ophthalmoscope.**—L'intérieur (*fig.* 36) du globe oculaire représente, ainsi que je l'ai déjà dit (4), un globe de lampe percé de deux ouvertures : une antérieure (*fig.* 3), dans laquelle sont enchâssés le cristallin et, un peu plus en avant, l'iris et la cornée ; une postérieure beaucoup plus petite, dans laquelle s'engage le nerf optique. Ce nerf s'épanouit tout aussitôt, comme une bulle de savon au bout d'un chalumeau, en une sphère membraneuse, transparente, qui tapisse l'intérieur du globe.

A l'état normal, le fond de l'œil, examiné à l'aide de l'ophthalmoscope, offre une teinte d'un rose jaunâtre uniforme, analogue à l'aspect et à la teinte que nous voyons quand nous regardons le soleil en face à travers nos paupières fermées.

Sur ce fond rose se détache (*fig.* 36), comme la lune dans un ciel pur, une tache ronde d'un jaune pâle : c'est la *papille* du nerf optique ; elle est située au fond de l'œil, à trois millimètres en dedans de l'axe optique principal, c'est-à-dire d'une ligne qui traverserait l'œil d'avant en arrière en passant par le centre de la cornée et du cristallin ; elle mesure 2 millimètres de diamètre, mais elle semble avoir, à l'ophthalmoscope, 10 millimètres, à cause des verres grossissants de cet instrument.

Du centre de la papille, on voit émerger des *artérioles* qui sont d'un rouge carmin, et des *veinules* qui sont plus grosses et sont d'un rouge plus foncé : chacun de ces canaux naît d'un tronc unique, qui occupe le centre de la papille d'où il émerge et qui se divise en deux branches, l'une supérieure, l'autre inférieure : chacune de ces deux branches se subdivise elle-même, près des bords de la papille, en deux autres branchilles qui se séparent en divergeant pour ramper dans l'épaisseur de la rétine où elles se ramifient. Si l'on exerce une légère compression sur l'œil que l'on examine ainsi, on voit des battements se produire dans ces canalicules sanguins, battements isochrones aux pulsations du pouls.

Outre ces artérioles et ces veinules, on découvre que ce fond rosé de l'œil, dont la teinte avait tout d'abord paru uniforme, est formé de plusieurs teintes différentes : ces aspects sont dus à la choroïde, que l'on aperçoit à travers la transparence de la rétine. On voit des traînées grisâtres, curvilignes, se dirigeant de la papille vers l'équateur de l'œil et formant un réseau irrégulier : elles sont dues à des accumulations de pigment. Enfin, si l'ophthalmoscope est armé de verres suffisamment grossissants et si le fond de l'œil est bien éclairé, on voit les *vasa vorticosa* de la choroïde, c'est-à-dire les veines de cette membrane nourricière de l'œil disposées en forme de tourbillon.

La *tache jaune*, qui se trouve exactement située sur le prolongement de l'axe optique principal de l'œil et où viennent se former les images des objets que nous regardons, apparaît sous la forme d'une tache obscure, arrondie ; à son centre, on aperçoit un point brillant, qui n'est autre chose que la *fosse* centrale de la rétine. Il est à remarquer qu'en ce point on ne voit aucune ramification artérielle ou veineuse.

67. ÉCLAIRAGE LATÉRAL. — Comme on ne saurait trop multiplier les moyens d'examen de l'œil, afin de bien en saisir les diverses altérations, on a imaginé l'*Eclairage latéral*. Comme pour l'ophthalmoscopie, l'examen du Malade se fait dans une chambre complétement obscure. On a une lampe, dont la flamme est entourée d'un globe opaque ; ce globe, étamé intérieurement, est percé d'une ouverture latérale qui concentre en un seul point tous les rayons lumineux : on obtient ainsi un puissant faisceau de lumière que l'on dirige sur les parties de l'œil que l'on veut examiner. — Les avantages de cet Eclairage latéral sont : 1° de pouvoir éclairer successivement, l'un après l'autre, des plans successifs de l'œil situés à diverses profondeurs, en laissant les autres plans dans l'obscurité ; 2° de pouvoir examiner des parties de l'œil placées derrière des portions déjà obscurcies : ainsi, on peut apprécier la forme et le volume du noyau du cristallin derrière la capsule cristalline en partie opacifiée ; 3° de pouvoir examiner les yeux d'un Malade avec une très-forte loupe, telle que celle de Brücke, sans projeter une trop forte lumière dans le fond de l'organe.

Les ulcérations, surtout les taies de la cornée ; les épanchements et les nébulosités des chambres de l'œil ; les changements de coloration et de forme de l'iris ; les diverses modifications dans sa structure ; les sécrétions diverses produites à sa surface ; les déformations de la pupille, ses adhérences à la face postérieure de la cornée ou à la face antérieure de la capsule cristalline, ainsi que la disposition des filaments membraneux qui peuvent en oblitérer l'ouverture ; enfin les dépôts de pigment ou de lymphe plastique à la surface de la capsule du cristallin ;..... toutes ces altérations seront vues, au moyen de l'éclairage latéral, avec une netteté qui ne laissera aucun doute sur leur disposition et leur nature.

68. ÉPREUVE DES TROIS IMAGES. — Si l'on place la flamme d'une bougie devant un œil parfaitement sain, et qu'on regarde de près et attentivement, on trouve dans cet œil trois images de la lumière : deux qui sont *droites*, placées l'une devant l'autre, et une troisième *renversée* très-petite qui est du côté opposé (*fig.* 33).

La *première image, droite,* est la plus grande, la plus brillante, la plus superficielle, la plus distincte ; elle est vue entre les deux autres. Elle est formée par la cornée, dont la surface antérieure convexe agit comme un miroir convexe.—La *seconde image, droite,* située plus profondément, est plus petite, plus diffuse, plus pâle et se voit difficilement ; elle est vue à gauche de la première. Elle est formée par la capsule antérieure et par les couches superficielles du cristallin, dont l'ensemble constitue une surface réfléchissante convexe. — La *troisième image, renversée,* est plus brillante que la seconde, mais plus pâle que la première ; elle est la plus petite des trois ; la pointe de la flamme est tournée en bas ; elle est vue à droite de la première image. Elle est formée par la capsule postérieure et par les couches profondes du cristallin dont l'ensemble constitue une surface réfléchissante concave, qui renverse l'image, ainsi que le font les miroirs concaves.

Ces trois images intra-oculaires de la flamme d'une bougie ont une très-grande importance pour le diagnostic de la Cataracte (47, *a*). Si l'on ne voit pas la seconde image (formée par la capsule antérieure et les couches antérieures du cristallin) et la troisième (formée par la capsule postérieure et les couches postérieures du cristallin), c'est une preuve que le cristallin est opaque ; si on les voit toutes les deux — ainsi que la première, qui se voit toujours, puisqu'elle est formée par la cornée — c'est une preuve que le cristallin a conservé sa transparence. Cette épreuve est surtout importante lorsque le cristallin semble être opaque, par suite d'un Glaucome (41), ou d'une opacité quelconque située en arrière de cette lentille vivante.

69. RECHERCHE DES PHOSPHÈNES. — A l'état normal, si l'on exerce une compression sur le globe oculaire avec un corps dur et peu volumineux, comme une baguette d'ivoire, par exemple, on provoque une apparition lumineuse à laquelle M. Serre a donné le nom de *phosphène :* au lieu d'une pression relativement douce, si l'on reçoit sur l'œil un coup un peu violent, comme un coup de poing, l'apparition lumineuse est beaucoup plus intense et, comme le disent certaines gens, on voit *trente-six chandelles.* — Cela est dû à ce que la rétine est douée d'une impressionnabilité spéciale, en vertu de laquelle elle répond par une sensation lumineuse à toute excitation, de quelque nature qu'elle soit.

L'apparition lumineuse, à laquelle on donne le nom de phosphène, est provoquée au moyen de la pression exercée sur le globe oculaire par un corps dur très-étroit, comme l'extrémité d'une baguette d'ivoire. — Quand on veut les provoquer, on rend presque obscure la pièce où l'on se trouve ; le Malade tient ses paupières à moitié fermées. Le Chirurgien, avec une baguette d'ivoire, exerce successivement une certaine pression ou un simple contact sur chacun des quatre points cardinaux du globe oculaire : la pression devant être exercée aussi loin que possible de la cornée, pour explorer les parties profondes de la rétine, il recommandera au Malade de regarder en bas quand lui-même pressera le haut du globe ; du côté de la tempe, quand il pressera le côté nasal, etc.

Ces phosphènes ont généralement la forme d'un croissant ou d'un anneau, croissant ou anneau ayant une clarté blafarde analogue à celle de la lune quand le ciel est un peu brumeux. — Ils résultent de la compression directe de la rétine (au travers cependant de la peau des paupières, de la sclérotique et de la choroïde); mais ils sont vus, non pas au niveau du point comprimé, mais au dehors de l'œil sur le trajet d'une ligne partant du point comprimé et passant par le centre optique de l'œil, c'est-à-dire à peu près en sens opposé : ainsi on voit le phosphène en bas, quand on comprime le globe oculaire en haut.

Il y a quatre phosphènes principaux : le *jugal* (vers la joue), le *frontal*, le *temporal*, le *nasal*. Ces quatre phosphènes peuvent aisément être provoqués dans tout œil normal, dont la rétine jouit de toute sa sensibilité. Mais si la rétine commence à se paralyser, à perdre de sa sensibilité, elle ne répond plus à cette excitation, à cette pression extérieure, et les phosphènes deviennent de plus en plus pâles et même s'éteignent peu à peu. — Or, l'expérience a démontré que cette paralysie de la rétine s'annonce presque toujours par la disparition successive des quatre phosphènes : le *jugal* disparaît le premier, puis le *frontal*, puis le *temporal*, enfin le *nasal*. Si, sous l'influence d'un traitement bien dirigé, la rétine recouvre peu à peu sa sensibilité, le phosphène *nasal*, disparu le dernier, reparaît le premier, puis le *temporal*.

Cette recherche des phosphènes est très-importante et fort utile dans le cas d'Amaurose, afin de préciser les points paralysés de la rétine. Malheureusement, tous les Malades ne sont pas susceptibles de rendre un compte exact des sensations qu'ils éprouvent.

70. VISIOMÈTRE. — De même que l'ouïe, l'odorat, le goût, le toucher, sont plus ou moins développés chez les divers individus, de même aussi la Vue est plus ou moins perçante, plus ou moins bonne, et cela presque à l'état normal. Dans la plupart des maladies des yeux, l'énergie ou l'acuité de la vue vont en diminuant : il est donc du plus grand intérêt pour le Spécialiste de suivre pas à pas, de pouvoir noter exactement et de chiffrer la marche ascendante ou descendante de cette fonction.

Il y a peu d'années encore, quand on faisait l'historique d'une affection des yeux, on se contentait d'indications assez vagues sur l'état de la vue. Jæger eut l'heureuse idée de créer une espèce de système métrique, à l'aide duquel on peut mesurer exactement le degré d'acuité de la vue. Ce système consiste tout simplement en une échelle progressivement croissante de caractères d'imprimerie, l'*échelle de Jæger :* elle comprend 20 numéros, depuis le 1 formé de lettres qui mesurent un demi millimètre, jusqu'au 20 qui mesure 20 millimètres. Cette échelle, admise par tous les Spécialistes, constitue ainsi une mesure, un langage de convention que tous comprennent.

Pour s'en servir, on place un des cartons, le numéro 8 par exemple, sur le *Visiomètre :* c'est un mètre, sur lequel sont gravés les centimètres et les millimètres, ainsi que les lignes et les pouces dont se servent encore les Opticiens. Sur ce mètre, couché au milieu d'un châssis, court un petit pupitre que fait mouvoir à volonté une crémaillère placée sur le côté de l'appareil. On se place bien en face, les yeux appuyés contre un gros binocle, et l'on fait avancer ou reculer le pupitre jusqu'au point où l'on distingue nettement et où on lit très-aisément les caractères d'imprimerie de ce numéro 8. Regardant alors la règle du Visiomètre, on voit à quelle distance on lit facilement ce numéro 8 : faisant alors le calcul, dont je donne plus loin la formule, on trouve le numéro des verres de lunettes que l'on doit prendre pour lire à 11 pouces ou 30 centimètres. — Je m'explique.

La Physique démontre cette loi : s'il s'agit de choisir le numéro des verres de lunettes qui conviennent à un Presbyte, il suffit de multiplier la distance de la vue normale (30 centimètres ou 11 pouces) par la distance à laquelle il voit, et à diviser le produit par la différence des deux distances. — Si, par exemple, un Presbyte ne lit le numéro 8 de Jæger qu'à 24 pouces, au lieu de le lire à 11 pouces, comme le font les personnes qui ont une vue normale, on fera le calcul suivant :

$$\frac{11 \times 24}{24 - 11} = 20.$$ Il faudra donc donner des verres bi-convexes numéro 20, pour que ce Presbyte lise aisément à 11 pouces de distance. — Si un Myope ne lit le numéro 8 de Jæger qu'à 6 pouces, au lieu de le lire à 11, on fera le calcul suivant : $\frac{11 \times 6}{11 - 6} = 13.$ Il faudra donc donner des verres bi-concaves numéro 13, pour que ce Myope lise aisément à 11 pouces de distance, c'est-à-dire à une distance moyenne.

Les numéros indiqués par ces calculs sont ceux qui sont nécessaires pour voir distinctement des objets rapprochés. Pour voir nettement des objets éloignés, il faudra *doubler le numéro indiqué pour les Presbytes,* et il faudra *prendre la moitié du numéro pour les Myopes* (Chevalier).

Mais il arrive quelquefois, surtout dans les cas de Presbytie très-avancée ou d'Amblyopie, que le Malade ne voit pas assez pour lire à quelque distance que ce soit. Il faut alors procéder par tâtonnements et placer successivement devant ses yeux des verres bi-convexes de divers numéros, jusqu'à ce qu'il puisse lire facilement à la distance normale de 30 centimètres.

Il est ainsi très-facile de constater chez un Malade l'état de sa vue, le jour où on l'examine pour la première fois, et de suivre pas à pas, de noter et de chiffrer l'amélioration progressive ou l'affaiblissement de cette fonction. La première fois qu'on l'examine, on lui fait lire l'un des numéros de l'échelle de Jæger, le 8 par exemple, et l'on note la distance à laquelle il le lit distinctement et sans le moindre effort. On réitère la même épreuve au bout de quelque temps, et l'on constate si cette distance est alors plus grande ou plus petite que la première fois : si elle est plus grande, c'est que la vue s'est améliorée ; si elle est plus petite, c'est qu'elle s'est affaiblie. — Ou bien encore on détermine, le premier jour, quel est le numéro de Jæger que le Malade peut lire facilement à la distance de la vue normale, c'est-à-dire 11 pouces : aux consultations ultérieures, on recherche si le Malade, placé toujours à 11 pouces de l'échelle Jæger, peut lire des caractères plus fins, ou s'il ne peut lire que des caractères plus gros.

Inégalité des deux yeux. — Malgré que les deux yeux d'une même personne soient exactement construits de la même façon, il est extrêmement rare que ces deux yeux, même à l'état normal, voient également bien : il y en a presque toujours un qui est meilleur que l'autre. — Cette différence, qui existe même à l'état normal, est encore bien plus prononcée quand les yeux sont atteints de Myopie, ou de Presbytie, ou d'Asthénopie, ou bien d'une des diverses anomalies fonctionnelles de la vue, ou bien enfin d'une Cataracte ou d'une Amaurose : on peut dire que presque jamais ces diverses affections n'existent au même degré à droite et à gauche. Il est même assez fréquent qu'un œil soit presbyte, myope, asthénope ou faible, ou bien atteint d'un trouble quelconque de la vue, alors que l'autre œil est complétement sain. Comme le Malade se sert de ses deux yeux à la fois, il ne s'en aperçoit pas, parce que le bon fonctionnement de l'œil sain masque le mauvais fonctionnement de l'œil affaibli ou malade.

Or, il est du plus haut intérêt d'être averti assez à temps de ce trouble de la vue limité à un seul œil, parce que la maladie prise à temps aura plus de chances d'être guérie, que si on laisse le mal exister pendant longtemps. — Il en sera de même pour la différence d'intensité de la Myopie, ou de la Presbytie, ou de l'Asthénopie, à droite et à gauche : il faudra nécessairement avoir, pour chacun des yeux, des verres proportionnés au degré du trouble de la vue.

LES LUNETTES.

On donne les noms de *lunettes*, *bésicles*, *conserves*, *lorgnons*, *binocles*, etc., à des instruments d'optique, d'un usage extrêmement répandu, qui sont destinés à modifier la direction des rayons lumineux de façon à rendre la vue plus nette et plus parfaite.

Ces précieux appareils d'optique, dont la simplicité

et l'extrême vulgarité empêchent d'apprécier tout le prix, étaient inconnus des Anciens : on ne trouve pas trace des lunettes dans la littérature grecque et romaine, dans les statues et les bas-reliefs, les médailles, les peintures de toute sorte, avant l'an 1200. On en attribue l'invention, soit à Roger Bacon (1204), le savant et célèbre moine anglais ; soit à della Spina (1313), moine dominicain de Pise ; soit à Salvino Armato (1317), gentilhomme de Florence.

Je ne ferai pas ici une description détaillée des lunettes : je me bornerai à indiquer comment elles agissent, et les règles que l'on doit suivre pour en faire un choix judicieux et un usage intelligent.

71. DISPOSITIONS GÉNÉRALES. — *a*. Montures. — Les montures sont en argent, en or, en acier, en écaille, en corne ; elles ont des formes diverses : de là les noms de lunettes, pince-nez, binocles, lorgnons, etc. Une monture se compose des cercles, du pont et des branches. — Les *cercles* sont les deux cadres destinés à recevoir les verres dans une rainure creusée sur leur circonférence intérieure ; ils sont ordinairement de forme ovale, quelquefois circulaire, plus rarement rectangulaire ; ils s'ouvrent vers le côté des branches, pour l'introduction des verres, qui y sont maintenus par une petite vis. — Le *pont* est l'arcade qui repose sur le nez. La grosseur et la forme du nez ne sont pas les mêmes chez toutes les personnes ; il est cependant nécessaire que l'écartement des cercles soit tel, que le centre des verres corresponde exactement avec l'axe optique (18) de chacun des yeux, ou approximativement avec le centre de chaque prunelle : sinon, il y a fatigue et trouble de la vue. On aura donc soin de prendre des montures en $\times$, si l'on a un nez ordinaire, en $\curlywedge$, si l'on a un nez un peu fort, en $\frown$, si l'on a un nez plus gros encore. — Les *branches*, destinées à fixer les lunettes aux parties latérales de la tête, n'existent pas dans les pince-nez et les lorgnons; elles sont simples, ou bien doubles ou brisées. Telles sont les montures ordinaires; mais, pour les Malades atteints de photophobie (63, *a*), c'est-à-dire chez lesquels la lumière détermine une sensation plus ou moins pénible, on leur donne des lunettes à verres colorés et on garnit les branches avec des goussets de soie noire ou verte : on diminue ainsi l'intensité de la lumière et l'on en prévient le passage sur les parties latérales.

b. **Nature du verre employé**. — Le verre employé pour la fabrication des lunettes est de trois espèces : le crown-glass, le flint-glass et le cristal de roche. — Le *crown-glass* est le verre qui sert à la fabrication des glaces, et, un peu moins pur, des vitres et des verres à boire communs. Quand il est très-pur, il est composé de : sable blanc très-pur ou silice, 120; carbonate de potasse, 35; carbonate de soude, 20; craie, 20; acide arsénieux, 1. Il est plus dur que le flint-glass ou cristal, bien qu'il ait moins d'éclat et de sonorité; c'est le verre qui convient le mieux pour les lunettes. — Le *flint-glass*, ou cristal, sert à la fabrication des verres à boire, des carafes, des cristaux de toute espèce. Il est composé de : sable blanc, 42,5; oxyde de plomb, 43,5; potasse, 11,7; alumine, 1,8; chaux, 0,5. Ce qui le distingue du crown-glass, c'est qu'il contient une notable proportion de plomb; il est très-difficile à fabriquer et à obtenir pur, car il s'y forme souvent des stries; il est moins dur que le crown et se raye aisément; il possède un grand pouvoir de dispersion, décompose beaucoup la lumière et jette par conséquent beaucoup de feux. Cette dernière propriété, qui est une qualité pour les cristaux, est un défaut pour les lu

nettes : les verres en flint-glass irisent les objets, c'est-
à-dire les font voir entourés d'une frange irisée, et fatiguent la vue. — Le *cristal de roche*, ou quartz hyalin,
se trouve dans les Alpes, le Dauphiné et surtout à
Madagascar ; on le trouve, réuni en grands filons ou
veines, sous la forme de prismes hexaèdres ou à six
pans, terminés à chaque extrémité par une pyramide
à six faces triangulaires ; quelquefois il a la forme d'un
rhomboïde légèrement obtus, ou d'un prisme à base
oblique, ou d'une masse plus ou moins régulière. Il est
phosphorescent par le frottement ; il étincelle sous le
choc de l'acier ; il est plus léger et cependant plus dur
que le flint-glass ou cristal artificiel et que le crown ; sa
taille est très-difficile, très-coûteuse, et il ne produit
guère plus d'éclat et ne jette pas plus de feux que le flint-
glass de premier choix. Comme il est très-réfringent,
qu'il décompose puissamment la lumière et qu'il donne
une couleur irisée aux objets que l'on voit à travers son
épaisseur, il est moins bon que le crown-glass pour la
fabrication des lunettes : on ne peut l'employer à cet
usage, qu'en le coupant perpendiculairement à l'axe du
cristal.

Quelle que soit leur matière, les verres des lunettes
doivent remplir les conditions suivantes : examinés de
face à la loupe, ils ne doivent présenter dans leur épaisseur ni bulles, ni stries, ni neiges, parce que ces dé-
fauts modifient la marche des rayons lumineux et, par
conséquent, leur convergence ou leur divergence ; placés sur un morceau de papier blanc, ils doivent être parfaitement limpides, transparents, et n'offrir aucune
teinte ; ils seront d'un poli égal et n'offriront à leur surface aucune tache, aucun sillon ; les objets, vus à travers, seront nets et purs.

c. **Courbures des verres.** — La *forme* des verres,

ainsi que je l'ai dit à propos des montures, est ordinairement ovale, quelquefois circulaire, plus rarement rectangulaire. — Les *courbures* sont de deux espèces, isocèles ou périscopiques. Les verres *isocèles* sont ceux dont les deux faces offrent des courbures égales, appartenant à un même rayon : telles sont les lentilles *bi-convexes* A et *bi-concaves* D (*fig.* 15), dont les deux surfaces sont également convexes ou également concaves : ce sont presque les seuls verres employés. Les verres *périscopiques* sont ceux dont les deux faces offrent des courbures inégales, appartenant à deux rayons d'inégale grandeur ; telles sont les lentilles dites *ménisques convergents* C et *ménisques divergents* F (*fig.* 15) ; ces verres, prônés par Wollaston qui leur attribue l'avantage de faire voir les objets nettement dans un plus grand espace, n'offrent guère plus d'avantage, pour la netteté de la vue, que les verres isocèles ordinaires. — Si l'on veut bien se rappeler ce que j'ai dit aux paragraphes des lentilles (9, 10, 11), on verra que ces verres de lunettes ne sont, en définitive, que des lentilles plus ou moins fortes : verres *bi-convexes* (10), ou *convergents*, nommés encore verres *positifs*, destinés aux Presbytes et aux opérés de Cataractes ; verres bi-concaves (11), ou divergents, nommés encore verres *négatifs,* destinés aux Myopes.

d.. **Taille.** — La *taille* des verres de lunettes s'effectue en usant des disques, ou rondelles de verre, par un frottement prolongé, avec de l'émeri mouillé, dans des *bassins* de cuivre pour les verres à courbure convexe, et sur des *calottes* pour les verres à courbure concave. Comme il y a une centaine de numéros ou de degrés de courbure pour les verres convexes et pour les verres concaves, il faut nécessairement une cen-

taine de bassins et une centaine de calottes. — Voici
comment on les obtient. On prend une feuille de cuivre
et l'on y trace au milieu une ligne droite ; on marque
sur cette ligne deux petits traits à la distance de
60 pouces, par exemple, l'un de l'autre (les Opticiens
se servent encore, bien à tort évidemment, de ces
anciennes mesures) ; prenant alors un compas, on en
écarte les branches de façon que ses deux pointes
reposent sur chacun des deux traits distants l'un de
l'autre de 60 pouces ; appuyant alors sur l'une des
pointes qui reste immobile, on trace avec l'autre pointe
sur la feuille de cuivre un demi-cercle qui mesure
ainsi 60 pouces de rayon ou de courbure. Cela fait, on
découpe la feuille de cuivre en suivant avec un très-
grand soin la courbe tracée par le compas et l'on obtient
ainsi deux *calibres*, l'un convexe, l'autre concave, avec
lesquels on construit le bassin et la calotte de 60 pouces.
Ce sera ce bassin et cette calotte qui serviront à fabriquer les verres convexes et les verres concaves ayant
60 pouces de courbure et auxquels on donnera par
conséquent le numéro 60.

Ainsi donc un verre (concave ou convexe) numéro
60 est un verre qui a 60 pouces de courbure, ou
qui appartient à un cercle qui a 60 pouces de rayon.
— Il en est exactement de même pour tous les
numéros des verres concaves ou convexes : le verre
numéro 10 a 10 pouces de courbure ; ou bien, le verre
numéro 40 appartient à un cercle qui a 40 pouces de
rayon, etc.

e. **Ce que signifient les numéros.** — Il résulte de ce
que je viens de dire, que plus un numéro est fort ou
élevé, plus le verre est faible ; le numéro 20 sera
moins convexe ou concave, c'est-à-dire moins convergent ou divergent, que le numéro 10 et, par conséquent,

19.

plus faible. Un cercle qui a 60 pouces de rayon forme une courbure bien moins prononcée qu'un cercle qui n'en a que 10 ; une pièce de 5 francs en argent forme sur ses bords une courbure moins convexe qu'une pièce de 50 centimes, ainsi qu'on peut le vérifier aisément. — Or, nous savons (11, *f*) que plus le rayon de courbure d'une lentille, c'est-à-dire le rayon qui a tracé la courbe à laquelle appartient cette lentille, est petit et plus celle-ci est convergente ou divergente ; en d'autres termes, plus une lentille est convexe, plus elle est convergente ; plus elle est concave, plus elle est divergente. Par conséquent, plus un numéro de verres de lunettes est élevé et plus le verre est faible, tel qu'on l'entend vulgairement : le numéro 60 d'un verre convexe pour Presbyte, par exemple, sera moins fort ou moins convergent que le numéro 10, parce qu'un rayon de 60 pouces décrit une courbe plus aplatie, plus grande, qu'un rayon de 10 pouces.

C'est d'après ces principes qu'on a rangé les numéros des verres de lunettes en quatre séries.

Verres concaves, pour les Myopes :

Myopie faible :   60, 30, 20, 18, 16 ;
—   ordinaire : 15, 14, 13, 12, 11, 10 ;
—   forte :   9, 8, 7, 6, 5, 4 1/2, 4 ;
—   très-forte : 3 3/4, 3 1/2, 3, 2 3/4, 2 1/2, 2, 1 3/4.

Verres convexes pour les Presbytes et les opérés de Cataracte :

Presbytie faible :   80, 72, 60, 48, 36, 30, 24, 20 ;
—   ordinaire : 18, 17, 16, 15, 14, 13, 12 ;
—   forte :   11, 10, 9, 8, 7, 6 ;
—   très-forte : 5, 4 1/2, 4, 3 1/2, 3, 2 1/2, 2.

Cette dernière série est pour les opérés de Cataracte.

72. CONSERVES. — Ce sont des lunettes qui ont seulement pour but de protéger les yeux contre une lumière trop vive, ou bien de les préserver contre les corpuscules et les poussières qui voltigent dans l'air.

Verres. — Les verres des conserves diffèrent de ceux des lunettes sous deux rapports essentiels. — 1° Ils ne sont ni convexes ni concaves, mais ils sont à surface *plane*, comme les vitres qui garnissent nos fenêtres. — 2° Au lieu d'être incolores, comme ceux des lunettes, ils sont plus ou moins *colorés* en bleu, ou en vert, ou en gris.

Les verres *verts* altèrent la couleur naturelle des objets que l'on regarde et leur donnent une teinte jaune-verdâtre : au moment où l'on ôte ces conserves de devant ses yeux, on a la sensation de la couleur complémentaire du vert, c'est-à-dire le jaune, et tous les objets offrent une teinte jaunâtre.

Les verres *bleus* ont les mêmes inconvénients, mais moins prononcés : les objets que l'on regarde sont teintés de bleu et d'un peu de rouge ; quand on ôte les conserves, on voit tous les objets un peu teintés de rouge, couleur complémentaire du bleu.

Les verres *gris,* ou *enfumés,* n'ont pas les mêmes inconvénients : ils affaiblissent seulement la couleur et la clarté des objets que l'on regarde à travers, mais ils n'en changent pas la teinte ; ils atténuent, ils modèrent l'intensité de la lumière qui fatigue la rétine, mais ils ne dénaturent pas la coloration naturelle de tout ce que l'on regarde.

Montures. — Quand la fatigue de la vue est peu prononcée, on se contente des montures ordinaires de lunettes. Mais comme alors il passe une grande quantité de rayons lumineux tout autour du verre, il est quelquefois nécessaire de s'opposer à ce passage : c'est surtout dans le cas de Photophobie (63, *a*), alors que la lumière exerce sur la rétine une sensation douloureuse plus ou moins pénible. On a alors recours, soit aux montures en *fer à cheval*, soit aux montures dont les branches sont garnies de *goussets* en crêpe noir. — Dans tous les cas, il est toujours préférable de placer les verres dans des montures à *grands* cercles : c'est moins coquet, évidemment, mais ils tamisent bien plus complétement la lumière et s'opposent davantage au passage des rayons périphériques.

Les Conserves sont utiles quand on s'expose, pendant un certain temps, à une clarté très-vive ; ou bien quand on travaille sur de grands registres ou de grandes feuilles de papier, ou sur des étoffes blanches qui reflètent vivement la lumière ; ou bien quand on est atteint de photophobie, c'est-à-dire quand les yeux supportent difficilement la lumière. Mais, en dehors de ces cas, elles sont plus nuisibles qu'utiles, parce qu'elles habituent les yeux à une obscurité artificielle et les rendent ainsi plus impressionnables à l'action de la lumière ordinaire.

Les *Lunettes de chemin de fer* consistent en des verres à vitre incolores, ni concaves ni convexes, enchâssés dans des montures dont les cadres et le commencement des branches sont garnis d'un treillis métallique très-fin : elles ont pour but de prévenir l'introduction dans les yeux des corpuscules et poussières qui voltigent dans l'air, surtout quand on occupe un coin du wagon et que l'on reçoit l'air en pleine figure.

73. CHOIX DES LUNETTES. — Il est extrêmement important de choisir avec soin ses lunettes, de prendre le numéro qui convient le mieux à la portée actuelle de la vue. La meilleure manière de faire un choix judicieux consiste à mesurer exactement, à l'aide du Visiomètre ou d'un moyen analogue, la portée naturelle de chacun des deux yeux ; d'établir à quelle distance on peut lire, sans le secours de lunettes, les caractères ordinaires d'imprimerie tels que ceux de ce livre ; puis, de faire le calcul qui indique le numéro qui convient ; on contrôlera ce résultat et on le modifiera, à la rigueur, en essayant le numéro indiqué et en constatant s'il est trop fort ou trop faible. Quand la Myopie ou la Presbytie existent à l'état simple, sans complication d'Asthénopie, le calcul indique d'une façon précise le numéro qui convient ; mais quand il est survenu d'autres altérations de la vue, le choix est beaucoup plus difficile et exige un examen préalable plus approfondi et l'emploi de l'ophthalmoscope.

Je ne m'occuperai ici que du choix des lunettes pour la Presbytie et la Myopie ; j'ai décrit ailleurs les verres qui conviennent à la Diplopie (63, *e*), à la Loucherie (59, *b*) et à l'Astigmatisme (63, *f*).

a. **Lunettes pour la Presbytie.** — La Presbytie dépend, ainsi que je l'ai déjà expliqué (61) : de la perte de la faculté d'accommodation ; d'une convexité moindre de la cornée et du cristallin, devenus ainsi moins convergents ; d'une diminution du diamètre antéro-postérieur de l'œil, qui s'est un peu aplati dans ce sens. Il en résulte que les rayons lumineux, partis d'un objet peu éloigné des yeux, seront pour ceux-ci trop divergents et iront former leur foyer *en arrière* de la rétine (*fig.* 33). Afin de réunir ces rayons divergents *sur* cette membrane sentante, il faudra donc placer devant les yeux des verres *convergents*, ou bi-convexes, qui atténueront la divergence de ces rayons lumineux (*fig.* 31) ; plus la divergence sera prononcée, plus les verres que l'on prendra devront être convergents. — Il ne faudra pas recourir trop tard à l'emploi des lunettes, car l'œil se fatigue et s'épuise aux tentatives qu'il fait pour distinguer nettement les objets rapprochés ; aussi, quand on est obligé d'éloigner les objets pour mieux les voir et qu'on se rapproche instinctivement du jour, ou de la lampe, pour lire ou pour travailler ; quand les petits objets, quand les lettres d'un journal ou d'un livre, sont vues confusément au bout de quelques instants ; quand les yeux se fatiguent rapidement à la lecture ou à tout autre travail attentif ;...... c'est le moment de recourir à l'emploi des lunettes, en ayant soin de débuter par des verres très-faibles.

On commencera, à l'aide du Visiomètre (70), par faire les essais nécessaires pour mesurer exactement la puissance actuelle de la vue et l'on choisira, pour chacun des deux yeux, le numéro qui conviendra le mieux. Ces verres choisis ne devront être ni trop forts, ni trop faibles : trop forts, ils fatigue-raient les yeux, par une concentration trop grande des rayons lumineux sur la rétine, qui ne tarderait pas à en être un peu congestionnée ; trop faibles, ils ne soulageraient pas suffisamment la vue et contrain-draient les yeux à faire de trop grands efforts d'accom-modation. Pour choisir exactement le numéro, on cons-tatera pour chaque œil, avec le Visiomètre, la distance à laquelle le Presbyte lit facilement et sans lunettes les caractères d'imprimerie de ce livre ; puis, on fera le calcul suivant, en supposant que cette distance soit 18 pouces :

$$f \; \frac{11 \times 18}{18 - 11} = \frac{198}{7} = 28$$

(*f* est le numéro du verre à trouver ; 11 est la distance de la vue normale ; 18 est la distance de la vue du Presbyte). — On vérifiera ensuite, par l'essai des verres, si le numéro choisi convient parfaitement.

Les verres que l'on adoptera *ne devront pas grossir les objets,* mais seulement les rendre plus nets, plus distincts : tout verre qui grossit est trop fort et ne peut manquer de fatiguer la vue.

La Presbytie, ainsi que je l'ai dit, offre en général trois degrés, qui réclament chacun des verres différents. — Au début, alors que le Presbyte lit difficilement à la distance de 30 centimètres et voit beaucoup mieux à 40 ou 45 centimètres, il faudra généralement prescrire des verres positifs, ou bi-convexes, dont le numéro variera entre 48 et 20, numéro que l'on précisera d'ailleurs d'une façon exacte pour chaque œil à l'aide du Visiomètre (70). — Au deuxième degré, lorsque le Presbyte ne peut presque plus lire, sans lunettes, à la distance de 30 centimètres ; lorsqu'il voit mieux les gros objets un peu éloignés avec ses lunettes qu'à l'œil nu ; on prescrit des verres dont le numéro varie ordinairement entre 20 et 12. — Enfin quand le Presbyte ne peut plus voir, sans lunettes, les objets rapprochés et que, sans elles, il voit confusément les objets éloignés, on est presque toujours forcé d'arriver aux numéros 12 à 6.

Quand la Presbytie est très-prononcée, il est presque toujours forcé de se servir de lunettes même pour voir de loin. Dans ce cas, le Presbyte aura deux paires de lunettes : l'une pour lire, écrire, travailler, et l'autre voir de loin ; si celle pour lire porte le numéro 10, il faudra *doubler* le numéro pour celle qui sert à voir de loin et prendre le 20. Il ne faudra pas que le Presbyte conserve en tout temps sur ses yeux les lunettes fortes qui servent à lire, car ses yeux s'y habitueraient et il ne tarderait pas à être forcé de prendre, pour lire, des verres encore plus forts.

L'altération des yeux qui cause la Presbytie faisant des progrès avec l'âge, on sera généralement forcé de changer ses lunettes de temps en temps, de prendre des verres de plus en plus forts ; mais, comme l'usage

de verres forts augmente proportionnellement la difficulté de voir, sans lunettes, les menus objets à une
petite distance, on ne devra pas faire ces changements à la légère ; on sera averti du moment opportun,
par la reproduction des sensations qui ont forcé d'a-
voir recours aux lunettes pour la première fois.

b. **Lunettes pour la Myopie.** — Nous avons vu
(60, *b*) que, sous l'influence de causes anatomiques et
physiologiques dont j'ai essayé de faire comprendre
l'action, les yeux des Myopes ont subi un allongement
antéro-postérieur, en même temps qu'un excès de
convexité de la cornée et du cristallin. Il résulte de
ces modifications complexes, survenues dans la construction optique de ces yeux (*fig.* 30), deux choses :
1° la cornée et le cristallin, qui constituent les verres
vivants de l'appareil optique de l'œil, *sont trop convergents*, et ils peignent l'image des objets *en avant*
de la rétine ; 2° la rétine est trop éloignée du cristallin,
puisque l'œil est trop allongé, et c'est encore une raison
de plus pour que l'image des objets que l'on regarde
se peigne *en avant* de la rétine.

Que faut-il faire ? L'Optique nous l'apprend (11) : il
faut placer devant ces yeux des lentilles négatives, ou
bi-concaves, puisque ces lentilles *font diverger* les
rayons lumineux qui les traversent. C'est ce que démontre d'ailleurs l'expérience et c'est ce qu'expliquent
les notions d'Optique placées au commencement de ce
volume (11, *a, b*).

Mais il faut, en outre, savoir choisir le degré de concavité de ces lentilles, ou verres de lunettes ; il faut
savoir quel est le numéro qui convient le mieux.

Pour cela on commence, à l'aide du Visiomètre (70),
ou de tout autre moyen, par établir d'une façon exacte
quelle est la distance de la vue distincte de chacun

des deux yeux : nous savons, en effet, que la puissance de la vue n'est pas toujours la même dans chacun d'eux. On note alors cette distance, qui est par exemple de 4 pouces. Comme le verre de lunette doit faire lire facilement à une distance de 11 pouces, on multiplie 4 par 11 et on en divise le produit par la différence, ce qui donne le numéro du verre qui convient, c'est-à-dire 6 2/7.

Voici cette formule :

$$f = \frac{p \times d}{p - d} \quad \text{ou bien} \quad f = \frac{11 \times 4}{11 - 4} - \frac{44}{7} = 6\ 2/7$$

f est le numéro du verre à trouver ; p est la distance de la vue normale, c'est-à-dire 11 pouces ; d est la distance de la vue du Myope constatée par le Visiomètre.

Dans l'exemple choisi, le numéro 6 est celui qui convient pour voir nettement *les objets rapprochés,* pour lire, écrire, travailler. Mais il ne faut pas oublier que les mêmes verres ne peuvent pas servir pour voir distinctement des objets éloignés et des objets rapprochés : les objets éloignés forment leur foyer (11) plus au devant de la rétine que ceux qui sont rapprochés ; par conséquent, les verres qui servent pour lire ne sont pas assez forts pour voir de loin. — On trouve très-aisément le numéro des verres pour voir nettement *les objets éloignés :* on n'a qu'à prendre la moitié du numéro qui sert à voir de près. Ainsi, quand le numéro 12 permet de lire facilement à la distance ordinaire de 11 pouces ou 30 centimètres, le numéro 6 permettra de voir nettement de loin : on pourra d'ailleurs, par tâtonnements, essayer si le 6 1/2 ou le 7 ne sont pas suffisants et faire en sorte de prendre les verres les plus faibles possible, c'est-à-dire le 6 1/2, ou même le 7, si l'on peut.

Il faudra toujours essayer la force visuelle de chaqu e

œil séparément, car il arrive presque toujours que cha-que œil n'est pas myope au même degré : on répétera donc les mêmes épreuves pour chacun des deux yeux et, s'il est nécessaire, on prendra pour chacun d'eux un numéro différent.

La Myopie nécessite des verres plus ou moins forts, selon le degré auquel elle est parvenue. — Au début, quand on lit aisément à 20 ou 25 centimètres ; quand on voit assez bien les gros objets éloignés et que, seu-lement, l'on ne peut pas en distinguer les détails ; à ce degré, on emploie généralement des verres négatifs ou bi-concaves dont le numéro varie entre 24 et 15, et l'on n'en fait usage que pour voir les objets éloignés. — Au deuxième degré, quand on ne peut lire qu'à 15 ou 20 centimètres ; quand on ne voit que confusément les gros objets éloignés et que l'on reconnaît difficile-ment les passants ; dans ce cas, on emploie d'ordinaire des numéros qui varient entre 12 et 7 ; on ne doit pas alors porter en tout temps ses lunettes et l'on doit sur-tout les ôter pour lire et même pour vaquer à ses oc-cupations ordinaires dans la maison. — Au troisième degré, quand on ne peut lire qu'en rapprochant son livre à 10 ou 15 centimètres des yeux ; quand on voit confusément les objets éloignés ; quand on ne distin-gue même pas bien nettement les traits des personnes placées à peu de distance ; dans ce cas, il faut avoir deux paires de lunettes, l'une avec des verres numéro 3, 4 ou 5 pour les objets éloignés, et l'autre avec des verres moitié plus faibles, 6, 8 ou 10, pour les objets rapprochés.

Quand les verres négatifs sont bien choisis, qu'ils conviennent réellement, ils ne doivent ni rapetisser les objets, ni les rapprocher ; ils ne doivent pas produire une trop grande netteté de la vue, analogue à celle que donne une lorgnette, car il ne tarderait pas à en résulter une surexcitation de la rétine et une fatigue notable de la vue ; ils ne doivent pas non plus déterminer une sensation de gêne, de pression, de picotements dans les yeux, car cet état annonce un commencement d'excitation de la rétine ; enfin, au moment où l'on ôte les lunettes de devant ses yeux, la vue ne doit pas devenir plus trouble, pour distinguer les objets rapprochés, qu'elle ne l'était avant de les mettre sur son nez.

74. CONSEILS POUR L'USAGE DES LUNETTES. —

Je ne puis donner que des conseils *généraux*, s'appliquant à la majorité des cas ; je devrais faire précéder chaque précepte par ces mots : en général. Il arrive en effet très-souvent, dans les diverses affections de la vue, ainsi d'ailleurs que dans toutes les maladies qui peuvent atteindre notre organisme, que le traitement, que les préceptes doivent être modifiés selon chaque individu : on a à traiter, ici comme dans la pratique ordinaire, non pas des maladies, mais des malades, et l'affection oculaire suit une marche tout aussi différente chez cent individus divers, que la fièvre typhoïde, par exemple, chez cent malades pris au hasard.

Quand on place sur son nez les lunettes, il faudra avoir grand soin de les poser aussi verticalement que possible et non pas obliquement : les rayons lumineux, en passant obliquement à travers les verres, subissent une réfraction irrégulière et produisent par conséquent une image moins nette et moins pure.

Il ne faut les rapprocher des yeux ni trop, ni trop peu : en les rapprochant trop, elles gênent les mouvements des paupières et se troublent elles-mêmes par le contact de la pointe des cils ; en les éloignant trop, en les laissant descendre sur le nez, elles ne sont plus perpendiculaires, ce qui change le mode de réfraction et donne aux verres un pouvoir différent.

Comme la transpiration et la vapeur de l'haleine, ainsi que l'humidité de l'air, déposent sur les verres un peu de vapeur ou de buée, il faut avoir soin d'ôter ses lunettes de temps en temps et de les essuyer soigneusement avec son mouchoir ou tout autre linge très-fin, ou mieux encore avec une peau fine.

Beaucoup de personnes ont l'habitude, au lieu de placer les lunettes très-près de leurs yeux, de les laisser descendre plus ou moins sur le dos du nez, sans songer que cet éloignement des verres augmente d'autant leur pouvoir réfringent : elles augmentent ainsi le numéro du verre ou la force de leurs lunettes.

D'autres personnes, quand elles ont à se livrer à quelque travail qui réclame une netteté plus grande de la vue, placent une seconde paire de lunettes par dessus celles qu'elles emploient d'ordinaire : elles augmentent ainsi de beaucoup trop la force de leurs verres.

Quand on ôte ses lunettes, il ne faut jamais les placer à plat, car les verres se rayent facilement par le frottement et par le simple contact des inégalités des corps sur lesquels on les pose : il faut les placer de champ, sur leur monture, et les branches ouvertes : sans cette précaution, on ne tarde pas à voir les verres se rayer, se dépolir, ce qui altère la netteté et la pureté de la vision ; ce conseil s'adresse surtout aux Presbytes et aux opérés de Cataracte, dont les verres sont convexes.

Le but principal des lunettes, et même le seul qu'elles puissent atteindre, est de soutenir la vue, de la soulager, d'en prévenir et d'en diminuer la fatigue. Les yeux, armés de lunettes convenables, peuvent continuer à travailler pendant un temps assez long, sans éprouver de fatigue ; en tous cas, ce temps de travail, sans trop de fatigue, est beaucoup plus long que s'ils étaient privés de ces utiles auxiliaires.

Toute espèce de lunettes fait perdre aux yeux de leur

pouvoir d'accommodation (18), parce que cháque espèce
de verre enchaîne les yeux à un point de vue fixe et invariable : ainsi, avec tel numéro, on verra nettement et
distinctement à telle ou telle portée de vue, mais on
verra beaucoup moins bien à telle ou telle autre. —
Plus les lunettes sont fortes, plus elles font perdre aux
yeux leur pouvoir d'accommodation, parce qu'elles res-
treignent davantage la portée de la vue. — Il faut donc,
afin de conserver aussi longtemps que possible ce pouvoir d'accommodation, se contenter de verres d'une force
justement suffisante, pour suppléer à la faiblesse de la
vue, et essayer de temps en temps de s'en passer dans
les circonstances où l'on n'en a pas absolument
besoin.

Je ne puis fixer, d'une manière générale, le numéro
des lunettes par lequel on doit commencer : cela dépend
de la portée actuelle de la vue, de l'âge de la personne
et de diverses circonstances. — En général, on commence par des numéros trop puissants : ces verres,
au lieu d'améliorer la vue, de diminuer le travail accom-
modatif des yeux, ne font que fatiguer et congestionner
ces organes et augmenter la faiblesse de la vue : il faut
donc beaucoup de prudence.

Nous savons (71, e) que les numéros des verres de
lunettes expriment la longueur du rayon qui a servi à
décrire la courbe de ces verres : comme une convexité
ou une concavité sont d'autant plus faibles et d'autant
moins accentuées que leur rayon est plus grand, les
verres qui portent un numéro élevé sont donc très-peu
convexes ou très-peu concaves. Il n'y aura donc pas
grand inconvénient, pour les numéros élevés, de descendre plusieurs degrés de l'échelle à la fois. Mais
pour les numéros faibles, c'est-à-dire pour les verres
très-convexes ou très-concaves, il faudra descendre
degré par degré, en se guidant toujours, pour le choix

des numéros, sur la portée actuelle de chacun des deux yeux.

Les Presbytes et les Myopes aggravent très-souvent le mauvais état de leurs yeux, en choisissant mal leurs lunettes, en prenant des verres trop forts et en en faisant un usage exagéré. Si l'habitude de trop rapprocher les objets altère profondément la portée de la vue et diminue notablement la faculté d'accommodation, c'est-à-dire la possibilité de voir à des distances diverses, les lunettes un peu fortes produisent le même effet à un plus haut degré : elles fixent et enchaînent pour ainsi dire la vision à une distance donnée, à la distance du foyer des lunettes. Pour lire, écrire, ou travailler sur de menus objets à de courtes distances avec des verres convexes, ou bien pour voir nettement des objets éloignés avec des verres concaves, il faut que ces verres aient une courbure différente selon leurs diverses destinations.

En général, les Presbytes et les Myopes peuvent voir nettement avec des verres de différentes courbures : seulement, avec les verres très-forts ils y voient plus nettement et ils sont forcés, les Presbytes de rapprocher davantage les objets, les Myopes de les placer plus loin ; plus les verres sont forts, moins ils laissent de latitude dans la position des objets que l'on regarde. Les verres plus faibles permettent encore de varier cet éloignement des objets dans une certaine étendue, sans que la netteté de la vue éprouve un changement notable : preuve évidente que des verres d'une faible courbure laissent encore substituer, à un certain degré, la faculté d'accommodation ou d'ajustement. — Ainsi, par exemple, un Presbyte lira facilement avec les numéros 72, 66 et 60 : toutefois, en y faisant bien attention, il trouvera qu'avec les verres 60 il sera forcé de rapprocher davantage le livre et de le tenir d'une façon à peu près invariable à une distance donnée ; avec les verres 72, au contraire, il tiendra son livre un peu plus loin, et il pourra le rapprocher ou l'éloigner de ses yeux, dans une certaine étendue, sans que sa vue se trouble ou se fatigue sensiblement. Les verres plus faibles laissent donc subsister à un certain degré la faculté d'accommodation ou d'ajustement des yeux aux diverses distances ; les verres plus forts, au contraire, diminuent de plus en plus cette faculté des yeux et finissent d'autant plus sûrement par l'abolir, qu'on en fait un usage plus habituel.

De là résulte la haute importance de ce précepte : *choisir toujours les verres les plus faibles*, avec lesquels on peut distinguer nettement et sans fatigue les mêmes objets, ou les lettres d'un livre, placés à 30 centimètres des yeux (Sichel).

Mais ces considérations générales sont insuffisantes : étudions les altérations de la vue que produisent un mauvais choix et un mauvais usage des lunettes chez les Myopes et les Presbytes.

a. **Presbytes.** — Voici comment leur vue s'altère le plus souvent. Un Presbyte, qui, se servant avec une facilité à peu près égale des verres 72, 66 et 60, fera usage pendant quelque temps du 60, y accoutumera bientôt ses yeux. Sa presbytie augmentant, par suite des progrès de l'âge et par la fatigue de la vue, il sera forcé de changer de verres à un moment donné et même au bout de quelques mois, par la raison que l'accommodation à des verres trop forts ne tarde pas à être accompagnée de fatigue et d'un manque de netteté de la vue, comme tout exercice trop continu de la faculté d'accommodation à de très-petites distances. — Alors, il a de nouveau le choix entre plusieurs numéros, dont l'effet ne lui paraîtra pas très-sensiblement différent :

. le 54 et le 48. Or, par le même motif qu'il a choisi jadis le 60 au lieu du 72, il choisira certainement le 48, parce que c'est celui qui, en apparence, l'aide le plus efficacement, celui avec lequel il voit le mieux et sans éprouver la moindre fatigue. Il ne remarque pas que ces lunettes donnent à sa vue un degré de netteté anormale, un excès de précision, comparable à celui que nous éprouvons lorsque nous nous servons, pendant quelques instants, d'une lorgnette. Il ne tarde pas à ressentir une fatigue oculaire, déterminée par l'ajustement des yeux au foyer trop court de ces verres, ajustement qui est continu pendant tout le temps qu'il a ses lunettes sur le nez et qui, comme tout effort longtemps prolongé, finit par devenir fatigant et par affaiblir les yeux. — Lorsque cet état de choses a persisté pendant quelques mois, la fatigue oculaire, d'abord passagère et légère, augmente peu à peu et devient permanente, constituant ainsi un véritable trouble de la vue, que le Malade explique tout naturellement par l'insuffisance des lunettes. Croyant avoir besoin de verres plus forts, il change de nouveau, et, à mesure qu'il prend des verres plus puissants, sa vue s'affaiblit de plus en plus ; et même, non-seulement sa vue baisse, mais si ses occupations le contraignent à un travail un peu prolongé, surtout à la lumière d'une lampe ou du gaz, il ressent bientôt les divers symptômes de l'Asthénopie (62), signes d'une congestion plus ou moins prononcée de la choroïde et de la rétine. Si, dans de telles circonstances, le Malade continue à lire, à écrire, à travailler sur de menus objets à l'aide de ces lunettes et que, pour parer à la difficulté qu'il éprouve de voir distinctement, il continue à avoir recours à des verres plus forts, alors le trouble de la vue qu'il éprouve pendant ses occupations augmente insensiblement : quelquefois même, il ne voit pas mieux avec des lunettes que sans lunettes. Ordinairement, il est forcé de se servir de lunettes pour voir de loin et même pour se conduire, pour se promener, ce qui accélère encore la marche du mal. C'est ainsi que l'Asthénopie se transforme insensiblement en Amblyopie (64) ; que celle-ci augmente elle-même peu à peu et qu'elle finit quelquefois par atteindre le degré d'une véritable Amaurose (65), c'est-à-dire par empêcher le Malade, non-seulement de lire, d'écrire, de travailler, mais même de se conduire seul (Sichel).

Ainsi donc, plus le Presbyte prend des verres forts et plus ces verres ôtent à ses yeux leur faculté d'accommodation, et cela, non-seulement pendant qu'il les a sur le nez, mais aussi quand il les ôte ; car, liée pour ainsi dire au foyer des lunettes pendant tout le temps qu'il les emploie, sa vue ne s'ajuste plus aussi facilement à des distances plus grandes. Aussi, finit-il par ne plus pouvoir s'en passer et par perdre la faculté qu'il avait jadis de voir les gros objets à une grande distance.

Quelques Presbytes emploient des verres positifs ou convexes teintés en bleu, ou en vert, ou en gris-fumée, et cela dans le but de diminuer l'éclat de la lumière : ces verres convexes sont ainsi transformés en *conserves*. Certes, les conserves ont leur raison d'être et rendent de très-grands services dans tous les cas où le Malade éprouve de la photophobie (63, *a*) à un degré plus ou moins prononcé. Mais les Presbytes, ainsi que je l'ai déjà dit, ont besoin d'un beau jour ou d'une lumière un peu vive, pour distinguer nettement les objets ; aussi, plus les verres colorés dont ils feront usage seront d'une teinte foncée, moins ils y verront nettement et plus ils se fatigueront les yeux. Les verres teintés sont donc, pour les Presbytes, non-seulement inutiles, mais même nuisibles. — Il en est de même des verres dépolis, par le frottement, quand on les pose à plat, et des verres salis par l'attouchement des doigts, la respiration, la poussière, etc.

b. **Myopes.** — Un mauvais choix de lunettes et un usage inintelligent de ces utiles auxiliaires déterminent chez les Myopes des altérations plus fréquentes et surtout plus profondes que chez les Presbytes.

Un des effets les plus constants d'un mauvais usage des lunettes est l'apparition de *mouches* volantes. Ces mouches, dont j'ai décrit ailleurs (63, *d*) la nature et les causes, précèdent d'ordinaire les autres altérations de la vue, que je vais bientôt signaler : elles surviennent même lorsque le Myope ne se sert pas de lunettes pour voir de près, mais lorsqu'il raccourcit son foyer visuel par le trop grand rapprochement des objets ; elles surviennent surtout, quand il emploie des verres trop puissants, ou bien lorsqu'il porte constamment devant ses yeux des lunettes plus ou moins fortes, pour voir de loin et pour voir près. Beaucoup de Myopes portent constamment devant leurs yeux des lunettes à verres négatifs, ou concaves, teintés en bleu ou en vert : ces verres sont très-bons pour travailler le soir, à la lumière d'une lampe et surtout du gaz ; mais lorsqu'on les garde indifféremment à tous les degrés d'intensité de lumière, leur coloration favorise les accidents dont je m'occupe actuellement.

Lorsque le travail à une trop courte distance des yeux, lorsque l'emploi abusif des verres concaves, ont duré plus longtemps, il survient chez les Myopes un premier degré de faiblesse ou de fatigue de la vue, l'Asthénopie (62), qui constitue la première période de l'Amblyopie : j'en ai déjà indiqué les divers symptômes (60, *c*). Le Malade éprouve surtout une sensation de lassitude dans les yeux, douloureuse quelquefois ; la

Myopie augmente, accompagnée d'un certain trouble de la vue, et, chose importante à noter, il voit trouble même en regardant des objets rapprochés. Cette dernière circonstance est significative, car elle n'est nullement inhérente à la Myopie : la Myopie est en effet caractérisée par la netteté avec laquelle on distingue les objets très-rapprochés et la facilité de lire, d'écrire, de travailler longtemps et sans fatigue sur de petits objets. Lors donc que le Myope perd la faculté, inhérente à la nature de ses yeux, de voir nettement de près, c'est un indice certain d'une altération commençante de la rétine ou de la choroïde (39).

Enfin, lorsque les Myopes, malgré ce trouble commençant de la vue, continuent à se livrer à des travaux excessifs, à fatiguer leur vue, à se servir de lunettes sans discernement, l'Asthénopie se transforme insensiblement en Amblyopie (64) : cette succession des deux affections, qui s'observe surtout chez les Myopes, prouve suffisamment que la première n'est qu'un degré moins avancé de la seconde. Cette Amblyopie naissante s'annonce : tantôt par des douleurs fugitives dans le globe oculaire, déterminées surtout par une lumière un peu vive (*photophobie*) ; tantôt par une excessive sensibilité nerveuse des yeux. En outre, les objets perdent plus ou moins de la netteté de leurs contours ; ils présentent des formes anormales et cette perturbation dans la faculté visuelle ne cesse pas quand le Malade regarde de plus près (*astigmatisme*). Le Malade ne peut plus ni lire, ni écrire, ni travailler à de menus objets, sans le secours de lunettes ; dans les rues, il ne reconnaît pas les passants, distingue très-confusément les gros objets, même rapprochés, et cela même avec des lunettes assez fortes. Examinés à l'ophthalmoscope, ses yeux offrent tous les signes d'une Choroïdo-rétinite (39).

MÉDICATIONS. — PANSEMENTS.

Après avoir exposé, à la suite de chacune des Maladies des yeux et de la vue, le traitement qui lui convient, je crois devoir donner quelques indications, plus précises et essentiellement pratiques, sur chacune des médications que l'on emploie pour combattre ces maladies et sur la manière dont on doit l'appliquer. Il est très-important, en effet, de connaître parfaitement la Thérapeutique oculaire et de savoir en manier convenablement les divers agents, parce que l'on a affaire ici à un organe extrêmement délicat et qui ressent vivement l'influence des diverses médications : étudions donc ces médications et la manière de les employer.

75. NETTOYAGE DES YEUX. — Un grand nombre de maladies des yeux s'accompagnent d'une sécrétion plus ou moins exagérée de *chassie*, qui forme sur le bord des paupières un dépôt gluant qui colle les cils entre eux, surtout le matin au réveil : il en résulte même assez souvent des croûtes, qui adhèrent plus ou moins à la base des cils. — D'autres fois, c'est la conjonctive ou la cornée qui sécrètent une quantité plus ou moins considérable de *muco-pus*, qui se mélange aux larmes et baigne incessamment le globe oculaire et les bords des paupières, où il forme également des croûtes. — Or le contact de ce muco-pus sur le globe oculaire et sur les paupières, ainsi que l'adhérence de la chassie à la racine des cils, entretiennent dans ces parties une irritation permanente : ils s'opposent en outre à ce que les médicaments, liquides ou gras, que l'on applique sur l'œil, soient en contact immédiat avec les parties malades et agissent directement sur elles.

.Il est donc de toute nécessité de débarrasser l'œil malade de la présence de ces saletés irritantes et de l'entretenir dans un état de propreté parfaite. Pour la *chassie*, on enduira le bord des paupières de glycérine très-pure, ou de beurre très-frais, ou de cold-cream, ou d'axonge très-fraîche, en ayant soin que le corps gras enduise bien la base des cils, et cela le soir en se couchant, le matin au réveil et, s'il est nécessaire, à midi ; après avoir laissé le corps gras pendant 15 minutes en contact avec la chassie, celle-ci s'est liquéfiée et on enlève aisément le tout en lavant les paupières avec du lait ou, à la rigueur, de l'eau tiède, et en essuyant doucement les yeux avec un linge fin. — Si, par hasard, ces corps gras ne suffisaient pas, on appliquerait sur l'œil chassieux un petit cataplasme de mie de pain et de lait, pendant une heure.

Pour l'écoulement de *muco-pus* qui accompagne la plupart des Ophthalmies, on dirigera sur l'œil, quatre ou cinq fois par jour, une *douche* d'eau tiède.

76. COLLYRES. — Ce sont des solutions plus ou moins concentrées de substances médicamenteuses, que l'on instille entre les paupières, de façon à les mettre en contact direct avec le globe oculaire et la conjonctive palpébrale.

Leur mode d'action varie nécessairement selon leur composition, laquelle doit être surveillée avec la plus grande attention. Leur choix et leur maniement réclament beaucoup de discernement et de prudence : le diagnostic de la maladie étant souvent difficile, la vitalité et la sensibilité de l'organe avec lequel on les met en contact étant très-délicates, tel collyre mal choisi pourra souvent être plus nuisible qu'utile.

Pour appliquer un collyre, voici comment l'on procède. — Le Malade ayant la tête très-renversée en arrière et appuyée sur le dossier d'un fauteuil ou sur la poitrine d'un aidé, on écarte aussi largement que possible ses paupières. On commence, avec une petite seringue de verre remplie d'eau tiède, par arroser et nettoyer le globe oculaire et le dedans des paupières. Alors, après quelques instants de repos, prenant un gros pinceau à aquarelle, on le trempe dans le collyre, dont on a rempli d'avance le tiers d'un verre à liqueurs, et on le porte tout chargé de liquide sur le blanc de l'œil ; le collyre se répand aussitôt sur toute la surface du globe oculaire ; on maintient les paupières ouvertes pendant quelques secondes, puis on invite le Malade à tenir les yeux fermés pendant quelques instants, afin de répandre le liquide sur toutes les parties de l'organe et en assurer l'action plus longtemps ; puis on recommence trois ou quatre fois de suite l'application du collyre, en ayant bien soin de ne pas froisser l'œil pendant cette petite opération. Pour les collyres astringents et substitutifs, il faut en outre passer doucement le pinceau chargé du liquide médicamenteux, entre la paupière supérieure et le globe oculaire, afin que le liquide atteigne plus sûrement toute l'étendue du cul-de-sac oculo-palpébral supérieur. — Enfin, l'opération finie, il sera bon de sécher doucement, avec un linge bien doux, l'œil malade et de le recouvrir pendant une demi-heure d'un bandeau flottant pour le préserver du contact de l'air froid et des courants d'air.

On instille généralement le collyre dans l'œil malade quatre fois par jour : le matin, à midi, à cinq heures et le soir. Bien qu'on puisse formuler, d'une manière générale, les doses qui doivent entrer dans la composition d'un collyre, il sera toujours sage, au début du traitement, de couper ces liquides de *moitié eau pure* (la valeur d'une cuillerée à café de collyre et d'une cuillerée à café d'eau bien pure dans un verre à liqueurs) et de n'arriver que progressivement à se servir du collyre pur.

Voici la composition des collyres le plus souvent employés :

1° Nitrate d'argent . . . . . . 15 centig. à 1 gram.
   Eau distillée . . . . 30 gram.
2° Sulfate de zinc . . . . 15 à 30 centig.
   Eau distillée . . . . 30 gram.
3° Sulfate de cuivre . . . . 20 centig.
   Eau distillée . . . . 30 gram.
4° Pierre divine . . . . 20 à 30 centig.
   Eau distillée . . . . 30 gram.
5° Calomel . . . . 1 gram.
   Décoction de guimauve . . . . . . 30 gram.
6° Sous-acétate de plomb . . . . . 50 centig.
   Eau de bluet . . . . 30 gram.
7° Laudanum . . . . 10 gout.
   Extrait de belladone . . . . 25 centig.
   Eau de mélilot . . . . 30 gram.
8° Alun . . . . 20 à 30 centig.
   Eau distillée . . . . 30 gram.
9° Borax . . . . 2 à 4 gram.
   Eau distillée . . . . 30 gram.
10° Chlorure de sodium . . . . . . 4 à 6 gram.
   Eau distillée . . . . 30 gram.
11° Sulfate de strychnine . . . . . . 10 centig.
   Eau distillée . . . . 30 gram.
12° Gomme arabique . . . . 10 gram.
   Tannin . . . . 2 à 5 gram.
   Eau distillée . . . . 30 gram.
13° Perchlorure de fer . . . . 1 à 4 gram.
   Eau distillée . . . . 30 gram.
14° Chlorure de sodium . . . . 6 gram.
   Camphre dissous . . . . 2 gram.
   Eau distillée . . . . 30 gram.

15° Camphre. . . . . 4 gram.
Huile de foie de morue . . . . 30 gram.
16° Sublimé . . . . 2 centig.
Chlorhydrate d'ammoniaque . . . . 15 centig.
Eau distillée . . . . 30 gram.
17° Sulfate neutre d'atropine. . . . . 2 à 5 centig.
Eau distillée . . . . 10 gram.
18° Ésérine (calabrine) . . . . 2 à 5 centig.
Eau distillée . . . . 10 gram.

77. POMMADES. — Les pommades sont des corps gras, auxquels sont associés des médicaments, et que l'on applique sur les paupières, ou bien sur la conjonctive oculo-palpébrale.

Avant d'appliquer de la pommade sur les paupières, il faut au préalable les nettoyer, enlever toutes les croûtes qui incrustent la racine des cils, car elles s'opposeraient à ce que le médicament pût agir sur la surface malade. Si l'on doit appliquer la pommade sur la conjonctive oculo-palpébrale, c'est-à-dire sur le globe oculaire lui-même, on fera bien de le nettoyer d'abord en y faisant doucement une ou deux petites injections d'eau tiède.

Ce nettoyage préliminaire étant fait, voici comment on procède. — S'il s'agit d'appliquer la pommade sur le bord des paupières, on prend, avec un pinceau à aquarelle, gros comme un pois de la pommade et on l'étend tout le long de la rangée des cils, en faisant de légères frictions horizontales toujours dirigées du nez vers la tempe, et en ayant soin d'en bien enduire la racine des cils. — On recouvre assez souvent de pommade belladonée, ou d'onguent napolitain, les deux paupières tout entières, ainsi que les parties environnantes : on fait alors ces onctions avec le doigt ; on recouvre ensuite le tout d'un morceau de linge très-fin et d'une compresse que l'on maintient à l'aide d'un bandage. — S'il s'agit d'appliquer la pommade sur le globe oculaire, on abaisse doucement avec le doigt la paupière inférieure, de manière à l'écarter un peu de l'œil; alors, prenant gros comme un pois de la pommade avec un pinceau, on l'applique avec soin dans la rainure que l'on voit entre la paupière inférieure écartée et le globe oculaire; le Malade ferme aussitôt les yeux, sur lesquels on exerce alors quelques frictions douces pour fondre la pommade et la répandre sur toute la surface de la conjontive oculo-palpébrale. On agit de même pour la supérieure.

Les applications de pommade, sur les paupières ou sur l'œil, ne se feront en général que le soir en se couchant : le repos de la nuit et l'occlusion naturelle des paupières seconderont plus sûrement l'effet du médicament; le matin, au réveil, on lavera les yeux avec un peu d'eau tiède.

Outre les pommades de Desault, de Régent, de Janin, de Cunier, qui sont d'un usage assez fréquent, voici les formules des pommades pour les yeux les plus usitées :

1° Nitrate d'argent . . . .   5 à 20 centig.
   Eau distillée *q. s.* pour fondre le
       nitrate.
   Axonge bien fraîche . . . .   10 gram.
2° Précipité rouge, bien lavé . .   20, 40, 60 centig.
   Axonge . . . .   10 gram.
3° Précipité blanc . . . .   1 gram.
   Bol d'Arménie . . . .   2 gram.
   Tuthie préparée . . . .   2 gram.
   Axonge . . . .   10 gram.
4° Calomel . . . .   50 centig.
   Axonge . . . .   10 gram.
5° Goudron purifié . . . .   2 gram.
   Axonge . . . .   10 gram.

6° Sulfate de zinc. . . . . 1 gram.
   Axonge. . . . . 10 gram.
7° Extrait de belladone . . . . 2 gram.
   Onguent napolitain double . . . . . 20 gram.
8° Baume de Fioraventi . . . . 20 gram.
   Sulfate de strychnine . . . . 5 centig.
9° Oxyde noir de cuivre . . . . 1 gram.
   Axonge . . . . 10 gram.
10° Iodure de potassium . . . . 1 gram.
   Axonge . . . . 10 gram.

78. CAUTÉRISATIONS.—Il est quelquefois nécessaire de cautériser les fongosités de la conjonctive, les ulcères de la cornée, les hernies de l'iris, les staphylômes : les caustiques employés sont le nitrate d'argent et le sulfate de cuivre. Le Chirurgien seul doit pratiquer ces cautérisations ; faisant basculer et retourner la paupière supérieure sens dessus dessous, puis abaissant ensuite l'inférieure, il applique le caustique au point où il est nécessaire : cela fait, il a soin, s'il s'est servi de nitrate d'argent, de verser quelques gouttes d'eau salée sur la surface cautérisée, pour décomposer le caustique qui est resté inutile ; puis, il applique avec un pinceau un peu de glycérine très-pure sur le point opéré, afin d'éviter le frottement de l'escarre sur la cornée.

Le *sulfate de cuivre*, taillé en forme de crayon, est d'un usage très-répandu dans la pratique ophthalmologique. Il faut veiller à ce que ce crayon soit lisse et tout à fait exempt de rugosités : on y arrive aisément en le frottant, tout mouillé, sur du marbre. On le promène sur la conjonctive palpébrale ; puis on passe, à deux ou trois reprises, un pinceau imbibé d'eau pure pour enlever l'excès du caustique.

Le *nitrate d'argent* est plus employé, soit à l'*état solide* sous forme de crayon nommé pierre infernale, soit à l'état de *solution* plus ou moins concentrée, soit enfin *mélangé* à diverses substances pour en modifier l'effet. — Le crayon de nitrate d'argent est tellement connu de tout le monde, que je ne fais que le mentionner. Les solutions sont ordinairement de trois degrés différents : le 1er contient 1 gramme de nitrate d'argent, pour 10 grammes d'eau distillée ; le 2e contient 2 grammes de nitrate, pour 10 grammes d'eau ; le 3e contient 5 grammes de nitrate pour 10 grammes d'eau. — On fait également des crayons pour cautériser, formés d'un mélange en diverses proportions de nitrate de potasse et de nitrate d'argent. — Quelle que soit la préparation dont on fasse usage, il faudra avoir soin, immédiatement après avoir cautérisé et avant d'abandonner à elle-même la paupière, de porter avec un pinceau quelques gouttes d'eau salée pour prévenir l'action du caustique sur la cornée.

79. SCARIFICATIONS. — Dans les cas de vive irritation, d'inflammation aiguë, ou d'engorgement de l'œil et des paupières, il est souvent nécessaire de déterminer localement une évacuation sanguine plus ou moins abondante, afin de diminuer d'autant l'afflux de sang qui s'est porté vers ces organes. Cette saignée locale, cette *scarification*, qui se pratique avec un bistouri spécial, se fait de deux manières différentes, selon la quantité de sang que l'on veut obtenir. — Tantôt on promène légèrement le tranchant du bistouri sur la conjonctive des paupières et du globe oculaire gorgée de sang, de façon à faire plusieurs petites plaies très-superficielles ; on entretient l'écoulement du sang, en maintenant les paupières écartées et en dirigeant avec une petite seringue un jet d'eau tiède sur les surfaces saignantes. Ces scarifications légères déterminent un dégorgement notable des paupières et du globe oculaire, apaisent la douleur due à la compression des nerfs par les tissus gorgés de sang, et préparent ces organes à recevoir avec plus d'avantages les topiques ou les collyres que l'on y applique ensuite. Tantôt, on ouvre longitudinalement, avec le bistouri, les veinules ou les artérioles dilatées qui rampent à la surface de l'œil : on fait ainsi une véritable *saignée oculaire,* qu'on laisse couler pendant quelques minutes, et qui produit un dégorgement plus rapide et plus prononcé de l'organe enflammé que ne le feraient les sangsues placées dans le voisinage. — Ces scarifications déterminent, il est vrai, une douleur assez vive : mais c'est l'affaire d'une seconde ou deux, et le Malade est tellement soulagé qu'il demande lui-même l'emploi de ce moyen, quand les douleurs reparaissent plus tard.

On associe souvent aux scarifications, dans les cas d'Ophthalmie violente, les sangsues à la tempe, ainsi que les révulsifs cutanés et intestinaux.

80. **LOTIONS.** — Ce sont des solutions aqueuses, plus ou moins concentrées, de divers médicaments, avec lesquelles le Malade se lave les yeux plusieurs fois par jour. On commence par remplir, à moitié, d'eau tiède un verre ordinaire ; puis, à cette eau on ajoute *une* cuillerée à café de la *lotion* prescrite. On place alors ce verre au milieu d'un plat ou d'une assiette, et le Malade, penchant sa tête au-dessus, lave son œil pendant quelques minutes avec un petit morceau de linge très-fin ; il aura soin, pendant ces ablutions, de faire quelques clignements d'yeux, afin que le liquide pénètre un peu entre les paupières et sur le globe oculaire. Puis, on sèche l'œil avec un linge très-doux et on le recouvre pendant vingt minutes d'un bandeau flottant.

Voici les formules des lotions les plus employées :

1° Eau distillée . . . . 100 gram.
   Extrait de belladone. . . . . . . 2 gram.
2° Eau de roses. . . . . 100 gram.
   Alun . . . . 1 gram.
3° Eau de roses. . . . . 100 gram.
   Sulfate de zinc . . . . 25 centigr.
4° Eau de roses. . . . . 100 gram.
   Sublimé. . . . . 5 centigr.
   Hydrochlorate d'ammoniaque . . 50 centigr.
5° Eau de roses. . . . . 100 gram.
   Pierre divine. . . . . 1 gram.
6° Infusions tièdes de feuilles d'hysope,
     de fleurs de mauve, de roses
     rouges, de ratanhia, etc.
7° Liqueur de Van Svieten . . . . . 100 gram.
     (Formule du Codex.)

81. **Injections oculaires.** — Dans les cas de Tumeur ou Fistule lacrymale, on fait des injections de liquides divers dans l'intérieur des voies lacrymales, soit pour les nettoyer et les désobstruer des mucosités qu'elles peuvent contenir, soit surtout pour modifier la vitalité de la muqueuse qui en tapisse les parois, et tarir ainsi la source de ces mucosités purulentes qui en entretiennent la dilatation. — Elles se pratiquent soit à l'aide de la petite seringue d'Anel ou de Pravaz, soit avec l'appareil de Fano, consistant en un réservoir, muni d'une petite pompe foulante, auquel est adapté un tube terminé par une double canule très-fine et recourbée, dont on introduit le bec dans l'un des orifices (G, *fig.* 2) des conduits lacrymaux. — Le liquide que l'on injecte doit être de l'eau tiède ordinaire, pour commencer ; dès que le liquide remplit le sac, il s'écoule, partie par l'autre orifice lacrymal, partie par le canal nasal (*s*) et la na-

rine, quand ce canal n'est pas obstrué par la muqueuse engorgée, partie enfin par la fistule lacrymale s'il en existe une. Quand le Malade s'est habitué à ces injections d'eau tiède, qui lui causent d'abord quelque anxiété, on passe à des liquides médicamenteux dont voici les plus usités :

1° Eau distillée . . . . 200 gram.
Solution de potasse. . . . . 4 à 8 gram.
2° Eau distillée. . . . . 200 gram.
Sulfate de zinc. . . . . 1 gram.
3° Eau distillée. . . . . 50, 100, 200 gram.
Teinture d'iode. . . . . 50 gram.
4° Eau distillée. . . . . 200 gram.
Nitrate d'argent . . . . . 25 centig. à 1 gram.

82. Douches oculaires. — Dans les divers cas d'Ophthalmies, lorsque l'œil est baigné des sécrétions muco-purulentes de la conjonctive enflammée, il est très-important de pratiquer, quatre à cinq fois par jour au moins, des douches, ou injections en lavage, à la surface de l'œil malade. Voici comment on procède :

On se sert : soit de l'appareil hydrofère ou pulvérisateur de Capron, dont on dirige le brouillard sur l'œil; soit de l'appareil à injections oculaires de Fano; soit de l'appareil à douches de Follin; soit enfin, faute de mieux, d'un irrigateur Eguisier, muni d'une pomme d'arrosoir percée d'orifices très-étroits.

Le Malade est assis, une serviette passée autour du cou, et tenant sous le menton une cuvette ou un plat à barbe, la tête appuyée contre la poitrine d'un aide : celui-ci écarte alors les deux paupières aussi largement que possible. On pousse alors *doucement* l'injection, en ayant soin d'en diriger le jet sur toute la surface de l'œil et surtout sous les paupières, que l'on écarte légèrement de l'œil dans ce but. Cela fait, on essuie doucement les paupières et on les recouvre d'un bandeau flottant pendant quelques minutes.

83. Cataplasmes. — Les cataplasmes tièdes seront mis en usage pour combattre l'inflammation des paupières ou des voies lacrymales, ou bien le phlegmon de l'orbite ; mais il ne faudra jamais y avoir recours contre les inflammations chroniques de la conjonctive et surtout contre celles du globe oculaire, c'est-à-dire de la cornée, de l'iris, de la choroïde, de la rétine : ils seraient alors plus nuisibles qu'utiles et pourraient même quelquefois déterminer la fonte purulente de l'œil.

Les cataplasmes se préparent avec :

Fécule de pomme de terre ;

Poudre de racine de guimauve ;

Farine de graine de lin, très-salutaire par l'huile douce qu'elle contient ;

Décoction concentrée de graine de lin, que l'on mélange avec un peu de son ;

Mie de pain et lait ;

Feuilles de mauve cuites ;

Cerfeuil haché très-fin, et appliqué tel quel ;

Mélange de farine de lin, et poudres de ciguë, de belladone, de jusquiame, etc.

On augmente l'action calmante des cataplasmes, en les arrosant d'une cuillerée à café de *laudanum*, ou bien en étendant à leur surface un peu d'*extrait de belladone*.

Pour appliquer un cataplasme sur l'œil, on commence par verser la pâtée émolliente au milieu d'un morceau de mousseline ou de gaze, de 25 centimètres carrés environ ; puis, on en relève largement les bords de façon à bien emprisonner la pâtée ; on faufile alors, par son milieu, un large morceau de ruban à ce cataplasme,

que l'on applique ainsi sur l'œil ; on fait faire au ruban
un ou deux tours de tête et on le noue au-dessus du
front : le cataplasme est ainsi suspendu au devant de
l'œil et ne le fatigue pas de son poids. Quand on enlève
le cataplasme, il faut avoir soin de laver légèrement
l'œil avec de l'eau tiède, de le sécher doucement avec
un linge fin et de le recouvrir tout aussitôt d'un bandeau flottant, pour éviter le contact de l'air froid et des
courants d'air.

84. Compresses humides. — On applique souvent
sur l'œil malade des compresses imbibées de liquides
de diverse nature. Les compresses sont de vieux linges
très-fins, de fil plutôt que de coton, de la grandeur de
deux des feuillets de ce livre, et que l'on ploie en quatre ; on se sert également de charpie anglaise, c'est-à-
dire d'un tissu de lin très-fin, dont l'une des faces est
tomenteuse ou velue et l'autre face unie.

La meilleure manière d'appliquer ces compresses
consiste à faufiler le carré de linge, que représente la
compresse ployée en quatre, à un ruban de fil que l'on
noue derrière la tête : la compresse pend ainsi au
devant de l'œil sans le fatiguer de son poids. — Quand
on retire la compresse, on sèche doucement les paupières avec un linge très-fin, sans les frotter ; puis, on
recouvre l'œil, tout aussitôt, d'un *bandeau flottant*, de
crainte qu'il ne soit exposé, humide encore, à l'action
de l'air froid.

Les liquides dont on imbibe les compresses sont
froids ou tièdes. — *Froids*, ils rendent souvent de
très-grands services : mais c'est à la condition que *la
compresse sera constamment entretenue très-fraîche*,
soit en la trempant tous les quarts d'heure dans le
liquide prescrit qui sera très-frais, soit en l'imbibant
avec une petite éponge ; le froid n'agit bien que s'il est

continué, jour et nuit, *sans la moindre interruption.* — *Tièdes*, les liquides émollients, appliqués avec des compresses, remplacent souvent les cataplasmes : on aura également soin d'*entretenir la compresse toujours humide*, soit en la trempant dans le liquide, soit en l'imbibant avec une petite éponge ou un petit linge, et cela toutes les 15 ou 20 minutes.

Voici les divers liquides que l'on prescrit le plus souvent pour en imbiber les compresses.

Liquides tièdes. — Infusion ou décoction de mauve, ou de guimauve, ou de figues grasses, ou de graine de lin, ou de son, etc.

Liquides froids. — 1° *Eau ordinaire*, fraîche, c'est-à-dire de 12 à 15 degrés centigrades ; — 2° eau fraîche, additionnée d'un quart d'*Eau de Goulard* (sous-acétate de plomb liquide, 2 grammes; eau distillée, 100 grammes ; alcoolat vulnéraire, 6 grammes) ; — 3° infusion froide de *roses rouges de Provins* (roses de Provins, 30 grammes ; vin rouge, 500 grammes); — 4° eau fraîche, additionnée d'un quart de *lotion alumineuse* (alun, 2 grammes ; eau distillée, 100 grammes ; extrait de belladone, 2 grammes), etc.

Quelques Spécialistes appliquent sur les yeux, en guise de compresse humide, une petite tranche de côtelette de veau crue, morceau de viande que l'on change soir et matin.

85. Saignée. — On a très-rarement recours à la saignée dans le traitement des maladies oculaires. Elle n'est indiquée que dans les cas exceptionnels de congestion cérébrale, ou de congestion oculaire inquiétante, ou d'inflammation grave de la totalité de l'œil, alors qu'il s'agit de déprimer rapidement la circulation sanguine. On devra, par exemple, faire une saignée plus ou moins copieuse dans le cas d'Amblyopie, ou de

Paralysie des muscles de l'œil, survenant brusquement et s'accompagnant de symptômes de congestion cérébrale. — Mais, presque toujours, les sangsues et les ventouses sèches ou scarifiées sont préférables à la saignée.

86. Sangsues. — Toutes les fois que l'œil est le siége d'une violente inflammation, due à une cause quelconque, il est utile d'appliquer dans son voisinage, soit sur la tempe, soit derrière l'oreille, un certain nombre de sangsues. Il est à remarquer que les sangsues n'agissent avec efficacité contre les inflammations oculaires, que si l'écoulement de sang *est continué pendant longtemps ;* en d'autres termes, s'il est nécessaire de faire une saignée locale de 200 à 300 grammes de sang, il est de beaucoup préférable de faire six ou huit applications successives de deux ou trois sangsues, que d'appliquer vingt ou trente sangsues en une seule fois.

On commence par laver, avec de l'eau tiède, la peau sur laquelle on veut appliquer les sangsues et par l'essuyer avec soin. On prend alors deux ou trois sangsues et on les roule légèrement dans un linge, pour les essuyer et les exciter un peu ; puis, on les place dans un verre à liqueurs, que l'on renverse ensuite, sens dessus dessous, sur la place choisie, et que l'on maintient ainsi jusqu'à ce qu'elles aient bien pris. Une fois les sangsues tombées, on entretient *pendant quinze à vingt minutes* l'écoulement de sang, soit par des lotions légères avec de l'eau tiède, soit par l'application d'un petit cataplasme bien humide. Quinze minutes après la chute des premières sangsues, on en réapplique deux ou trois autres dans le même endroit encore saignant ; celles-ci tombées, on fait saigner leurs piqûres pendant quinze minutes ; puis on en réapplique encore deux ou trois autres, en agissant toujours comme pour les premières. On pose ainsi, par deux ou trois à la fois, douze, vingt, ou vingt-quatre sangsues, en ayant soin, après la chute de chaque duo ou trio, de faire saigner les piqûres pendant quinze minutes. On obtient ainsi un écoulement non interrompu de sang, pendant cinq ou six heures, saignée locale qui produit sur l'inflammation un effet très-salutaire.

Pour prévenir la réaction sanguine, on fera bien, une fois l'application des sangsues complétement finie, de faire prendre *immédiatement* au Malade un fort bain de pied sinapisé, en observant les précautions que l'on prend d'ordinaire (88).

87. **Ventouses scarifiées.** — C'est un des meilleurs moyens que l'on puisse employer pour combattre l'afflux du sang dans le globe oculaire. — Si, en effet, on place une ventouse de cinq à huit centimètres de diamètre, soit à la racine des cheveux, soit au-dessous de la nuque, soit entre les épaules, on voit tout aussitôt la peau se gonfler sous la ventouse et se distendre énormément, par suite de l'afflux du sang ; le Malade sent comme une aspiration dans toute la tête, avec fluxion vers le cou ; les artérioles et les veinules de l'œil deviennent moins injectées et l'œil pâlit ; enfin le Malade déclare presque toujours, tout aussitôt, qu'il voit mieux. — Cette aspiration de sang diminue donc immédiatement la congestion dont l'œil était le siége. Mais cet appel de sang peut être suivi d'une réaction du côté de l'œil, si l'on ne *scarifie* pas la peau gorgée de sang et si l'on ne détermine pas tout aussitôt un afflux du sang vers les jambes par un bain de pied fortement sinapisé et, ensuite, par l'application de sinapismes sur les mollets et sur le dedans des cuisses.

88. Révulsifs cutanés. — Quelquefois l'art, imitant la nature, établit une fluxion passagère vers la peau et même une éruption, afin de détourner une irritation morbide fixée dans un organe ; les moyens, avec lesquels on produit cet effet, varient selon la puissance de révulsion que l'on veut obtenir.

Les *bains de pieds* chauds, additionnés de 250 grammes de farine de moutarde et de 125 grammes de savon noir, et d'une durée de dix minutes, appellent une forte masse de sang vers les jambes ; pendant toute la durée du bain de pied, le Malade conserve sur les yeux, le front et les tempes, une compresse mouillée que l'on imbibe fréquemment d'eau bien fraîche. Les pieds, une fois essuyés, sont enveloppés chacun d'un très-large cataplasme ordinaire saupoudré de farine de moutarde, afin de maintenir pendant quelque temps encore la dérivation vers les jambes et prévenir une réaction vers la tête.

Les *sinapismes* sont fréquemment employés pour combattre la congestion oculaire. Ils consistent en une espèce de pâte, formée de farine de moutarde, supportée par un linge, et appliquée à nu sur la peau : cette farine doit être délayée avec un peu d'eau *froide* et non pas d'eau chaude ; elle doit être étendue sur un linge, dont on relève tout à l'entour les bords ; enfin, elle est appliquée *à nu* sur la peau. — On pose les sinapismes sur les mollets et sur la face interne des cuisses. On les laisse en place aussi longtemps que le Malade peut les supporter, de vingt à trente minutes en général. Lorsqu'on les enlève, on nettoie la place qu'ils occupaient, et l'on y applique immédiatement une large plaque de ouate, afin d'y maintenir pendant quelque temps encore l'afflux de sang qu'ils ont déterminé.

On détermine quelquefois une légère *éruption* derrière les oreilles, au moyen de frictions, faites soir et matin pendant trois ou quatre jours, avec une *pommade révulsive* (huile de croton, 10 gouttes ; pommade de garou, 4 grammes; axonge, 4 grammes). L'éruption apparue, on l'entretient pendant dix, quinze, ou vingt jours, en y faisant soir et matin des onctions avec la *pommade épispastique verte* des Pharmaciens ; après chaque pansement, on place un petit linge fin et un bandeau en jugulaire, ou bien on colle sur la surface rougie un morceau de papier Fayard.

Quand on veut déterminer une plus forte révulsion, on applique derrière les oreilles un petit vésicatoire à l'ammoniaque (5 grammes d'ammoniaque à 22 degrés) de la grandeur d'une pièce de cinq francs, vésicatoire que l'on panse soir et matin avec de la pommade épispastique verte, ou du papier Albespeyre, afin de l'entretenir pendant quelques semaines ; on recouvre le tout d'un morceau de papier Fayard, ou d'un bandeau.

89. **Révulsifs intestinaux.** — La fluxion révulsive momentanée, que provoquent vers les intestins les diverses substances purgatives, est mise bien souvent à contribution pour combattre l'afflux de sang vers les yeux : les modifications que les intestins font subir au sang qui afflue dans le réseau capillaire qui les parcourt diminuent la masse de ce liquide vital et impriment une détente aux systèmes sanguin et nerveux.

Quand on veut déterminer sur-le-champ une fluxion passagère vers la muqueuse intestinale, on prescrit l'une des purgations suivantes :

20 centigrammes de calomel, divisés en 10 paquets ; un toutes les heures et, aussitôt après, un demi-verre d'eau pure. Ne prendre quoi que ce soit pendant toute la journée ;

1 ou 2 verres d'eau de Sedlitz, ou de Pullna ;

1 ou 2 verres de limonade Rogé ;

20 à 30 grammes d'huile de ricin, dans du bouillon aux herbes ou du café noir ;

30 à 40 grammes de sulfate de magnésie et 3 centi-grammes de tartre stibié, à prendre dans 3 tasses de bouillon aux herbes : une toutes les heures ;

60 à 80 centigrammes de scammonée, dans une tasse de lait sucré ; etc.

Si l'on a affaire à une inflammation chronique et que l'on veuille entretenir une dérivation douce et continue, on aura recours à des purgatifs d'une autre nature :

1 ou 2 pilules Colbert, ou d'Anderson, ou de Bontius, le soir en se couchant ;

8 grammes de magnésie calcinée, dans un verre d'eau sucrée, le soir en se couchant ;

1 gramme de calomel, dans un peu de miel, le matin en s'éveillant, — ne rien manger de salé avant quatre heures au moins après l'avoir pris ;

5 à 15 grammes de rhubarbe, dans la première cuil-lerée de potage ; etc.

90. Antiplastiques. — D'une utilité très-secondaire dans les inflammations des paupières et de la conjonc-tive, les antiplastiques, c'est-à-dire le calomel à l'in-térieur et l'onguent hydrargyrique double à l'extérieur, modifient très-avantageusement les Kératites, les Cho-roïdites et surtout les Iritis : plus que toute autre mé-dication, ils empêchent le développement des fausses membranes. On prescrira donc le *calomel* par doses fractionnées, de 1 à 2 centigrammes, associé à la même quantité d'*extrait thébaïque*, à prendre quatre fois par jour dans une cuillerée à café de miel, suivie d'un demi-verre d'eau sucrée. — L'*onguent hydrargyrique* double se prescrit d'ordinaire à la dose de 10 grammes associé à 2 grammes d'*extrait de belladone :* on en fait des onctions, soir et matin, sur toute l'étendue des paupières préalablement fermées, onctions que l'on étend un peu sur le pourtour des yeux.

91. Compression permanente. — Quand il est nécessaire d'exercer une compression permanente sur l'œil, ou sur une tumeur située dans son voisinage, voici comment il faut faire :

1° *Pour l'œil.* — Un premier ruban de fil, de 4 centimètres de largeur environ et garni à une de ses extrémités d'une boucle solidement cousue, est appliqué circulairement sur l'œil (préalablement recouvert d'une couche de ouate ou de fine charpie) et bouclé derrière la tête, au dessus de la nuque ; un second ruban, de même largeur, est cousu au premier au dessus du front, puis ramené d'avant en arrière sur les cheveux et cousu ensuite, près de l'attache de la boucle, au dessus de la nuque. Ce bandage, appliqué avec soin, est très-solide, ne se dérange ni ne se desserre, et entretient une compression toujours égale : s'il se relâchait un peu, on n'aurait qu'à le resserrer avec la boucle.

2° *Pour une tumeur.* — On prend une rondelle d'ivoire ou de métal, un jeton ou une pièce de cinq francs par exemple, et on l'applique sur la tumeur, en ayant soin d'interposer un linge fin imbibé d'eau blanche ; pendant qu'un aide maintient cette plaque rigide en place, on applique le bandage précédent ; il faudra le resserrer, s'il vient à se relâcher.

92. Occlusion des paupières. — On est obligé, dans certains cas, de maintenir les yeux du Malade constamment et complétement fermés : cette occlusion est surtout nécessaire dans les cas de photophobie, c'est-à-dire quand la lumière est péniblement supportée par l'œil malade, ou bien à la suite des opérations de

Cataracte, de pupille artificielle, ou de Loucherie, ou bien enfin dans les cas d'ulcères graves de la cornée, de hernie de l'iris, etc.

Il y a deux moyens : 1° on taille trois bandelettes de très-bon taffetas gommé, de 1 centimètre de largeur sur 10 centimètres de long ; on colle une de leurs extrémités sur la paupière supérieure et, quand elles sont bien adhérentes, on ferme l'œil en les tirant doucement en bas et on colle les extrémités pendantes sur la joue. — 2° On étale avec un pinceau, sur les paupières fermées, une couche de gomme arabique; puis, on applique immédiatement un morceau de tulle taillé en ovale. — 3° On place sur l'œil une petite plaque de ouate et l'on applique un bandage en forme de 8, ou bien le bandage précédemment décrit.

FIN.

TABLE DES MATIÈRES

Paris, imp. Paul Dupont, 41, rue Jean-Jacques-Rousseau. (387 — 2.9)

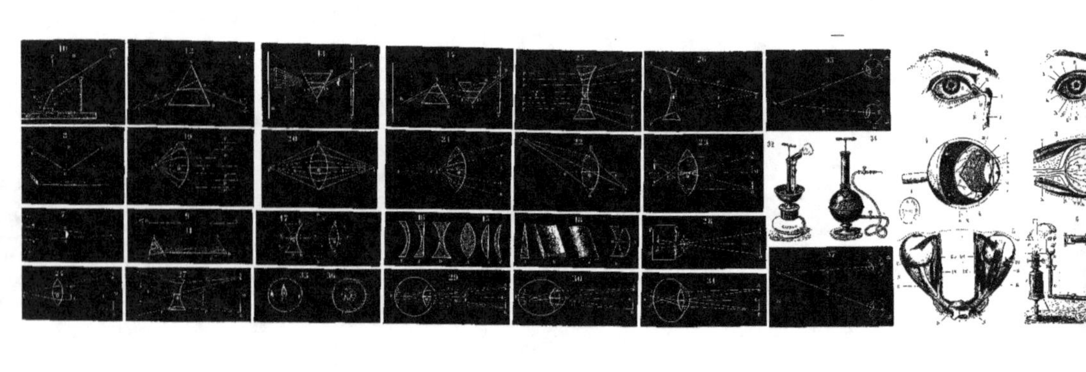